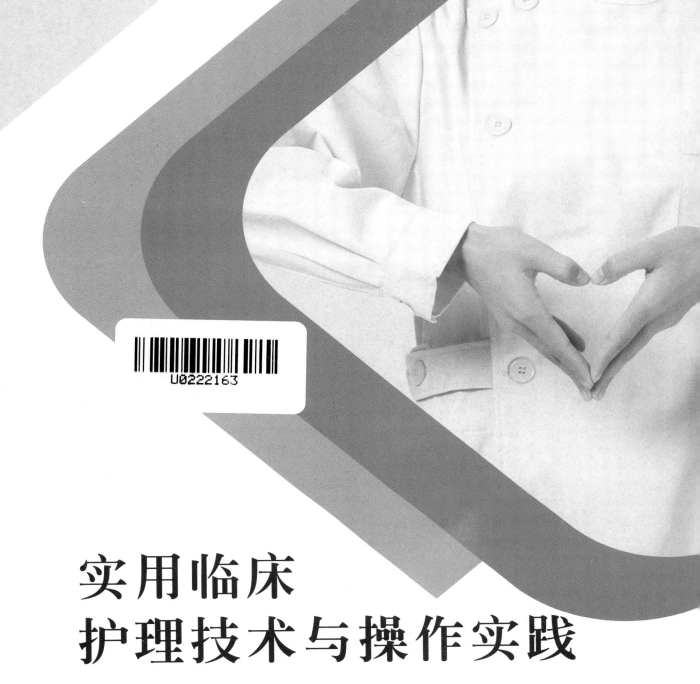

实用临床
护理技术与操作实践

高璐璐 等主编

天津出版传媒集团

天津科学技术出版社

图书在版编目（CIP）数据

实用临床护理技术与操作实践/ 高璐璐等主编． --

天津：天津科学技术出版社，2023.6

ISBN 978-7-5742-1285-5

Ⅰ．①实… Ⅱ．①高… Ⅲ．①护理学Ⅳ．①R47

中国国家版本馆CIP数据核字（2023）第108070号

实用临床护理技术与操作实践

SHIYONGLINCHUANGHULIJISHUYUCAOZUOSHIJIAN

责任编辑：李 彬

责任印制：兰 毅

出 版： 天津出版传媒集团

天津科学技术出版社

地 址：天津市西康路 35 号

邮 编：300051

电 话：（022）23332377

网 址：www.tjkjcbs.com.cn

发 行：新华书店经销

印 刷：河南弘盛联合印刷有限公司

开本 889×1194 1/16 印张 11.875 字数 620 000

2023 年 6 月第 1 版第 1 次印刷

定价：70.00 元

编　委　会

前　言

　　护理学是将自然科学与社会科学紧密联系起来的服务人类健康的综合性应用学科。随着医学科学的迅速发展和医学模式的转变，护理工作也更趋多元化，护理模式、护理观念不断更新，临床护士的内涵和外延均在发生变化，这就对临床护士的技术和综合素质要求越来越高。本书旨在为临床护理人员提供最新的专业理论和专业指导，帮助护理人员掌握基本理论知识和临床护理技能，提高护理质量。

　　本书首先介绍了临床护理的基础，然后对临床各科室常见病、多发病的护理加以重点介绍。具体包括呼吸内科、心内科、消化内科、神经内科、泌尿外科、骨科、肿瘤外科、急诊科、妇产科和儿科等科室的护理。全书条理清晰，重点突出，简洁实用，理论联系实际，增强了本书的实用性和可读性。可作为各级护理人员的工作参考书。

　　由于各位编者编写经验不足，加之编写时间仓促，在编写过程中难免存在疏漏或欠妥之处。如有不足，恳请各位读者能够不吝指正。以期再版时予以改进、提高，使之逐步完善。

编者

目 录

第一章　基础护理

第一节　口腔护理

口腔是消化道的起端，由唇、颊、腭、牙齿、牙龈、舌等组织器官组成，具有摄食、吸吮、咀嚼、味觉、消化、吞咽、语言及辅助呼吸等生理功能。口腔健康是人体健康的重要组成部分。

1981 年 WHO 制定的口腔健康标准是"牙齿清洁、无龋洞，无疼痛感，牙龈颜色正常，无出血现象"。也就是说人们应具有良好的口腔卫生习惯，健全的口腔功能和无任何口腔疾病。良好的口腔卫生可促进机体的健康和舒适。因口腔的温度湿度及食物残渣适宜微生物的生长繁殖，故口腔中经常存在非致病菌群和（或）致病菌群。人在健康时身体抵抗力强，加上饮水、咀嚼、刷牙、漱口等自洁作用对细菌起到清除的效果，因此一般很少发病。但在患病时，机体抵抗力降低，并可能伴有因进食或饮水障碍等造成的自我口腔清培能力下降，口内细菌迅速繁殖，引起口腔卫生不良，甚至导致口腔的局部炎症，并可产生溃疡，从而出现口臭，影响患者情绪、食欲及消化功能，甚至导致感染致败血症。所以口腔护理非常重要。护理人员应认真评估和判断患者的口腔卫生状况，观察舌质、舌苔变化，及时给予相应的护理措施和必要的卫生指导。对于生活不能自理的患者，护士需依据其病情及自理能力等级，协助完成口腔护理。

一、口腔卫生评估

口腔评估的目的是确定患者现存或潜在的口腔卫生问题，以制订护理计划，提供恰当的护理措施，从而预防或减少口腔疾患的发生。

（一）口腔卫生及清洁状况

口腔卫生状况的评估，包括口唇、口腔黏膜、牙龈、牙齿、舌、腭、唾液及口腔气味等。此外，评估患者口腔清洁状况和日常习惯，如刷牙、漱口或清洁义齿的方法、次数及清洁程度等。

（二）自理能力

评估患者口腔清洁过程中的自理程度。对于记忆功能减退或丧失的患者，可能需要他人提醒或指导方能完成口腔清洁活动；对于自我照顾能力表示怀疑的患者，应鼓励其发挥自身潜能，减少对他人的依赖，不断增强自我照顾能力。

（三）对口腔卫生保健知识的了解程度

评估患者对保持口腔卫生重要性的认识程度及预防口腔疾患等相关知识的了解程度，如刷牙方法、口腔清洁用具的选用、牙线的使用方法、义齿的护理，以及影响口腔卫生的因素等。

在为患者进行口腔护理前，应对患者的口腔卫生状况、自理能力及口腔卫生保健知识水平进行全面评估。评估时，可采用口腔护理评估表（表 1-1），将口腔卫生状况分为好、一般和差，分别记为 1 分、2 分和 3 分。总分为各项目之和，分值范围为 12～36 分。分值越高，表明患者口腔卫生状况越差，越需加强口腔卫生护理。

（四）口腔特殊问题

评估患者是否存在特殊的口腔问题。如佩戴义齿、取下义齿前，应先观察患者义齿佩戴是否合适，有无义齿连接过紧，说话时义齿是否容易滑下；取下义齿后，观察义齿内套有无结石、牙斑及食物残渣等，检查义齿表面有无破损和裂痕等。若患者因口腔或口腔附近的治疗、手术等戴有特殊装置或管道，应注意评估佩戴状况、对口腔功能的影响及是否存在危险因素。

表 1-1　口腔护理评估表

部位/分值	1分	2分	3分
唇	滑润、质软，无裂口	干燥，有少量痂皮，有裂口，有出血倾向	干燥，有大量痂皮，有裂口，有分泌物，易出血
黏膜	湿润，完整	干燥，完整	干燥、黏膜破损或有溃疡面
牙龈	无出血及萎缩	轻微萎缩，出血	有萎缩，容易出血、肿胀
牙/义齿	无龋齿，义齿合适	无龋齿，义齿不合适	有许多空洞，有裂缝，义齿不合适，齿间流脓液
牙垢/牙石	无牙垢或者有少许牙石	有少量至中量牙垢或中量牙石	齿间流脓液
舌	湿润，少量舌苔	干燥，有中量舌苔	干燥，有大量舌苔或覆盖黄色舌苔
腭	湿润，无或有少量碎屑	干燥，有少量或中量碎屑	干燥，有大量碎屑
唾液	中量，透明	少量或过多量	半透明或黏稠
气味	无味或有味	有难闻气味	有刺鼻气味
损伤	无	唇有损伤	口腔内有损伤
自理能力	完全自理	部分依赖	完全依赖
健康知识	大部分知识来自实践，刷牙有效，使用牙线清洁牙齿	有些错误观念，刷牙有效，未使用牙线清洁牙齿	有许多错误观念，很少清洁口腔，刷牙无效，未使用牙线清洁牙齿

二、一般口腔护理

（一）口腔卫生指导

从牙齿口腔的结构中看出，牙龈就像紧紧包裹牙齿的肌肉，它是牙齿稳固的基础所在。健康的牙龈与牙齿紧密相连，使细菌污垢无从下手，因此保护口腔的健康就显得尤为重要。护士应与患者讨论口腔卫生的重要性，定时检查患者口腔卫生情况，指导患者养成良好的口腔卫生习惯，提高口腔健康水平。

1.正确选择和使用口腔清洁用具

牙刷是清洁口腔的必备工具，根据美国牙科协会的规定，牙刷头的长度为 2.5～3cm，宽度为 0.8～1cm，有 2～4 排刷毛，每排 5～12 束，牙刷头前端应为圆钝形。尼龙刷毛软硬度和弹性适中，耐磨性好，对牙齿的清洁和按摩作用较佳，不会损伤牙龈。不可使用已磨损的牙刷或硬毛牙刷，因其不仅清洁效果欠佳，且易导致牙齿磨损及牙龈损伤。牙刷在使用间隔应保持清洁和干燥，至少每 3 个月更换一次。应选用无腐蚀性的牙膏，以免损伤牙齿。含氟牙膏具有抗菌和保护牙齿的作用，可推荐使用。药物牙膏可抑制细菌生长，具有预防龋齿、治疗牙周病或牙齿过敏的作用，可根据需要选择使用。

2.采用正确的刷牙方法

刷牙可清除食物残渣，有效减少牙齿表面与牙龈边缘的牙菌斑，而且具有按摩牙龈的作用，有助于减少口腔环境中的致病因素，并增强组织抗病能力。刷牙通常于晨起和就寝前进行，每次餐后也建议刷牙，刷牙的最佳时间是进食后的 30 分钟，每次刷牙 2～3 分钟。它不仅可以使口气清新，还可以防止食物残渣为牙齿表面的细菌提供营养。

目前提倡的刷牙方法有颤动法和竖刷法。

（1）颤动法：刷牙时刷毛与牙齿呈45°角，使牙刷毛的一部分进入牙龈与牙面之间的间隙，另一部分伸入牙缝内、来回做短距离的颤动。每次只刷2～3颗牙齿，刷完一个部位后再刷相邻部位。对于前排牙齿内面，可用牙刷毛面的顶部以环形颤动方式刷洗；刷牙齿咬合面时，将刷毛压在咬合面上，使毛端深入裂沟区作短距离的前后来回颤动。

（2）竖刷法：将牙刷毛末端置于牙龈和牙冠交界处，沿牙齿方向轻微加压，刷上牙时向下刷，刷下牙时向上刷。牙的内外面和咬合面都要刷到。在同一部位要反复刷多次。这种方法可以有效消除菌斑及软垢，并能刺激牙龈，使牙龈外形保持正常。

3.配合使用牙线与舌苔刷

牙缝间的食物残渣通过刷牙很难清除，会导致有害物质在牙缝深层的积存和腐败。口气的产生与此关系明显。因此，刷牙后使用牙线可以彻底清洁牙齿。尼龙线、丝线及涤纶线均可作牙线材料，建议每日使用牙线剔牙2次，餐后立即进行效果更佳。具体操作方法是将牙线两端分别缠于双手示指或中指，以拉锯式将其嵌入牙间隙。拉住牙线两端使其呈"C"形，滑动牙线至牙龈边缘，绷紧牙线，沿一侧牙面前后移动牙线以清洁牙齿侧面，然后用力弹出，再换另一侧，反复数次直至牙面清洁或将嵌塞食物清除。使用牙线后，需彻底漱口以清除口腔内的碎屑。操作中注意对牙齿侧面施加压力时，施力要轻柔，切忌将牙线猛力下压，以免损伤牙龈。对于舌苔的卫生要特别注意。舌苔不能过度刷洗，经常用力刮舌苔，会损伤舌乳头，刺激味蕾，造成舌背部麻木，味觉减退、食欲下降。要使用特殊的舌苔刷来清洁舌苔。普通的牙刷也会对舌苔造成损伤。

4.定期口腔检查与洁牙

口腔医生建议每6～12个月需要洁牙一次，并做全面的口腔检查。这样可以使口腔病患消灭在萌芽状态，既简单有效，又不会花费很多。

（二）义齿的清洁护理

牙齿缺失者通过佩戴义齿（denture）可促进食物咀嚼，便于交谈，维持良好的口腔外形和个人外观。日间佩戴义齿，因其会积聚食物碎屑、牙菌斑及牙石，故应在餐后取下义齿进行清洗，其清洗方法与刷牙法相同。夜间休息时，应将义齿取下，使牙龈得到充分休息，防止细菌繁殖，并按摩牙龈。当患者不能自行清洗口腔时，护士应协助患者完成义齿的清洁护理。操作时护士戴好手套，取下义齿，清洁义齿并进行口腔护理。取下的义齿不应浸没于热水或乙醇溶液中，以免变色、变形及老化。佩戴义齿前，护士应协助患者进行口腔清洁，并保持义齿浸润以减少摩擦。

三、特殊口腔护理

对于高热、昏迷、危重、禁食、鼻饲、口腔疾患、术后及生活不能自理的患者，护士应遵医嘱给予特殊口腔护理，一般每天2～3次。如病情需要，应酌情增加次数。

（一）护理目的

保持口腔清洁、湿润，预防口腔感染等并发症；预防或减轻口腔异味，清除牙垢，增进食欲，促进舒适；评估口腔内的变化（如黏膜舌苔及牙龈等），提供患者病情动态变化的信息。

（二）护理评估

1.患者的年龄、病情、意识、心理状态、配合程度及口腔卫生状况。

2.患者口唇、口腔黏膜、牙龈、舌苔有无异常；口腔有无异味；牙齿有无松动，有无活动性义齿。

3.患者的心理状态和合作程度。

（三）护理计划

1.环境准备

宽敞，光线充足或有足够的照明。

2.患者准备

①了解口腔护理的目的、方法、注意事项及配合要点。②取舒适、安全且易于操作的体位。

3.护士准备

衣帽整洁，修剪指甲，洗手、戴口罩。

4.用物准备

(1)治疗盘内备：治疗碗2个(分别盛漱口溶液和浸湿的无菌棉球)、镊子、弯止血钳、弯盘、压舌板、吸水管、棉签、液状石蜡、手电筒、纱布数块、治疗巾。必要时备开口器。

(2)治疗盘外备：常用漱口液(表1-2)、口腔外用药(按需准备，常用的有口腔溃疡膏、西瓜霜、维生素B_2粉末、锡类散等)、手消毒液。治疗车下层备有生活垃圾桶和医用垃圾桶。

表1-2　口腔护理常用溶液

名称	浓度(%)	作用及适用范围
生理盐水	0.9	清洁口腔，预防感染
复方硼酸溶液(朵贝尔溶液)	-	除臭、抑菌、适用于轻度口腔感染
过氧化氢溶液	1～3	防腐、防臭，适用于口腔感染有溃烂、坏死组织者
碳酸氢钠溶液	1～4	属碱性溶液，适用于真菌感染
氯己定溶液(洗必泰溶液)	0.02	清洁口腔、广谱抗菌
呋喃西林溶液	0.02	清洁口腔、广谱抗菌
醋酸溶液	0.1	适用于铜绿假单胞菌感染
硼酸溶液	2～3	酸性防腐溶液，有抑制细菌的作用
甲硝唑溶液	0.08	适用于厌氧菌感染

(四)实施

见表1-3。

表1-3　特殊口腔护理操作步骤及要点说明

	操作步骤	要点说明
核对	备齐用物，携至患者床旁，核对患者床号及姓名	便于操作；确认患者
体位	协助患者侧卧或仰卧，头偏向一侧，面向护士	便于分泌物及多余水分从口腔流出，防止反流造成误吸使患者移近护士，利于护士操作时节力
铺巾置盘	铺治疗巾于患者颈下，置弯盘于患者口角旁	防止床单、枕头及患者衣服被浸湿
湿润口唇	-	防止口唇干裂者直接张口时破裂出血
漱口	协助患者用吸水管吸水漱口	-
口腔评估	嘱患者张口，护士一手持手电筒；另一手持压舌板观察口腔情况。昏迷患者或牙关紧闭者可用张口器协助张口	便于全面观察口腔内状况(溃疡、出血点及特殊气味)；开口器应从白齿内处放入，牙关紧闭者不可使用暴力使其张口，以免造成损伤；有活动义齿者，取下义齿并用冷水刷洗，漫于冷水中备用。

4

操作步骤		要点说明
按顺序擦拭	用弯止血钳夹取含有无菌溶液的棉球，拧干棉球。①嘱患者咬合上、下齿，用压舌板轻轻撑开左侧颊部，擦洗左侧牙齿的外面。沿纵向擦洗牙齿，按顺序由白齿洗向门齿。同法擦洗右侧牙齿的外面。②嘱患者张开上、下齿，擦洗牙齿左上内侧面、左上咬合面，左下内侧面，左下胶合面，弧形擦洗左侧颊部。同法擦洗右侧牙齿。③擦洗舌面及硬腭部	棉球应包裹止血钳尖端，防止钳端直接触及口腔黏膜和牙龈；擦洗过程中动作应轻柔，特别是对凝血功能障碍的患者，应防止碰伤黏膜和牙龈；每次更换一个棉球，一个棉球擦洗一个部位
再次漱口	协助患者用吸水管吸水漱口，将漱口水吐入弯盘，纱布擦净口唇	勿过深，以免触及咽部引起恶心
再次评估口腔状况	—	保持口腔清爽；有义齿者，协助患者佩戴义齿
润唇	口唇涂液状石蜡或润唇膏。酌情涂药	确定口腔清洁是否有效
操作后处理	①撤去弯盘及治疗巾；②协助患者取舒适卧位。整理床单位；③整理用物；④洗手；⑤记录：记录口腔卫生状况及护理效果	①防止口唇干燥、破裂；如有口腔黏膜溃疡，可局部涂口腔溃疡膏。②确保患者舒适、安全。③弃口腔护理用物于医用垃圾桶内。④减少致病菌传播。④利于评价。

（五）护理评价

1. 患者口唇润泽，感到清爽、舒适、无刺激，口腔卫生改善，黏膜、牙齿无损伤。

2. 患者出现异常情况时，护士及时处理。

3. 患者及家属知晓护士告知事项，对护理满意。

第二节　头发护理

　　头发清洁是患者每日卫生护理的一项重要内容。经常梳理和清洁头发，可及时清除头皮屑和灰尘，使头发清洁易梳理。同时，经常梳头和按摩头皮，可促进头部血液循环，增进上皮细胞营养，促进头发生长，预防感染发生。良好的头发外观对维护个人形象、保持良好心态及增强自信十分重要。对于病情较重，自我完成头发护理受限的患者，护士应予以适当协助。

一、头发卫生评估

（一）头发与头皮状况

　　观察头发的分布、浓密程度、长度、颜色、韧性与脆性及清洁状况，注意观察头发有无光泽、发质是否粗糙及尾端有无分叉；观察头皮有无头皮屑抓痕、擦伤及皮疹等情况，并询问患者头皮有无瘙痒。健康的头发清洁、有光泽、整齐、浓密适度、分布均匀，头皮清洁、无头皮屑、无损伤。头发的生长和脱落与机体营养状况、内分泌状况、遗传因素、压力及某些药物的使用等因素有关。

（二）头发护理知识及自理能力

　　评估患者及家属对头发清洁护理相关知识的了解程度，患者的自理能力等。

（三）患者的病情及治疗情况

评估是否存在因患病或治疗妨碍患者头发清洁的因素。

二、头发清洁护理

多数患者可自行完成头发的清洁护理，但患病或身体衰弱会妨碍个体进行日常的头发清洁，导致头发清洁度降低。对于长期卧床、关节活动受限、肌肉张力降低或共济失调的患者，护士应协助其完成头发的清洁和梳理。护士在协助患者进行头发护理时，应询问患者的个人习惯，调整护理方法以适应患者需要。

（一）床上梳头

1. 护理目的

去除头皮屑和污垢，保持头发清洁和整齐，减少感染机会；按摩头皮，保持头部血液循环，促进头发的生长和代谢；维持患者自尊，增加患者自信，建立良好的护患关系。

2. 护理评估

（1）患者的年龄、病情、意识、心理状态、配合程度。

（2）患者头发卫生情况及头皮状况。

3. 护理计划

（1）环境准备：宽敞，光线充足或有足够的照明。

（2）患者准备

1）了解梳头的目的、方法、注意事项及配合要点。

2）根据病情，采取平卧位、坐位或半坐卧位。

（3）护士准备：衣帽整洁，修剪指甲，洗手，戴口罩。

（4）用物准备：治疗盘内备梳子、治疗巾、纸袋。必要时备发夹、橡皮圈（套）、30%乙醇。治疗盘外备手消毒液。治疗车下层备生活垃圾桶、医用垃圾桶。

4. 实施见表1-4。

表1-4　床上梳头操作步骤及要点说明

	操作步骤	要点说明
核对	备齐用物，携至床旁，核对患者床号和姓名	便于操作；确认患者
体位	根据病情协助患者取坐位或半坐卧位	若患者病情较重，可协助其取侧卧或平卧位，头偏向一侧
铺治疗巾	坐位或半坐卧位患者，铺治疗巾于患者肩上；卧床患者，铺治疗巾于枕上	避免碎发和头皮屑掉落在枕头或床单上
梳头	将头发从中间分成两股，护士一手握住一股头发，一手持梳子，由发根梳向发梢	梳头时尽量使用圆钝齿的梳子，以防损伤头皮；如发质较粗或烫成卷发，可选用齿间较宽的梳子。如遇长发或头发打结不易梳理时，应沿发梢到发根的方向进行梳理。可将头发绕在手指上，也可用30%乙醇湿润打结处，再慢慢梳理开；避免过度牵拉，使患者感到疼痛发辫不宜扎得太紧，以免引起疼痛
编辫子	根据患者喜好，将头发编辫或扎成束	发辫不宜扎得太紧，以免引起疼痛

操作步骤		要点说明
操作后处理	①将脱落的头发置于纸袋中，撤去治疗巾；②协助患者取舒适卧位，整理床单位；③整理用物；④洗手；⑤记录：记录执行时间及护理效果	①将纸袋弃于生活垃圾桶内；②促进患者舒适，保持病室整洁；③减少致病菌传播；④利于评价

5.护理评价

(1)患者及家属能够知晓护士告知的事项，对服务满意。

(2)患者头发清洁、整齐，感觉舒适。

(3)护理过程安全，患者出现异常情况时，护士及时处理。

(二)床上洗头

洗头频率取决于个人日常习惯和头发卫生状况。对于出汗较多或头发上沾有各种污渍的患者，应酌情增加洗头次数。根据患者健康状况、体力和年龄，可采用多种方式为患者洗头。身体状况好的患者，可在浴室内采用淋浴方法洗头；不能淋浴的患者，护士可协助患者坐于床旁椅上行床边洗头；卧床患者可行床上洗头。总之，洗头时应确保患者安全、舒适及不影响治疗为原则。长期卧床患者，应每周至少洗头一次。

护士在实际工作中可根据医院的现有条件为患者进行床上洗头，如采用马蹄形垫、扣杯法或洗头车等方法。

1.护理目的

去除头皮屑和污物，清洁头发，减少感染机会；按摩头皮，促进头部血液循环及头发生长代谢；促进患者舒适，增进身心健康，建立良好护患关系。

2.护理评估

(1)患者的年龄、病情、意识、心理状态、配合程度。

(2)患者头发卫生情况及头皮状况。

3.护理计划

(1)环境准备：环境安全，保暖，关好门窗，调节适宜的室温22～26℃。

(2)患者准备

1)了解洗头的目的、方法，注意事项及配合要点。

2)按需给予便器，协助患者排便。

3)告知患者操作中如有不适及时通知护士。

(3)护士准备：衣帽整洁，修剪指甲，洗手，戴口罩。

(4)用物准备。

1)治疗盘内备：橡胶单、浴巾、毛巾、别针、眼罩或纱布、耳塞或棉球(以不吸水棉球为宜)、量杯、洗发液、梳子。

2)治疗盘外备：橡胶马蹄形卷或自制马蹄形垫、水壶(内盛40～45℃热水或按患者习惯调制)、脸盆或污水桶、手消毒液，需要时可备电吹风。治疗车下层备有生活垃圾桶和医用垃圾桶。扣杯式洗头法另备搪瓷杯、橡胶管。

4.实施

见表1-5。

5.护理评价

(1)患者头发清洁，感觉舒适，个人形象良好。

(2)操作动作轻稳，保证患者安全，正确运用节力原则。

(3)护患沟通有效，保护患者的自尊，满足患者身心需要。

表1-5 床上洗头操作步骤及要点说明

操作步骤		要点说明
核对	携用物至患者床旁，核对患者姓名和床号	便于操作确认患者
围毛巾	将衣领松开向内折，将毛巾围于颈下，别针固定	-
铺橡胶单	铺橡胶单和浴巾于枕上	保护床单、枕头及盖被下不被沾湿
体位	①马蹄形垫床上洗头法：协助患者取仰卧位，上半身斜向床边。将枕垫于患者肩下。置马蹄形垫于患者后颈下，使患者颈部枕于马蹄形垫的突起处，头部置于水槽中。马蹄形垫下端置于脸盆或污水桶中。②扣杯式床上洗头法：协助患者取仰卧位、枕垫于患者肩下。铺橡胶单和浴巾于患者头部位置。取脸盆一只，盆底放一条毛巾，倒扣搪瓷杯于盆底，杯上垫折成4折并外裹防水薄膜的毛巾。将患者头部枕于毛巾上，脸盆内置一根橡胶管，下接污水桶。③洗头车床上洗头法：协助患者取卧位，上半身斜向床边，头部枕于洗头车的头托上。将接水盘置于患者头下	①如无马蹄形垫，可自制马跨形卷替代；②防止水倒流；③利用虹吸原理，将污水引入桶内
保护眼耳	用棉球或耳塞塞好双耳，用纱布或眼罩遮盖双眼	防止操作中水流入眼部和耳部
洗发	①松开头发，用温水充分湿润头发；②取适量洗发液于掌心，均匀涂遍头发，由发际至脑后部反复揉搓，同时用指腹轻轻按摩头皮；③一手抬起头部，另一手洗净后部头发；④温水冲洗头发，直至冲净	确保水温适宜(40～45℃，符合患者习惯)；揉搓力适中，避免用指甲搔抓以防损伤头皮；按摩可促进头部血液循环；头发上若残留洗发液。会刺激头发和头皮，并使头发变得干燥
擦干头发	解下颈部毛巾，擦去头发水分。取下眼部的耳罩和耳内的棉球。用毛巾包好头发，擦干面部	及时擦干头发。避免患者着凉；
操作后处理	①撤去洗发用物；②将枕移向床头，协助患者取舒适体位；③解下包头毛巾，用浴巾擦干头发，用梳子梳理整齐。用电吹风吹干头发，梳理成型；④协助患者取舒适卧位，整理床单位；⑤整理用物；⑥洗手；⑦记录执行时间及护理效果	①确保患者舒适、整洁；②减少致病菌的传播③观察患者在操作中、操作后有无病情变化，有异常情况应及时处理，及时记录，利于评价

第三节 皮肤护理

皮肤是身体最大的器官，具有保护机体、调节体温、感觉、吸收、分泌及排泄等功能。完整的皮肤是抵御外界有害物质入侵的第一道防线。皮肤的新陈代谢迅速，其代谢产物如皮脂、汗液及表皮碎屑等与外界细菌和尘埃结合形成污垢，黏附于皮肤表面，如不及时清除，可刺激皮肤，降低皮肤抵抗力，以破坏其屏障作用，成为细菌入侵的门户，造成各种感染。皮肤护理有助于维持身体的完整性，促进舒适，预防感染，防止压疮及其他并发症的发生；同时还可维护患者自身形象，促进康复。

一、皮肤卫生评估

皮肤状况可反映个体健康状态。健康的皮肤温暖、光滑、柔嫩、不干燥、不油腻，且无发红、无破损、无肿块和无其他疾病征象。自我感觉清爽、舒适，无任何刺激感，对冷、热及触摸等感觉良好。护士可通过视诊和触诊评估患者皮肤，作为患者一般健康资料和清洁护理的依据。护士在评估患者皮肤时，应仔细检查皮肤的色泽、温度，柔软性、厚度弹性、完整性、感觉及清洁性，同时注意体位、环境（如室温）、汗液量、皮脂分泌、水肿及色素沉着等因素对评估准确性的影响。

（一）颜色

肤色因人而异，与种族及遗传有关。此外，身体的不同部位及身体的同一部位因姿势和环境因素的影响也存在差别。临床上常见的异常皮肤颜色包括以下几个方面。

1. 苍白

常见于休克和贫血患者，由于血红蛋白减少所致。

2. 发绀

皮肤黏膜呈青紫色，常见于口唇、耳郭、面颊和肢端，由于单位容积血液中还原血红蛋白量增高所致。于皮肤上轻轻施压，使皮肤呈苍白状，除去压力后观察颜色的恢复情况。正常情况下，皮肤应在 1 秒内恢复原来颜色。如患者有发绀现象，受压处皮肤颜色首先从边缘处恢复，且恢复速度较正常皮肤慢。

3. 发红

由于毛细血管扩张充血，血流速度加快及红细胞含量增多所致。生理情况见于运动、饮酒；疾病情况见于发热性疾病，如大叶性肺炎、肺结核及猩红热等。

4. 黄染

皮肤、黏膜发黄称为黄染。皮肤黏膜乃至体液及其他组织黄染时，称为黄疸，是由于胆道阻塞、肝细胞损害或溶血性疾病导致血中胆红素浓度增高所致。早期或轻微黄疸常见于巩膜，较明显时才见于皮肤。

5. 色素沉着

由于皮肤基底层黑色素增多而导致局部或全身皮肤色泽加深。

（二）温度

皮肤温度有赖于真皮层循环血量，可提示有无感染和循环障碍。如局部炎症或全身发热时，循环血量增多，局部皮温增高；休克时，末梢循环差，皮温降低。另外，皮肤温度受室温影响，并伴随皮肤颜色的变化。皮肤苍白表明环境较冷或有循环障碍；皮肤发红表明环境较热或炎症存在。

（三）柔软性和厚度

皮肤柔软性受皮肤含水量、皮下脂肪量、质地、饱满性、真皮层纤维的弹性，以及皮肤水肿等因素的影响。

皮肤厚度受身体部位、年龄及性别等因素的影响。如手掌、脚掌皮肤较厚，而眼睑、大腿内侧皮肤则较薄；婴儿皮肤一般平滑、柔软、较薄，而老年人皮肤则较干燥、粗糙；男性皮肤较女性皮肤厚。

（四）弹性

检查皮肤弹性时可从前臂内侧提起少量皮肤，放松时如果皮肤很快复原，表明皮肤弹性良好。一般老年人或脱水患者皮肤弹性较差，当提起少量皮肤再放松时，皮肤复原较慢。

（五）完整性

检查皮肤有无破损、斑点、丘疹、水泡或硬结。应特别注意患者皮肤有无损伤及损伤的状况，如皮肤损伤部位、损伤范围等。

（六）感觉

通过触诊评估患者皮肤的感觉功能。用适度的压力触摸患者皮肤，询问患者皮肤的感觉，并嘱患者描述对护士手指温度的感受。若对温度、压力及触摸存在感觉障碍，表明患者皮肤有广泛性或局限性损伤。皮肤有瘙痒感，表面皮肤干燥或有过敏情况。

（七）清洁度

通过嗅患者体味和观察患者皮肤的湿润、污垢及皮脂情况来评估皮肤清洁度。评估中应注意不易触及的皮肤隐匿部位，如女性乳房，以及会阴部、男性阴囊部位。对存在感觉功能障碍、机体活动障碍及供血不足的患者，应加强其皮肤评估。对发现的皮肤问题，应向患者解释所需进行的皮肤护理，并指导患者学习相关卫生护理技术。

二、皮肤护理技术

（一）皮肤清洁卫生指导

1.采用合理的清洁方法

皮脂积聚会刺激皮肤，阻塞毛孔或油性皮肤上形成污垢，因此护士应指导患者经常沐浴。通过沐浴可清除积聚于皮肤上的油脂汗液、死亡的表皮细胞及部分细菌。另外，沐浴有助于刺激皮肤的血液循环。热水浴可促进表皮小动脉扩张，为皮肤供应更多血液和营养物质。同时，沐浴使个体产生更多健康感，自我感觉清新、放松，可改善外表和增进自尊。特别是对于出汗较多的患者，经常沐浴并保持皮肤干燥可防止因皮肤潮湿而致的皮肤破损。但对于皮肤干燥的患者，应酌情减少沐浴次数。此外，护士在协助患者沐浴过程中，可观察患者皮肤状况和身体情况，并评估患者心理、社会需求，有助于建立良好护患关系。

沐浴的范围、方法和需要协助的程度去决定于患者的自理能力，即活动能力、健康状况及个人习惯等。应鼓励患者自行沐浴，预防因机体长期不活动而引起并发症。一般全身状况良好者，可行淋浴或盆浴。妊娠7个月以上的孕妇禁用盆浴。传染病患者应根据病情和隔离原则进行沐浴。对于活动受限的患者可采用床上擦浴。对存在体力依赖或认知障碍的患者，护士在为其提供皮肤护理时应更加注意观察皮肤状况。

无论患者接受何种沐浴方式，护士均应遵循以下原则。①提供私密空间：关闭门窗或拉上隔帘。为患者擦浴时，只暴露正在擦洗的部位，注意适时遮盖身体其他部位，保护患者隐私。②保证安全：沐浴区域应配备必要的安全措施，如防滑地面、扶手等；在离开患者床单位时，需妥善安放床栏(特别是不能自理或意识丧失患者)；在临时离开病室时，应将呼叫器放于患者易取位置。③注意保暖：关闭门窗，控制室温，避免空气对流。皮肤潮湿时，空气对流易导致热量大量散失。洗浴过程中尽量减少患者身体暴露，避免患者着凉。④提高患者自理能力：鼓励患者尽可能参与沐浴过程，患者需要时再给予协助。⑤预期患者需求：事先将换洗的清洁衣服和卫生用品置于患者床边或浴室内。

2.正确选择清洁用品

护士应根据患者的皮肤状况、个人喜好及清洁用品的性质、使用目的和效果选择洗浴用品和护肤用品。①浴皂可有效清洁皮肤：对于皮肤易过敏者，应使用低过敏性浴皂。对于皮肤特别干燥或有破损者，应用温水清洗，避免使用浴皂。②润肤剂于体表形成油脂面，可防止水分蒸发，具有软化皮肤作用。常用的润肤剂包括羊毛脂和凡士林类护肤品。③爽身粉可减少皮肤摩擦，吸收多余水分，并抑制细菌生长。一般情况下，可选择1～2种浴皂(浴液)和润肤剂对患者进行皮肤清洁护理。在考虑患者喜好时，对于患者不能使用的清洁用品需向患者讲明原因。劝阻患者使用，取得患者理解。

(二)淋浴和盆浴

病情较轻，有自理能力的患者，可采用淋浴或盆浴。护士应根据患者的需要和病情选择适当的洗浴方式，时间和次数，并根据患者自理能力适当予以协助。

1.护理目的

去除皮肤污垢，保持皮肤清洁，促进身心舒适，增进健康；促进皮肤血液循环，增强其排泄功能，预防感染、压疮等并发症；观察全身皮肤有无异常，为临床诊治提供依据；活动患者肢体，预防肌肉挛缩、关节僵硬等并发症/维持良好精神状态；为护士提供观察患者并与其建立良好护患关系的机会。

2.护理评估

患者的年龄、病情、意识、自理能力、心理状态、配合程度、皮肤情况及日常沐浴习惯。

3.护理计划

(1)环境准备：调节室温＞22℃，水温保持在 40～45℃，也可按患者习惯调节。

(2)患者准备：了解沐浴的目的、方法及注意事项。根据需要协助患者排便。

(3)护士准备：衣帽整洁，修剪指甲，洗手，戴口罩。

(4)用物准备：脸盆、毛巾、浴巾、浴皂(根据皮肤情况选择酸、碱度适宜的浴皂或浴液)、洗发液、清洁衣裤、拖鞋、手消毒液。治疗车下层备有生活垃圾桶和医用垃圾桶。

4.实施见表 1-6。

5.护理评价

(1)患者沐浴过程安全，无意外发生。

(2)沐浴后患者感到舒适、清洁，精神放松、愉快。

(3)患者皮肤感到温暖、无刺激，血液循环良好。

表 1-6　淋浴和盆浴的操作步骤及要点说明

操作步骤	要点说明
1.备物：检查浴盆或浴室是否清洁，浴室放置防滑垫，协助患者准备洗浴用品和润肤用品。将用物放于浴盆或浴室内易取处	防止致病菌传播，防止患者在取用物时出现意外性跌倒
2.解释协助患者入浴室。嘱患者穿好浴衣和拖鞋。指导患者如何调节冷、热水开关及使用浴室呼叫器。嘱患者进、出浴室时扶好安全把手。浴室不应闩门，将"正在使用"标记挂于浴室门外	防止患者出现意外性滑倒或跌倒；避免患者受凉或意外性烫伤；一旦发生意外，护士能及时入内；在确保安全的前提下，保护患者隐私；必要时可在旁守护，防止患者发生意外
3.沐浴患者沐浴时，护士应在能呼唤到的地方，并每隔 5 分钟检查患者的情况，注意观察患者在沐浴过程中的反应	确保患者安全
4.其他当患者使用信号铃时，护士应蔽门后进入浴室。如患者采用盆浴，应根据情况协助患者移出浴盆，帮助患者擦干皮肤	当患者使用呼叫器时，护士应先蔽门再进入浴室，以保护患者隐私；浴盆浸泡时间＜20 分钟，浸泡过久易导致疲倦
5.操作后处理：①根据情况协助患者穿好清洁衣裤和拖鞋。协助患者回病室，取舒适体位；②清洁浴盆或浴室，整理用物放回原处。将"未用"的标记挂于浴室门外；③洗手；④记录	保暖，防止患者受凉；防止致病菌通过脏单或潮湿的物品传播；减少致病菌传播；记录执行时间及护理效果，利于评估

(三)床上擦浴

病情较重、长期卧床、制动或活动受限(如使用石膏牵引)、生活不能自理的患者，可选用床上擦浴。

1. 护理目的

去除皮肤污垢，保持皮肤清洁，促进身心舒适，增进健康；促进皮肤血液循环，增强其排泄功能，预防感染、压疮等并发症；观察全身皮肤有无异常，为临床诊治提供依据；活动患者肢体，预防肌肉挛缩、关节僵硬等并发症，维持良好精神状态；观察患者一般情况，提供病情信息。

2. 护理评估

患者的年龄、病情、意识、心理状态、合作程度及皮肤卫生状况。

3. 护理计划

(1)环境准备：调节室温在24℃以上，关好门窗，拉上窗帘或屏风遮挡。

(2)患者准备：①了解床上擦浴的目的、方法、注意事项及配合要点。②病情稳定，全身状况较好。③根据需要协助患者排便。

(3)护士准备：衣帽整洁，修剪指甲，洗手，戴口罩。

(4)用物准备：①治疗盘内备：浴巾2条、毛巾2条、浴皂、小剪刀、梳子、浴毯、50%乙醇、护肤用品(润肤剂、爽身粉)。②治疗盘外备：脸盆2个、水桶2个(一桶用于盛有50～52℃的热水，并按年龄、季节和个人习惯增减水温；另一桶用于接盛污水)、清洁衣裤和被服、手消毒液。另备便盆、便盆巾和屏风。治疗车下层备生活垃圾桶、医用垃圾桶。

4. 实施

见表1-7。

5. 护理评价

①患者感到清洁、舒适，身心愉快。②护理措施恰当，未发生受凉、皮肤损伤等情况。③患者及家属获得床上擦浴知识和技能，护患关系良好。

表1-7　床上擦浴操作步骤及要点说明

操作步骤	要点说明
1.核对：备齐用物携至床旁，将用物放于易取、稳妥处。核对患者并询问患者有无特殊用物需求	便于操作，确认患者
2.按需要给予便器	温水擦浴时易引起患者排尿和排便反射
3.关闭门窗，屏风遮挡	防止室内空气对流，防止患者受凉，保护患者隐私
4.体位：协助患者移近护士侧，取舒适卧位，保持身体平衡	确保患者舒适，利于护士操作时节力，减少肌肉紧张和疲劳
5.盖浴毯：根据病情放平床头及床尾支架，松开盖被，移至床尾，将浴毯盖于患者身上	移去盖被可防止洗浴时弄脏或者浸湿盖被；浴毯可保暖和维护患者隐私
6.备水将脸盆和浴皂放于床旁桌上，倒入温水约2/3满	温水可促进患者身体舒适和肌肉放松，避免受凉
7.擦洗面部和颈部：①将一条浴巾铺于患者枕上；另一条浴巾盖于患者胸部。将毛巾叠成手套状，包于护士手上。将包好的毛巾放入水中，彻底浸湿。②先用温水擦洗患者眼部，使用毛巾不同部位，由内眦到外眦，轻轻擦干眼部。③询问患者面部擦洗是否使用溶皂。按顺序洗净并擦干前额、面颊、鼻部、耳后、下颌直至颈部。	避免擦浴时弄湿床单和盖被。毛巾折叠可保持擦浴时毛巾的温度，避免毛巾边缘过凉刺激患者皮肤。避免使用浴皂，以免引起眼部刺激。避免交叉感染。防止眼部分泌物进大鼻泪管。因面部皮肤比身体其他部位皮肤更容易暴露于外界；浴皂容易使面部皮肤干燥。注意擦净耳郭、耳后及皮肤褶皱处。除眼部外，其他部位一般采用清水和浴皂各擦洗一遍后，再用清水擦净及浴巾擦干的顺序擦洗。

操作步骤	要点说明
8.擦洗上肢和手：①为患者脱去上衣，盖好浴毯。先脱近侧后脱远侧。如有肢体外伤或活动障碍，应先脱健侧，后脱患侧。②移去近侧上肢浴毯，将浴巾纵向铺于患者上肢下面。③将毛巾涂好浴皂，擦洗患者上肢，直至腋窝。然后用清水擦净，并用浴巾擦干。④协助患者侧卧，面向护士，将浴巾纵向铺于患者对侧上肢下面，同法擦洗对侧上肢。⑤将浴巾对折，放于患者床边处，置脸盆于浴巾上。协助患者将双手浸于脸盆中，洗净并擦干。根据情况修剪指甲。操作后移至对侧，同法擦洗对侧上肢。	充分暴露擦洗部位，便于擦浴；先脱健侧便于操作，避免患侧关节过度活动；从远心端向近心端擦洗，擦洗皮肤时，力量要足以刺激肌肉组织，以促进皮肤的血液循环；注意洗净腋窝等皮肤褶皱处；碱性残留液可破坏皮肤正常菌群生长；皮肤过湿可致皮肤变软，易引起皮肤破损；浸泡可软化皮肤角质层，便于清除指甲下污垢。
9.擦洗胸、腹部：①根据需要换水，检查水温。②将浴巾盖于患者胸部，将浴毯向下折叠至患者脐部。护士一手掀起浴巾一边，用另一包有毛巾的手擦洗患者胸部。擦洗女性患者乳房时应环形用力，注意擦净乳房下皮肤褶皱处。必要时，可将乳房抬起以擦洗褶皱处皮肤。彻底擦干胸部皮肤。③将浴巾纵向盖于患者胸、腹部(可使用两条浴巾)。将浴毯向下折叠至会阴部。护士一手掀起浴巾一边，用另一包有毛巾时手擦洗患者腹部。擦洗过程中应保持浴巾遮挡患者腹部，彻底擦干腹部皮肤。	减少患者身体不必要的暴露，保护患者隐私；皮肤分泌物和污物易沉积于褶皱处。乳房下垂，皮肤摩擦后容易出现破损。擦洗过程中应保持浴巾盖于患者胸部，保护患者隐私并避免着凉；防止身体受凉，减少身体暴露。
10.擦洗背部、臀部：①协助患者取侧卧位，背向护士。将浴巾纵向铺于患者身下。②将浴毯盖于肩部和腿部。③依次擦洗后颈部，背部至臀部。④进行背部按摩。⑤协助患者穿好清洁上衣。先穿远侧后穿近侧。如有肢体外伤或活动障碍，应先穿患侧，后穿健侧。⑥将浴毯盖于患者胸腹部。换水、换盆。	暴露背部和臀部，便于擦洗；保暖，减少身体其他部位的不必要暴露；注意擦净得部和肛门部位的皮肤皱褶；确保患者温暖舒适；先穿患侧，可减少肢体关节活动，便于操作；换水可防止微生物从肛门传播至会阴部。
11.擦洗下肢、足部及会阴部：①协助患者平卧、脱裤。②将浴毯盖于远侧下肢，确保遮盖住会阴部。将浴巾纵向铺于近侧下肢下面。③依次擦洗踝部、膝关节、大腿，洗净后彻底擦干。④移盆于足下，盆下垫浴巾。⑤一手托起患者小腿部将足部轻轻置于盆内，浸泡后擦洗足部。根据情况修剪指甲。彻底擦干足部。若足部过于干燥，可使用润肤剂。⑥护士移至床对侧，同法擦洗近侧腿部和足部。擦洗后，用浴毯盖好患者。换水、换盆。⑦用浴巾盖好上肢和胸部。将浴毯盖好下肢，只暴露会阴部。洗净并擦干会阴部。⑧协助患者穿好清洁裤子。	减少身体其他部位的不必要的暴露；由远心端向近心端擦洗可促进静脉回流；确保足部接触盆底，以保持稳定；没泡可软化角质层；确保洗净趾间部位，因趾间比较潮湿，有分泌物存在；润肤剂可保持皮肤湿润，软化皮肤；保护患者隐私
12.梳头协助患者取舒适体位，为患者梳头	维护患者个人形象
13.操作后处理：①整理床单位，按需更换床单。整理用物，放回原处。②洗手。③记录。	为患者提供清洁环境；减少致病菌传播；记录执行的时间及护理效果利于评价

(四)背部按摩

背部按摩通常于患者沐浴后进行，可提供观察患者皮肤有无破损迹象的机会，促进背部皮肤的血液循环，为护士提供与患者沟通的渠道。行背部按摩时，可通过减少噪声和确保患者舒适的方法，促进患者放松。行背部按摩前应先了解患者病情，确定有无背部按摩的禁忌证，如背部手术或肋骨骨折患者禁止进行背部按摩。

1. 护理目的

促进皮肤血液循环，预防压疮等并发症的发生；观察患者一般情况、皮肤有无破损，满足患者身心需要；活动背部肌肉，减少劳累和酸痛。

表 1-8　背部按摩的操作步骤及要点说明

操作步骤		要点说明
核对	备齐用物至床旁，核对患者姓名和床号	便于操作，确认患者
备水	将盛有温水的脸盆放于床旁桌和椅子上	—
体位	协助患者取俯卧位或侧卧位，背向操作者，拉好围帘	有利于背部按摩，保护患者隐私，并有利于患者放松
按摩	①俯卧位背部按摩：a.铺浴巾：暴露患者背部、肩部、上肢及臀部，将身体其他部位用盖被盖好。将浴巾纵向铺于患者背部下面。b.擦洗：用毛巾依次擦洗患者的颈部、肩部、背部及臀部。c.全身按摩：用手掌施少许 50%乙醇，用手掌大、小鱼际按摩。先将手放于低尾部开始，以环形方式按摩。从臀部向肩部按摩；再从上臂沿背部两侧向下按摩至髂脊部位，如此有节律地按摩数次。d.用拇指指腹施 50%乙醇，由低尾部开始沿脊柱旁按摩至第七颈椎处。e.用手掌大、小鱼际蘸 50%乙醇紧贴皮肤按摩其他受压处。②侧卧位背部按摩：a.同俯卧位背部按摩(操作同上)。b.协助患者转向另一侧卧位，按摩另一侧髋	减少不必要的身体暴露；防止液体过多弄湿床单；温和、稳重的按摩可促进肌肉组织放松，持续皮肤按摩可刺激皮肤组织的血液循环
更换衣裤	用浴巾擦净背部乙醇，撤去浴中后，协助患者穿好衣服	过多的乙醇刺激皮肤
操作后处理	①协助患者取舒适体位。②整理床单位。③整理用物。④洗手。⑤记录	舒适卧位可增加背部按摩效果；预防感染发生；减少致病菌传播；记录执行时间及护理效果，利于评估

2. 护理评估

①患者的年龄、病情、意识、卧床时间、卧位、心理状态及背部皮肤状况。②患者肢体活动能力、自理能力。③皮肤的清洁度、患者对预防压疮知识的了解程度。

3. 护理计划

(1)环境准备：关闭门窗，调节室温＞24℃，拉上窗帘或屏风遮挡。

(2)患者准备：了解背部按摩的目的、方法、注意事项及配合要点。患者病情稳定，全身状况较好。

(3)护士准备：衣帽整洁，修剪指甲，洗手，戴口罩。

(4)用物准备：毛巾、浴巾、50%乙醇、脸盆(内盛有 50～52℃的温水)、手消毒液、屏风。治疗车下层生活垃圾桶、医用垃圾桶。

4. 实施

见表 1-8。

5. 护理评价

①患者背部皮肤清洁，背部肌肉酸痛感消失，感觉舒适。②护理措施得当，未发生受凉、皮肤损伤等情况。③患者及家属获得背部按摩知识和技能，护患关系良好。

第二章　呼吸内科疾病的护理

第一节　支气管肺炎

一、概述

肺炎(pneumonia)是指终末气道、肺泡和肺间质的炎症，可由病原微生物、理化因素、免疫损伤、过敏及药物所致。细菌性肺炎是最常见的肺炎，也是常见的感染性疾病之一。尽管新的强效抗生素不断投入应用，但其发病率和病死率仍很高，其原因可能与社会人口老龄化，吸烟人群的低龄化、伴有基础疾病、免疫功能低下，加之病原体变迁、医院获得性肺炎发病率增加、病原学诊断困难，抗生素的不合理使用导致细菌耐药性增加和部分人群贫困化加剧等因素有关。

（一）分类

肺炎可按解剖、病因或患病环境加以分类。

1.解剖分类

（1）大叶性(肺泡性)肺炎：肺实质炎症，通常并不累及支气管。病原体先在肺泡引起炎症，经肺泡间孔(Cohn 孔)向其他肺泡扩散，导致部分或整个肺段、肺叶发生炎症改变。致病菌多为肺炎链球菌。

（2）小叶性(支气管)肺炎：指病原体经支气管入侵，引起细支气管终末细支气管和肺泡的炎症。病原体有肺炎链球菌、葡萄球菌、病毒、肺炎支原体及军团菌等。常继发于其他疾病，如支气管炎、支气管扩张、上呼吸道病毒感染及长期卧床的危重患者。

（3）间质性肺炎：以肺间质炎症为主，病变累及支气管壁及其周围组织，有肺泡壁增生及间质水肿，可由细菌、支原体、衣原体、病毒或肺孢子菌等引起。

2.病因分类

（1）细菌性肺炎：如肺炎链球菌、金黄色葡萄球菌、甲型溶血性链球菌、肺炎克雷伯菌、流感嗜血杆菌、铜绿假单胞菌、棒状杆菌、梭形杆菌等引起的肺炎。

（2）非典型病原体所致的肺炎：如支原体、军团菌和衣原体等引起的肺炎。

（3）病毒性肺炎：如冠状病毒、腺病毒、呼吸道合胞病毒、流感病毒、麻疹病毒、巨细胞病毒、单纯疱疹病毒等引起的肺炎。

（4）真菌性肺炎：如白念珠菌、曲霉、放射菌等引起的肺炎。

（5）其他病原体所致的肺炎：如立克次体(如 Q 热立克次体)、弓形虫(如鼠弓形虫)、寄生虫(如肺包虫、肺吸虫、肺血吸虫)等引起的肺炎。

（6）理化因素所致的肺炎：如放射性损伤引起的放射性肺炎、胃酸吸入，药物等引起的化学性肺炎等其他因素引起的肺炎。

3.患病环境分类

病原学检查阳性率低，培养结果滞后，病因分类在临床上应用较为困难，目前多按肺炎的获得环境分成两类，有利于指导经验治疗。

（1）社区获得性肺炎(community acquired pneumonia，CAP)是指在医院外罹患的感染性肺实质炎症，也称院外肺炎，包括具有明确潜伏期的病原体感染而在入院后平均潜伏期内发病的肺炎。常见致病菌为肺炎链球菌、流感嗜血杆菌、卡他莫拉菌和非典型病原体。

（2）医院获得性肺炎(hospital acquired pneumonia，HAP)简称"医院内肺炎"，是指患

者入院时既不存在，也不处于潜伏期，而于入院 48 小时后在医院(包括老年护理院、康复院等)内发生的肺炎，也包括出院后 48 小时内发生的肺炎。无感染高危因素患者的常见病原体依次为肺炎链球菌，流感嗜血杆菌、金黄色葡萄球菌、铜绿假单胞菌、大肠杆菌、肺炎克雷伯菌等；有感染高危因素患者的常见病原体依次为金黄色葡萄球菌、铜绿假单胞菌、肠杆菌属、肺炎克雷伯菌等。

(二)病因及发病机制

正常的呼吸道免疫防御机制(支气管内黏液纤毛运载系统、肺泡巨噬细胞防御的完整性等)使气管隆凸以下的呼吸道保持无菌。肺炎的发生主要由病原体和宿主两个因素决定。如果病原体数量多、毒力强和(或)宿主呼吸道局部和全身免疫防御系统损害，即可发生肺炎。病原体可通过空气吸入、血行播散、邻近感染部位蔓延、上呼吸道定植菌的误吸引起社区获得性肺炎。医院获得性肺炎还可通过误吸胃肠道的定植菌(胃食管反流)和通过人工气道吸入环境中的致病菌引起。

二、肺炎链球菌肺炎

肺炎链球菌肺炎(streptoccus pneumonia)或称肺炎球菌肺炎(pneummococcal pneumonia)，是由肺炎链球菌或称肺炎球菌所引起的肺炎，约占社区获得性肺炎的半数以上。通常急骤起病，以高热、寒战、咳嗽、血痰及胸痛为特征。X 线胸片呈肺段或肺叶急性炎性实变，近年来因抗菌药物的广泛使用，致使本病的起病方式，症状及 X 线改变均不典型。

肺炎链球菌为革兰染色阳性球菌，多成双排列或短链排列，有荚膜，其毒力大小与荚膜中的多糖结构及含量有关。根据荚膜多糖的抗原特性，肺炎链球菌可分为 86 个血清型。成人致病菌多属 1~9 型及 12 型，以第 3 型毒力最强，儿童则多为 6 型、14 型、19 型及 23型。肺炎链球菌在干燥痰中能存活数月，但在阳光直射 1 小时，或加热至 52℃，10 分钟即可杀灭，对苯酚等消毒剂亦甚敏感。机体免疫功能正常时，肺炎链球菌是寄居在口腔及鼻咽部的一种正常菌群，其带菌率常随年龄、季节及免疫状态的变化而有差异。机体免疫功能受损时，有毒力的肺炎链球菌入侵人体而引起肺炎。肺炎链球菌除引起肺炎外，少数可发生菌血症或感染性休克，老年人及婴幼儿的病情尤为严重。

肺炎链球菌肺炎以冬季与初春多见，常与呼吸道病毒感染相伴行。患者常为原先健康的青壮年或老年与婴幼儿，男性较多见。吸烟者，慢性支气管炎、支气管扩张、充血性心力衰竭、慢性病患者，以及免疫抑制宿主均易受肺炎链球菌侵袭。肺炎链球菌不产生毒素，不引起原发性组织坏死或形成空洞。其致病力是有高分子多糖体的荚膜对组织的侵袭作用，首先引起肺泡壁水肿，出现白细胞与红细胞渗出，含菌的渗出液经肺泡间孔(Cohn 孔)向肺的中央部分扩展，甚至累及几个肺段或整个肺叶，因病变开始于肺的外周，故叶间分界清楚，易累及胸膜，引起渗出性胸膜炎。

肺炎链球菌肺炎病理改变有充血期、红肝变期、灰肝变期及消散期，表现为肺组织充血水肿，肺泡内浆液渗出及红、白细胞浸润，白细胞吞噬细菌，继而纤维蛋白渗出物溶解、吸收、肺泡重新充气。在肝变期病理阶段实际上并无确切分界，经早期应用抗菌药物治疗，此种典型的病理分期已很少见。病变消散后肺组织结构多无损坏，不留纤维瘢痕。极个别患者肺泡内纤维蛋白吸收不完全，甚至有成纤维细胞形成，形成机化性肺炎。老年人及婴幼儿感染可沿支气管分布(支气管肺炎)。若未及时使用抗菌药物,5%~10%的患者可并发脓胸,10%~20%的患者因细菌经淋巴管、胸导管进入血循环，可引起脑膜炎、心包炎、心内膜炎、关节炎和中耳炎等肺外感染。

(一)护理评估

1.健康史

肺炎的发生与细菌的侵入和机体防御能力的下降有关。吸入口咽部的分泌物或空气中的细菌、周围组织感染的直接蔓延、菌血症等均可成为细菌入侵的途径；吸烟、酗酒、年老体弱、长期卧床、意识不清、吞咽和咳嗽反射障碍、慢性或重症患者、长期使用糖皮质激素或免疫抑制剂，接受机械通气及大手术者均可因机体防御机制降低而继发肺炎。注意询问患者起病前是否存在机体抵抗力下降、呼吸道防御功能受损的情况，了解患者既往的健康状况。

2.身体状况

患者发病前常有受凉、淋雨、疲劳、醉酒、病毒感染史，多有上呼吸道感染的前驱症状。

(1)主要症状：起病多急骤，高热、寒战，全身肌肉酸痛，体温通常在数小时内升至39～40℃，高峰在下午或傍晚，或呈稽留热，脉率随之增速。可有患侧胸部疼痛，放射到肩部或腹部，咳嗽或深呼吸时加剧。痰少，可带血或呈铁锈色，食欲锐减，偶有恶心、呕吐、腹痛或腹泻，易被误诊为急腹症。

(2)护理体检：患者呈急性病容，面颊绯红，鼻翼扇动，皮肤灼热、干燥，口角及鼻周有单纯疱疹；病变广泛时可出现发绀。有败血症者，可出现皮肤、黏膜出血点，巩膜黄染。早期肺部体征无明显异常，仅有胸廓呼吸运动幅度减小，叩诊稍浊，听诊可有呼吸音减低及胸膜摩擦音。肺实变时叩诊浊音、触觉语颤增强并可闻及支气管呼吸音。消散期可闻及湿啰音。心率增快，有时心律不齐。重症患者有肠胀气，上腹部压痛多与炎症累及膈胸膜有关。重症感染时可伴休克、急性呼吸窘迫综合征及神经精神症状，表现为神志模糊、烦躁、呼吸困难、嗜睡、谵妄、昏迷等。累及脑膜时有颈抵抗及病理性反射出现。

本病自然病程大致1～2周。发病5～10天，体温可自行骤降或逐渐消退；使用有效的抗菌药物后可使体温在1～3天恢复正常。患者的其他症状与体征亦随之逐渐消失。

(3)并发症：肺炎链球菌肺炎的并发症近年来已很少见。严重败血症或毒血症患者易发生感染性休克，尤其是老年人。表现为血压降低，四肢厥冷、多汗、发绀、心动过速、心律失常等，而高热、胸痛、咳嗽等症状并不突出。其他并发症有胸膜炎、脓胸、心包炎、脑膜炎和关节炎等。

3.实验室及其他检查

(1)血常规检查：血白细胞计数(10～20)×10⁹/L，中性粒细胞多在80%以上，并有核左移，细胞内可见中毒颗粒。年老体弱、酗酒、免疫功能低下者的白细胞计数可不增高，但中性粒细胞的百分比仍增高。

(2)痰直接涂片作革兰染色及荚膜染色镜检：发现典型的革兰染色阳性、带荚膜的双球菌或链球菌，即可初步做出病原诊断。

(3)痰培养：24～48小时可以确定病原体。痰标本送检时应注意器皿洁净无菌，在抗菌药物应用之前漱口后采集，取深部咳出的脓性或铁锈色痰。

(4)聚合酶链式反应(PCR)检测及荧光标记抗体检测：可提高病原学诊断率。

(5)血培养：10%～20%患者合并菌血症，故重症肺炎应做血培养。

(6)细菌培养：如合并胸腔积液，应积极抽取积液进行细菌培养。

(7)X线检查：早期仅见肺纹理增粗，或受累的肺段、肺叶稍模糊。随着病情进展，肺泡内充满炎性渗出物，表现为大片炎症浸润阴影或实变影，在实变阴影中可见支气管充气征，肋膈角可有少量胸腔积液。在消散期，X线显示炎性浸润逐渐吸收，可有片状区域吸收较快，呈现"假空洞"征，多数病例在起病3～4周才完全消散。老年患者肺炎病灶消散较慢，容易出现吸收不完全而成为机化性肺炎。

4.心理-社会评估

肺炎起病多急骤，短期内病情严重，加之高热和全身中毒症状明显，患者及家属常深感不安。当出现严重并发症时，患者会表现出忧虑和恐惧。

(二)护理目标

肺炎链球菌肺炎的护理目标是：体温恢复正常范围；患者呼吸平稳，发绀消失；症状减轻呼吸道通畅；疼痛减轻，感染控制未发生休克。

(三)护理措施

1. 一般护理

(1)休息与环境：保持室内空气清新，病室保持适宜的温、湿度，环境安静、清洁、舒适。限制患者活动，限制探视，避免因谈话过多影响体力。要集中安排治疗和护理活动，保证患者足够的休息时间，减少氧耗量，缓解头痛、肌肉酸痛、胸痛等症状。

(2)体位：协助或指导患者采取合适的体位。对有意识障碍的患者，如病情允许可取半卧位，增加肺通气量；或侧卧位，以预防或减少分泌物吸入肺内。为促进肺扩张，患者每2小时变换体位1次，防止分泌物淤积在肺部而引起并发症。

(3)饮食与补充水分：给予高热量、高蛋白质、高维生素、易消化的流质或半流质的饮食，以补充高热引起的营养物质消耗。宜少食多餐，避免压迫膈肌。若有明显麻痹性肠梗阻或胃扩张，应暂时禁食，遵医嘱给予胃肠减压，直至肠蠕动恢复。鼓励患者多饮水(1～2L/d)，来补充发热、出汗和呼吸急促所丢失的水分，并利于痰液排出。轻症者无须静脉补液，脱水严重者可遵医嘱补液，补液有利于加快毒素排出和热量散发，尤其是食欲差或不能进食者。心脏病或老年人应注意补液速度，过快、过多易导致急性肺水肿。

2. 病情观察

监测患者神志、体温、呼吸、脉搏、血压和尿量，并做好记录。尤其应注意密切观察体温的变化。观察有无呼吸困难及发绀，及时、适宜给氧。重点观察儿童、老年人、久病体弱者的病情变化，注意是否伴有感染性休克的表现。观察痰液颜色、性状和量，如肺炎球菌肺炎呈铁锈色，葡萄球菌肺炎呈粉红色乳状，厌氧菌感染者痰液多有恶臭等。

3. 对症护理

(1)高热的护理。

(2)咳嗽、咳痰的护理：协助和鼓励患者有效咳嗽、排痰，及时清除口腔和呼吸道内痰液、呕吐物。痰液黏稠不易咳出时，在病情允许情况下可扶患者坐起，给予拍背，协助咳痰，遵医嘱应用祛痰药及超声雾化吸入，稀释痰液，促进痰的排出。必要时吸痰，预防窒息。吸痰前，注意告知病情。

(3)气急发绀的护理：监测动脉血气分析值，给予吸氧，提高血氧饱和度，改善发绀，增加患者的舒适度。氧流量一般为每分钟4～6L，若为慢性阻塞性肺疾病(COPD)患者，应给予低流量低浓度持续吸氧。注意观察患者呼吸频率、节律、深度等变化，皮肤色泽和意识状态有无改变，如果病情恶化，准备气管插管和呼吸机辅助通气。

(4)胸痛的护理：使患者保持舒适的体位。患者胸痛时，其痛感常随呼吸、咳嗽加重，可采取患侧卧位，在咳嗽时可用枕头等物夹紧胸部，必要时用宽胶布固定胸廓，以降低胸廓活动度，减轻疼痛。疼痛剧烈者，遵医嘱应用镇痛、止咳药，缓解疼痛和改善肺通气，如口服可待因。此外可用物理止痛和中药止痛擦剂。物理止痛，如按摩、针灸、经皮肤电刺激止痛穴位或局部冷敷等，可降低疼痛的敏感性；中药经皮肤吸收，无创伤，且发挥药效快，对轻度疼痛效果好。中药止痛擦剂具有操作简便、安全，毒副反应小，无药物依赖现象等优点。

(5)其他：鼓励患者经常漱口，做好口腔护理。口唇疱疹者局部涂液状石蜡或抗病毒软膏，防止继发感染。烦躁不安、谵妄、失眠者酌情使用地西泮或水合氯醛，禁用抑制呼吸的镇静药。

4. 感染性休克的护理

(1)观察休克的征象：密切观察患者生命体征、实验室检查和病情的变化。发现患者神志模糊、烦躁、发绀、四肢湿冷、脉搏细数、脉压变小、呼吸浅快、面色苍白、尿量减少(每小时少于30mL)等休克早期症状时，及时报告医师，采取救治措施。

(2)环境与体位：应将感染性休克的患者安置在重症监护室，注意保暖和安全。取仰卧中凹位，抬高头胸部 20°，抬高下肢约 30°，有利于其呼吸和静脉回流，增加心排出量。尽量减少搬动。

（3）吸氧：应给高流量吸氧，维持动脉氧分压在 60mmHg(7.99kPa) 以上，改善缺氧状况。

（4）补充血容量：快速建立两条静脉通路，遵医嘱给予右旋糖酐或平衡液以维持有效血容量，降低血液的黏稠度，防止弥散性血管内凝血。随时监测患者一般情况、血压、尿量、尿比重、血细胞比容等；监测中心静脉压，作为调整补液速度的指标，中心静脉压＜5cmH$_2$O(0.49kPa) 可放心输液，达到 10cmH$_2$O(0.98kPa) 应慎重。以中心静脉压不超过 10cmH$_2$O(0.98kPa)、尿量每小时在 30mL 以上为宜。补液不宜过多、过快，以免引起心力衰竭和肺水肿。若血容量已补足而 24 小时尿量仍＜400mL、尿比重＜1.018 时，应及时报告医师，注意是否合并急性肾衰竭。

（5）纠正酸中毒：有明显酸中毒可静脉滴注 5% 的碳酸氢钠，因其配伍禁忌较多，宜单独输入，同时随时监测和纠正电解质和酸碱失衡等。

（6）应用血管活性药物的护理：在遵医嘱应用血管活性药物，如多巴胺、间羟胺(阿拉明)时，滴注过程中应注意防止液体溢出血管外，引起局部组织坏死和影响疗效。可应用输液泵单独静脉输入血管活性药物，根据血压随时调整滴速，维持收缩压在 90～100mmHg(11.99～13.33kPa)，保证重要器官的血液供应，改善微循环。

（7）对因治疗：应联合、足量应用强有力的广谱抗生素控制感染。

（8）病情转归观察：随时监测和评估患者意识、血压、脉搏、呼吸、体温、皮肤、黏膜、尿量的变化，判断病情转归。如患者神志逐渐清醒、皮肤及肢体变暖、脉搏有力、呼吸平稳规则、血压回升、尿量增多，预示病情已好转。

5. 用药护理

遵医嘱及时给予患者有效抗感染药物，注意观察药物疗效及不良反应。

（1）抗菌药物治疗：一经诊断即应给予抗菌药物治疗，不必等待细菌培养结果。首选青霉素 G，用药途径及剂量视病情轻重及有无并发症而定。对于成年轻症患者，可用 240 万 U/天，分 3 次肌内注射，或用普鲁卡因青霉素每 12 小时肌内注射 60 万 U。病情稍重者，宜用青霉素 G240 万～480 万 U/天，分次静脉滴注，每 6～8 小时 1 次；重症及并发脑膜炎者，可增至 1000 万～3000 万 U/天，分 4 次静脉滴注。对青霉素过敏者或耐青霉素或多重耐药菌株感染者，可用呼吸氟喹诺酮类、头孢噻肟或头孢曲松等药物，多重耐药菌株感染者可用万古霉素、替考拉宁等。药物治疗 48～72 小时后应对病情进行评价，治疗有效表现为体温下降、症状改善、白细胞逐渐降低或恢复正常等。如用药 72 小时后病情仍无改善，需及时报告医师并作相应处理。

（2）支持疗法：患者应卧床休息，注意补充足够蛋白质、热量及维生素。密切监测病情变化，注意防止休克。剧烈胸痛者，可酌情用少量镇痛药，如可待因 15mg。不用阿司匹林或其他解热药，以免过度出汗、脱水及干扰真实热型，导致临床判断错误。鼓励患者每日饮水 1～2L，轻症患者无须常规静脉输液，确有失水者可输液，保持尿比重在 1.020 以下，血清钠保持在 145mmol/L 以下。中等或重症患者(PaO$_2$＜60mmHg 或有发绀)应给氧。若有明显麻痹性肠梗阻或胃扩张，应暂时禁食、禁饮和胃肠减压，直至肠蠕动恢复。烦躁不安、谵妄、失眠者酌用地西泮 5mg 或水合氯醛 1～1.5g，禁用抑制呼吸的镇静药。

（3）并发症的处理：经抗菌药物治疗后，高热常在 24 小时内消退，或数日内逐渐下降。若患者体温降而复升或 3 天后仍不降，应考虑肺炎链球菌的肺外感染，如脓胸、心包炎或关节炎等。持续发热的其他原因尚有耐青霉素的肺炎链球菌(PRSP)或混合细菌感染、药物热或并存其他疾病。肿瘤或异物阻塞支气管时，经治疗后肺炎虽可消散，但阻塞因素未除，肺炎可再次出现。10%～20% 肺炎链球菌肺炎伴发胸腔积液者，应酌情取胸液检查及培养以确定其性质。若治疗不当，约 5% 并发脓胸，应积极排脓引流。

6. 心理护理

患病前健康状态良好的患者会因突然患病而焦虑不安,病情严重或患有慢性基础疾病的患者则可能出现消极、悲观和恐慌的心理反应。要耐心给患者讲解疾病的有关知识,解释各种症状和不适的原因,讲解各项诊疗、护理操作的目的,操作程序和配合要点,使患者清楚大部分肺炎治疗、预后良好;询问和关心患者的需要,鼓励患者说出内心感受,与患者进行有效的沟通;帮助患者驱除不良心理反应,树立治愈疾病的信心。

7. 健康指导

(1)疾病知识指导:让患者及家属了解肺炎的病因和诱因,有皮肤疖、痈、伤口感染、毛囊炎、蜂窝织炎时应及时治疗。避免受凉、淋雨、酗酒和过度疲劳,特别是年老体弱和免疫功能低下者。天气变化时随时增减衣物,预防上呼吸道感染。可注射流感或肺炎免疫疫苗,使之产生免疫力。

(2)生活指导:劝导患者要注意休息,劳逸结合,生活有规律。保证摄取足够的营养物质,适当参加体育锻炼,增强机体抗病能力。对有意识障碍、慢性病、长期卧床者,应教会家属注意帮助患者经常改变体位、翻身、拍背,协助并鼓励患者咳出痰液,有感染征象时及时就诊。

(3)出院指导:出院后需继续用药者,应指导患者遵医嘱按时服药,向患者介绍所服药物的疗效、用法、疗程、不良反应,不能自行停药或减量。教会患者观察疾病复发症状,如出现发热、咳嗽、呼吸困难等不适表现时,应及时就诊。告知患者随诊的时间及需要准备的有关资料,如 X 线胸片等。

(四)护理评价

患者体温恢复正常;能进行有效咳嗽,痰容易咳出,显示咳嗽次数减少或消失,痰量减少;休克发生时及时发现并给予及时的处理。

三、其他类型肺炎

(一)葡萄球菌肺炎评估

葡萄球菌肺炎是由葡萄球菌引起的急性肺部化脓性炎症。葡萄球菌的致病物质主要是毒素与酶,具有溶血、坏死、杀白细胞和致血管痉挛等作用。其致病力可用血浆凝固酶来测定,阳性者致病力较强,是化脓性感染的主要原因。但其他凝固酶阴性的葡萄球菌亦可引起感染。随着医院内感染的增多,由凝固酶阴性葡萄球菌引起的肺炎也不断增多。

医院获得性肺炎中,葡萄球菌感染占 11%～25%。常发生于有糖尿病、血液病、艾滋病、肝病或慢性阻塞性肺疾病等原有基础疾病者。若治疗不及时或不当,病死率甚高。

1. 临床表现

葡萄球菌肺炎起病多急骤,寒战、高热,体温在 39～40℃,胸痛,咳大量脓性痰,带血丝或呈脓血状。全身肌肉和关节酸痛,精神萎靡,病情严重者可出现周围循环衰竭。院内感染者常起病隐袭,体温逐渐上升,咳少量脓痰。老年人症状可不明显。

葡萄球菌肺炎早期可无体征,晚期可有双肺散在湿啰音。病变较大或融合时可出现肺实变体征,但体征与严重的中毒症状和呼吸道症状不平行。

2. 实验室及其他检查

(1)血常规:白细胞计数及中性粒细胞显著增加,核左移,有中毒颗粒。

(2)细菌学检查:痰涂片可见大量葡萄球菌和脓细胞,血、痰培养多为阳性。

(3)X 线检查:胸部 X 线显示短期内迅速多变的特征,肺段或肺叶实变,可形成空洞,或呈小叶状浸润,可有单个或多个液气囊腔,2～4 周完全消失,偶可遗留少许条索状阴影或肺纹理增多等。

3. 治疗要点

葡萄球菌肺炎治疗要点为早期清除原发病灶，强有力的抗感染治疗，加强支持疗法，预防并发症。通常首选耐青霉素酶的半合成青霉素或头孢菌素，如苯唑西林，头孢呋辛等。对甲氧西林耐药株(MRSA)可用万古霉素、替考拉宁等治疗。疗程为2～3周，有并发症者需4～6周。

(二)肺炎支原体肺炎评估

肺炎支原体肺炎是由肺炎支原体引起的呼吸道和肺部的急性炎症。常同时有咽炎、支气管炎和肺炎。肺炎支原体是介于细菌和病毒之间、兼性厌氧、能独立生活的最小微生物。健康人吸入患者咳嗽、打喷嚏时喷出的口鼻分泌物可感染此病，即通过呼吸道传播。病原体通常吸附于宿主呼吸道纤毛上皮细胞表面，不侵入肺实质，抑制纤毛活动和破坏上皮细胞。其致病性可能与患者对病原体及其代谢产物的变态反应有关。

支原体肺炎占非细菌性肺炎的1/3以上，或各种原因引起的肺炎的10%。以秋、冬季发病较多，可散发或小流行，患者以儿童和青年人居多，婴儿间质性肺炎亦应考虑患肺炎支原体肺炎的可能。

1.临床表现

肺炎支原体肺炎通常起病缓慢，潜伏期2～3周，症状主要为乏力、咽痛、头痛、咳嗽、发热、食欲不振、肌肉酸痛等症状。多为刺激性咳嗽，咳少量黏液痰，发热可持续2～3周，体温恢复正常后可仍有咳嗽。偶伴有胸骨后疼痛。

患者可见咽部充血、颈部淋巴结肿大等体征。肺部可无明显体征，与肺部病变的严重程度不相称。

2.实验室及其他检查

(1)血常规：血白细胞计数正常或略增高，以中性粒细胞为主。

(2)免疫学检查：起病2周后，约2/3的患者冷凝集试验阳性，滴度效价大于1：32，尤以滴度逐渐升高更有价值。约半数患者对链球菌MG凝集试验阳性。还可评估肺炎支原体直接检测、支原体IgM抗体、免疫印迹法和聚合酶链反应(PCR)等检查结果。

(3)X线检查：肺部可呈多种形态的浸润影，呈节段性分布，以肺下野为多见，有的从肺门附近向外伸展。3～4周病变可自行消失。

3.治疗要点

肺炎支原体肺炎首选大环内酯类抗生素，如红霉素。疗程一般为2～3周。

(三)病毒性肺炎评估

病毒性肺炎评估是由上呼吸道病毒感染向下蔓延所致的肺部炎症。常见病毒为甲、乙型流感病毒、腺病毒、副流感病毒、呼吸道合胞病毒和冠状病毒等。患者可同时受一种以上病毒感染，气道防御功能降低，常继发细菌感染。病毒性肺炎为吸入性感染，常有气管支气管炎。呼吸道病毒通过飞沫与被感染者直接接触而迅速传播，可暴发或散发流行。

病毒性肺炎约占需住院的社区获得性肺炎的8%，大多发生于冬、春季节。密切接触的人群或有心肺疾病者、老年人等易受感染。

1.临床表现

病毒性肺炎一般临床症状较轻，与支原体肺炎症状相似。起病较急，发热、头痛、全身酸痛、乏力等较突出。有咳嗽、少痰或白色黏液痰、咽痛等症状。老年人或免疫功能受损的重症患者，可表现为呼吸困难、发绀、嗜睡、精神萎靡，甚至并发休克、心力衰竭和呼吸衰竭，严重者可发生急性呼吸窘迫综合征。

病毒性肺炎常无显著的胸部体征，病情严重者有呼吸浅速、心率增快、发绀、肺部干湿性啰音体征。

2.实验室及其他检查

(1)血常规：白细胞计数正常，略增高或偏低。

(2)病原体检查：呼吸道分泌物中细胞核内的包涵体可提示病毒感染，但并非一定来自肺部。需进一步评估下呼吸道分泌物或肺活检标本培养是否分离出病毒。

(3)X线检查：可见肺纹理增多，小片状或广泛浸润。病情严重者，显示双肺呈弥漫性结节浸润，而大叶实变及胸腔积液者不多见。

3.治疗要点

病毒性肺炎以对症治疗为主，板蓝根、黄芪、金银花、连翘等中药有一定的抗病毒作用。对某些重症病毒性肺炎应采用抗病毒药物，如选用利巴韦林(病毒唑)，阿昔洛韦(无环鸟苷)等。

(四)真菌性肺炎评估

肺部真菌感染是最常见的深部真菌病。真菌感染的发生是机体与真菌相互作用的结果，最终取决于真菌的致病性、机体的免疫状态及环境条件对机体与真菌之间关系的影响。广谱抗生素，糖皮质激素、细胞毒药物及免疫抑制剂的广泛使用，人类免疫缺陷病毒(HIV)感染和艾滋病增多使肺部真菌感染的机会增加。

真菌多在土壤中生长，孢子飞扬于空气中，极易被人体吸入而引起肺真菌感染(外源性)或使机体致敏，引起表现为支气管哮喘的过敏性肺泡炎。有些真菌为寄生菌，如念珠菌和放线菌，当机体免疫力降低时可引起感染。静脉营养疗法的中心静脉插管如留置时间过长，白念珠菌能在高浓度葡萄糖中生长，引起念珠菌感染中毒症。空气中到处有曲霉属孢子，在秋，冬及阴雨季节，储藏的谷草发热霉变时更多，若大量吸入可能引起急性气管-支气管炎或肺炎。

1.临床表现

真菌性肺炎多因长期应用抗生素、糖皮质激素、免疫抑制剂、细胞毒药物或因长期留置导管、插管等诱发，其症状和体征无特征性变化。

2.实验室及其他检查

(1)真菌培养：其形态学辨认有助于早期诊断。

(2)X线检查：可表现为支气管肺炎，大叶性肺炎、弥漫性小结节及肿块状阴影和空洞。

3.治疗要点

真菌性肺炎目前尚无理想的药物，两性霉素B对多数肺部真菌仍为有效药物，但其不良反应较多，使其应用受到限制。其他药物如氟胞嘧啶、米康唑、酮康唑、制霉菌素等也可选用。

(五)重症肺炎评估

目前重症肺炎还没有普遍认同的标准，各国诊断标准不一，但都注重肺部病变的范围、器官灌注和氧合状态。我国制定的重症肺炎标准为：①意识障碍；②呼吸频率>30次/分；③ $PaO_2 < 60mmHg(7.99kPa)$ ， $PO_2/FiO_2 < 300$ ，需行机械通气治疗；④血压< $90/60mmHg(11.99/7.99kPa)$ ；⑤胸片显示双侧或多肺叶受累，或入院48小时内病变扩大≥50%；⑥少尿：尿量每小时<20mL，或每4小时<80mL，或急性肾衰竭需要透析治疗。

第二节　慢性阻塞性肺疾病

慢性阻塞性肺疾病(COPD)是一种以气流受限为特征的可以预防和治疗的疾病，气流受限不完全可逆，呈进行性发展。与肺部对香烟烟雾等有害气体或颗粒的异常炎症反应有关,COPD主要累及肺脏，也可以引起显著的全身反应。

一、流行病学

COPD是呼吸系统最常见的疾病之一，据WHO的调查，1990年全球COPD病死率占各种疾病病死率的第 6 位，到 2020 年将上升至第 3 位，我国 COPD 患病率占 40 岁以上人群的 8.2%。另有调查显示 COPD 患病率在吸烟者、戒烟者中比不吸烟者明显升高，男性比女性高，40 岁以上者比 40 岁以下者高。

二、病因

COPD 的病因至今仍不十分清楚，但已知与某些危险因素有关。

（一）环境因素

1. 吸烟

已知吸烟为 COPD 最主要的危险因素，吸烟数量愈大，年限愈长，则发病率愈高。被动吸烟也可以导致 COPD 的发生。

2. 职业性粉尘和化学物质

包括有机或无机粉尘，化学物质和烟雾，如煤尘、棉尘、二氧化硅等。

3. 室内空气污染

用木材、畜粪等或煤炭做饭或取暖，通风不良也可发生 COPD。

4. 室外空气污染

汽车、工厂排放的废气，如二氧化氮、二氧化硫等可引起 COPD 的急性加重。

（二）易感性

包括易感基因和后天获得的易感性。

1. 易感基因

比较明确的是表达先天性 α_1 抗胰蛋白酶缺乏的基因，是 COPD 的一个致病原因。

2. 出生低体重

学龄儿童调查发现出生低体重者肺功能较差，这些儿童以后若吸烟，可能是 COPD 的一个易感因素。

3. 儿童时期下呼吸道感染

儿童时期患下呼吸道感染的儿童若以后吸烟，则 COPD 的发病率显著增加。

4. 气道高反应性

是 COPD 的一个危险因素。气道高反应性除与基因有关外也可后天获得，继发于环境因素。

三、发病机制

发病机制至今尚不完全明确。

（一）气道炎症

香烟的烟雾与大气中的有害物质能激活气道内的肺泡巨噬细胞，它被激活后释放各种细胞因子，这些因子使气道发生慢性炎症，并损伤气道上皮细胞。气道炎症引起的分泌物增多，使气道狭窄，炎症细胞释放的介质可引起气道平滑肌的收缩，使其增生肥厚，导致阻塞性通气障碍。

（二）蛋白酶与抗蛋白酶的失衡

肺组织中的弹性蛋白酶来自巨噬细胞和中性粒细胞，能够分解弹性纤维，引起肺气肿。弹性蛋白酶抑制因子可抑制此酶的活性，避免肺气肿的发生。当蛋白酶增多和（或）抗蛋白酶减少或功能不足引起两者失衡时，可发生肺气肿。

四、病理生理

COPD 的主要病理生理改变是气流受限，肺泡过度充气和通气灌注比例（V/Q）不平衡。

（一）气流受限

支气管炎症导致黏膜水肿增厚，分泌物增多，支气管痉挛，平滑肌肥厚和气管壁的纤维化使支气管狭窄，阻力增加，流速变慢。

肺气肿时由于肺泡壁的弹性蛋白减少，弹性压力降低，呼气时驱动压降低，流速变慢，此外细支气管壁上肺泡弹性蛋白减少，扩张作用减弱，细支气管壁萎陷，气流受限。

(二)肺泡过度通气

由于肺泡弹性压的降低和气道阻力的增加，呼气时间延长，在用力呼气末，肺泡气往往残留较多，使残气容积和功能残气量增加。由于肺容积增加，膈肌低平，在吸气开始时，膈肌的肌纤维缩短，不在原始的位置，因而收缩力减弱，容易发生呼吸肌疲劳。

(三)通气灌注比例不平衡

COPD 患者各个肺区肺泡顺应性和气道阻力常有差异，造成肺泡通气不均，高 V/Q 区有部分气体是无效通气，低 V/Q 区则流经肺泡的血液得不到充分的氧合即进入左心，产生低氧血症。慢性低氧血症会引起肺血管收缩，血管内皮、平滑肌增生和管壁重塑与继发性红细胞增多，产生肺动脉高压和肺心病。

五、护理评估

(一)健康史

1.了解患者患病的年龄、发生时间、诱因，主要症状的性质、严重程度和持续时间、加剧因素等。

2.有无接触变应原，是否长期在污染的空气、自动或被动吸烟环境或拥挤的环境中生活、工作。

3.详细询问吸烟史和过敏史，包括吸烟的种类、年限、每天的数量，或已停止吸烟的时间。

4.询问患者日常的活动量和活动耐力，有无运动后胸闷、气急。

5.了解患者有关的检查和治疗经过，是否按医嘱进行治疗，是否掌握有关的治疗方法。

(二)临床表现

1.症状

早期患者，即使肺功能持续下降，可毫无症状，及至中晚期，出现咳嗽、咳痰、气短等症状，痰量因人而异，为白色黏液痰，合并细菌感染后则变为黏液脓性，在长期患病过程中，反复急性发作和缓解是本病的特点，病毒或细菌感染常常是急性发作的重要诱因，常发生于冬季。咯血不常见，但痰中可带少量血丝。晚期患者即使是轻微的活动，都不能耐受。合并肺心病时可出现肺、心功能衰竭及其他脏器的功能损坏表现。

2.体征

早期无明显体征。随着病情发展可见桶状胸，呼吸活动减弱，辅助呼吸肌活动增强；触诊语颤减弱或消失；叩诊呈过清音，心浊音界缩小，肝浊音界下移；听诊呼吸音减弱，呼气延长，心音遥远等。晚期患者因呼吸困难，颈、肩部辅助呼吸肌常参与呼吸运动，可表现为身体前倾。呼吸时常呈缩唇呼吸，可有口唇发绀、右心衰竭体征。

3.分型

COPD 可分两型，即慢支型和肺气肿型，慢支型因缺氧发绀较重，常常合并肺心病，水肿明显；肺气肿型因缺氧较轻，发绀不明显，而呼吸困难、气喘较重。大多数患者兼具这两型，但临床上以某型的表现为主。

(三)辅助检查

1.胸部 X 检查与 CT

胸廓前后径增大，肋骨水平，肋间隙增宽，膈肌低平，两肺野透明度增高，肺纹理变细、减少。CT 上可见低密度的肺泡腔、肺大疱与肺血管减少。

2.肺功能检查

最常用的指标是第 1 秒用力呼气量(FEV₁)占其预计值的百分比(FEV₁%)和 FEV₁ 占用力肺活量(FVC)之比。在诊断 COPD 时，必须以已使用支气管舒张药后测定的 FEV₁ 为准，$FEV_1 < 80\%$预计值，和(或)$FEV_1/FVC < 70\%$可认为存在气流受限。

3.动脉血气分析

早期无变化，随病情发展，动脉血氧分压降低，二氧化碳分压增高，并可出现代偿性呼吸性酸中毒，pH 降低。

(四)心理社会评估

COPD 是慢性过程，病情反复发作，对日常生活、工作造成很大的影响，应了解患者的心理状态及应对方式；是否对疾病的发生发展有所认识，对吸烟的危害性和采取有效戒烟措施的态度；评估患者家庭成员对患者病情的了解和关心、支持程度。

六、护理问题

(一)气体交换受损

与呼吸道阻塞、呼吸面积减少引起的通气换气功能障碍有关。

(二)清理呼吸道无效

与呼吸道炎症、阻塞、痰液过多而黏稠有关。

(三)营养失调——低于机体需要量

与呼吸困难、疲乏等引起患者食欲下降、摄入不足、能量需求增加有关。

(四)活动无耐力

与日常活动时供氧不足、疲乏有关。

(五)睡眠形态紊乱

与呼吸困难、不能平卧有关。

(六)焦虑情绪

与呼吸困难影响生活、工作和害怕窒息有关。

七、计划与实施

(一)目标

1.患者的呼吸频率、节律和形态正常、呼吸困难得以缓解。

2.患者能正确进行有效咳嗽、使用胸部叩击等措施，达到有效的咳嗽、咳痰。

3.患者能认识到增加营养物质摄入的重要性。

4.患者焦虑减轻，表现为平静、合作。

5.患者能增加活动量，完成日常生活自理。

6.患者能得到充足的睡眠。

(二)实施与护理

1.生活护理

(1)急性发作期：有发热、喘息时应卧床休息取舒适坐位或半卧位，衣服要宽松，被褥要松软、暖和，以减轻对呼吸运动的限制。保持室内空气的新鲜与流通，室内禁止吸烟。

(2)饮食护理：对心、肝、肾功能正常的患者，应给以充足的水分和热量。每日饮水量应在 1500mL 以上。充足的水分有利于维持呼吸道黏膜的湿润，使痰的黏稠度降低，易于咳出。适当增加蛋白质、热量和维生素的摄入。COPD 患者在饮食方面需采用低糖类、高蛋白、高纤维食物，同时避免产气食物。少食多餐，每餐不要吃得过饱，少食可以避免腹胀和呼吸短促。

2.心理护理

COPD 患者因长期患病，影响工作和日常生活，出现焦虑抑郁、紧张、恐惧、悲观失望等不良情绪，针对病情及心理特征及时给予精神安慰，心理疏导，做好家人及亲友工作，鼓励他们在任何情况下，都要给予患者精神安慰，调动各种社会关系给予精神及物质关怀，介绍类似疾病治疗成功的病例，强调坚持康复锻炼的重要性，以取得主动配合，树立战胜疾病的信心。

3.治疗配合

(1)病情观察：患者急性发作期常有明显咳嗽，咳痰及痰量增多，合并感染时痰的颜色由白色黏痰变为黄色脓性痰。发绀加重常为原发病加重的表现。重症发绀患者应注意观察神志、呼吸、心率、血压及心肺体征的变化，应用心电监护仪，定时监测心率、心律、血氧饱和度、呼吸频率、节律及血压变化，发现异常及时通知医师处理。

(2)对症护理：主要为咳嗽、咳痰的护理，发作期的患者呼吸道分泌物增多、黏稠，咳痰困难，严重时可因痰堵引起窒息。因此，护士应通过为患者实施胸部物理疗法，帮助患者清除积痰，控制感染、提高治疗效果。

胸部物理疗法包括：深呼吸和有效咳嗽、胸部叩击、体位引流吸入疗法。

1)深呼吸和有效咳嗽：鼓励和指导病患者行有效咳嗽，这是一项重要的护理。通过深呼吸和有效咳嗽，可及时排出呼吸道内分泌物。指导病患者2～4h定时进行数次随意的深呼吸，在吸气末屏气片刻后暴发性咳嗽，促使分泌物从远端气道随气流移向大气道。

2)胸部叩击：通过叩击震动背部，间接地使附在肺泡周围及支气管壁的痰液松动脱落。方法为五指并拢，向掌心微弯曲，呈空心掌，腕部放松，迅速而规律地叩击胸部。叩击顺序从肺底到肺尖，从肺外侧到内侧，每一肺叶叩击1～3min。叩击同时鼓励患者深呼吸和咳嗽，咳痰。叩击时间15～20min为宜，每日2～3次，餐前进行。叩击时应询问病患者感受，观察面色，呼吸，咳嗽，排痰情况，检查肺部呼吸音及哮音的变化。

3)体位引流：按病灶部位，协助患者取适当体位，使病灶部位开口向下，利用重力，及有效咳嗽或胸部叩击将分泌物排出体外。引流多在早餐前1h、晚餐前及睡前进行，每次10～15min，引流间期防止头晕或意外危险，观察引流效果，注意神志呼吸及有无发绀。

4)吸入疗法：利用雾化器将祛痰平喘药加入湿化液中，使液体分散成极细的颗粒，吸入呼吸道以增强吸入气体的湿度，达到湿润气道黏膜，稀释气道痰液的作用，常用的祛痰平喘药：沐舒坦，异丙托溴铵。在湿化过程中气道内黏稠的痰液和分泌物可因湿化而膨胀，如不及时吸出，有可能导致或加重气道狭窄甚至气道阻塞。在吸入疗法过程中，应密切观察病情，协助患者翻身、拍背，以促进痰液排出。

(3)氧疗过程中的护理：COPD急性发作期，大多伴有呼吸衰竭、低氧血症及CO_2潴留。Ⅱ型呼吸衰竭患者按需吸氧，根据缺氧程度适当调节氧流量，呼吸衰竭患者给予低流量吸氧，以免抑制呼吸。但应避免长时间高浓度吸氧，以防氧中毒。用氧前应向患者家属做好解释工作，讲明用氧的目的、注意事项、嘱患者不要擅自调节氧流量或停止吸氧，以免加重病情。在吸氧治疗中应监测患者的心率、血压、呼吸频率及血气指标的变化，了解氧疗效果。注意勿使吸氧管打折，鼻腔干燥时可用棉签蘸水湿润鼻黏膜。

(4)呼吸功能锻炼：COPD患者急性症状控制后应尽早进行呼吸功能锻炼，教会患者及家属呼吸功能锻炼方法，督促实施并提供有关咨询材料。可以选用下述呼吸方法一种或两种交替进行。

1)腹式呼吸锻炼：由于气流受限，肺过度充气，膈肌下降，活动减弱，呼吸类型改变，通过呼吸肌锻炼，使浅快呼吸变为深慢有效呼吸，利用腹肌帮助膈肌运动，调整呼吸频率，呼气时间延长，以提高潮气容积，减少无效腔，增加肺泡通气量，改变气体分布，降低呼吸功耗，缓解气促症状。方法：患者取立位，体弱者也可取坐位或仰卧位，上身肌群放松做深呼吸，一手放于腹部一手放于胸前，吸气时尽力挺腹，呼气时腹部内陷，也可用手加压腹部，尽量将气呼出，一般吸气3～5s，呼气6～10s。吸气与呼气时间比为1:2或1:3。用鼻吸气，用口呼气要求缓呼深吸，不可用力，每分钟呼吸速度保持在 7～8 次，开始每日 2 次，每次 10～15min，熟练后可增加次数和时间，使之成为自然的呼吸习惯。

2）缩唇呼吸法：通过缩唇徐徐呼气，可延缓吸气气流压力的下降，提高气道内压，避免胸内压增加对气道的动态压迫，使等压点移向中央气道，防止小气道的过早闭合，使肺内残气更易于排出，有助于下一吸气进入更多新鲜的空气，增强肺泡换气，改善缺氧。方法为：用鼻吸气，缩唇做吹口哨样缓慢呼气，在不感到费力的情况下，自动调节呼吸频率、呼吸深度和缩唇程度，以能使距离口唇 30cm 处与唇等高点水平的蜡烛火焰随气流倾斜又不致熄灭为宜。每天 3 次，每次 30min。

4.用药护理

按医嘱用抗生素、止咳、祛痰药物，掌握药物的疗效和副作用，不滥用药物。

（1）祛痰止咳药物应用护理。

1）祛痰药：通过促进气道黏膜纤毛上皮运动，加速痰液的排出；能增加呼吸道腺体分泌，稀释痰液，使痰液黏稠度降低，以利咳出。

2）黏液溶解剂：通过降低痰液黏稠度，使痰液易于排出。

3）镇咳药：直接作用于咳嗽中枢。

4）其他还有中药化痰制剂。用药观察：观察用药后痰液是否变稀、容易咳出。及时协助患者排痰。注意事项：对呼吸储备功能减弱的老年人或痰量较多者，应以祛痰为主，协助排痰，不应选用强烈镇咳药物，以免抑制呼吸中枢及加重呼吸道阻塞和炎症，导致病情恶化。

（2）解痉平喘药物应用护理：解痉平喘药物可解除支气管痉挛，使通气功能有所改善，也有利于痰液排出。常用有：

1）M胆碱受体阻滞药。

2）β_2肾上腺素能受体激活药。

3）茶碱类。用药观察：用药后注意患者咳嗽是否减轻，气喘是否消失。β_2受体兴奋药常同时有心悸、心率加快、肌肉震颤等副作用，用药一段时间后症状可减轻，如症状明显应酌情减量。茶碱引起的不良反应与其血药浓度水平密切相关，个体差异较大，常有恶心、呕吐、头痛、失眠，严重者心动过速、精神失常、昏迷等，应严格掌握用药浓度及滴速。

5.健康教育

（1）告诉患者及家属应避免烟尘吸入，气候骤变时注意预防感冒，避免受凉以及与上感患者的接触。

（2）加强体育锻炼，要根据每个人的病情、体质及年龄等情况量力而行、循序渐进，天气良好时到户外活动，如散步、慢跑、打太极拳等，以不感到疲劳为宜，增加患者呼吸道对外界的抵抗能力。

（3）教会患者学会自我监测病情变化，尽早治疗呼吸道感染，可在家中配备常用药物及掌握其使用方法。

（4）重视营养的摄入，改善全身营养状况，提高机体抵抗力。

（5）严重低氧血症患者坚持长期家庭氧疗，可明显提高生活质量和劳动能力，延长生命。每天吸氧 10～15h，氧流量 1～2L/min，并指导家属及患者氧疗的目的及注意事项。

八、预期结果与评价

1.患者发绀减轻，呼吸频率、深度和节律趋于正常。

2.能有效咳痰，痰液易咳出。

3.能正确应用体位引流、胸部叩击等方法排出痰液。

4.营养状态改善；能运用有效的方法缓解症状，减轻心理压力。

5.参与日常活动不感到疲劳，活动耐力提高。

第三节　急性呼吸窘迫综合征

急性呼吸窘迫综合征(acute respiratory distress syndrome，ARDS)是指严重感染、创伤、休克等非心源性疾病过程中，肺毛细血管内皮细胞和肺泡上皮细胞损伤造成弥漫性肺间质及肺泡水肿，导致的急性低氧性呼吸功能不全或衰竭，属于急性肺损伤(acute lung injury，ALI)的严重阶段。以肺容积减少、肺顺应性降低、严重的通气/血流比例失调为病理生理特征。临床上表现为进行性低氧血症和呼吸窘迫，肺部影像学表现为非均一性的渗出性病变。本病起病急、进展快、病死率高。

ALI 和 ARDS 是同一疾病过程中的两个不同阶段，ALI 代表早期和病情相对较轻的阶段，而 ARDS 代表后期病情较为严重的阶段。发生 ARDS 时患者必然经历过 ALI，但并非所有的 ALI 都会发展为 ARDS。引起 ALI 和 ARDS 的原因和危险因素很多，根据肺部直接和间接损伤对危险因素进行分类，可分为肺内因素和肺外因素。肺内因素是指致病因素对肺的直接损伤，包括：①化学性因素，如吸入毒气、烟尘、胃内容物及氧中毒等；②物理性因素，如肺挫伤、放射性损伤等；③生物性因素，如重症肺炎。肺外因素是指致病因素通过神经体液因素间接引起肺损伤，包括严重休克、感染中毒症、严重非胸部创伤、大面积烧伤、大量输血、急性胰腺炎、药物或麻醉品中毒等。ALI 和 ARDS 的发生机制非常复杂，目前尚不完全清楚。多数学者认为，ALI 和 ARDS 是由多种炎性细胞、细胞因子和炎性介质共同参与引起的广泛肺毛细血管急性炎症性损伤过程。

一、临床特点

ARDS 的临床表现可以有很大差别，取决于潜在疾病和受累器官的数目和类型。

(一)症状体征

1.发病迅速

ARDS 多发病迅速，通常在发病因素攻击(如严重创伤、休克、败血症、误吸)后 12～48 小时发病，偶尔有长达 5 天者。

2.呼吸窘迫

ARDS 最常见的症状，主要表现为气急和呼吸频率增快，呼吸频率大多在 25～50 次/分。其严重程度与基础呼吸频率和肺损伤的严重程度有关。

3.咳嗽、咳痰、烦躁和神志变化

ARDS 可有不同程度的咳嗽、咳痰，可咳出典型的血水样痰，可出现烦躁、神志恍惚。

4.发绀

未经治疗的 ARDS 的常见体征。

5.ARDS 患者也常出现呼吸类型的改变，主要为呼吸浅快或潮气量的变化。病变越严重，这一改变越明显，甚至伴有吸气时鼻翼扇动及三凹征。在早期自主呼吸能力强时，常表现为深快呼吸；当呼吸肌疲劳后，则表现为浅快呼吸。

6.早期可无异常体征，或仅有少许湿啰音；后期多有水泡音，也可出现管状呼吸音。

(二)影像学表现

1.X 线胸片检查

早期病变以间质性为主，胸部 X 线片常无明显异常或仅见血管纹理增多，边缘模糊，双肺散在分布的小斑片状阴影。随着病情进展，上述的斑片状阴影进一步扩展，融合成大片状，或两肺均匀一致增加的毛玻璃样改变，伴有支气管充气征，心脏边缘不清或消失，称为"白肺"。

2.胸部 CT 检查

与 X 线胸片相比，胸部 CT 尤其是高分辨 CT(HRCT)可更为清晰地显示出肺部病变分布、范围和形态，为早期诊断提供帮助。肺毛细血管膜通透性一致性增高，引起血管内液体渗出，两肺斑片状阴影呈现重力依赖性现象，还可出现变换体位后的重力依赖性变化。在 CT 上表现为病变分布不均匀：①非重力依赖区(仰卧时主要在前胸部)正常或接近正常；②前部和中间区域呈毛玻璃样阴影；③重力依赖区呈现实变影。这些提示肺实质的实变出现在受重力影响最明显的区域。无肺泡毛细血管膜损伤时，两肺斑片状阴影均匀分布，既不出现重力依赖现象，也无变换体位后的重力依赖性变化。这一特点有助于 ARDS 与感染性疾病的鉴别。

(三)实验室检查

1.动脉血气分析

$PaO_2<8.0kPa(60mmHg)$，有进行性下降趋势，在早期 $PaCO_2$ 多不升高，甚至可因过度通气而低于正常；早期多为单纯呼吸性碱中毒；随病情进展可合并代谢性酸中毒，晚期可出现呼吸性酸中毒。氧合指数较动脉氧分压更能反映吸氧时呼吸功能的障碍，而且与肺内分流量有良好的相关性，计算简便。氧合指数参照范围为 53.2～66.5kPa(400～500mmHg)，在 ALI 时≤300mmHg，ARDS 时≤200mmHg。

2.血流动力学监测

通过漂浮导管，可同时测定并计算肺动脉压(PAP)、肺动脉楔压(PAWP)等，不仅对诊断、鉴别诊断有价值，而且也是机械通气治疗的重要的监测指标。肺动脉楔压一般<1.6kPa(12mmHg)，若>2.4kPa(18mmHg)，则支持左侧心力衰竭的诊断。

3.肺功能检查

ARDS 发生后呼吸力学发生明显改变，包括肺顺应性降低和气道阻力增高，肺无效腔/潮气量是不断增加的，肺无效腔/潮气量增加是早期 ARDS 的一种特征。

二、急诊处理

ARDS 是呼吸系统的一个急症，必须在严密监护下进行合理治疗。治疗目标是：改善肺的氧合功能，纠正缺氧，维护脏器功能和防治并发症。治疗措施如下。

(一)氧疗

应采取一切有效措施尽快提高 PaO_2 纠正缺氧。可给患者高浓度吸氧，使 $PaO_2 \geqslant$ 8.0kPa(60mmHg)或 $SaO_2 \geqslant 90\%$。轻症患者可使用面罩给氧，但多数患者需采用机械通气。

(二)祛除病因

病因治疗在 ARDS 的防治中占有重要地位，主要是针对涉及的基础疾病。感染是 ALI 和 ARDS 的常见原因，也是首位高危因素，而 ALI 和 ARDS 又易并发感染。如果 ARDS 的基础疾病是脓毒症，除了清除感染灶，还应选择敏感抗生素，同时收集痰液或血液标本分离培养病原菌和进行药敏试验，指导下一步抗生素的选择。一旦建立人工气道并进行机械通气，即应给予广谱抗生素，以预防呼吸道感染。

(三)机械通气

机械通气是最重要的支持手段，如果没有机械通气，许多 ARDS 患者会因呼吸衰竭在数小时至数天内死亡。机械通气的指征目前尚无统一标准，多数学者认为，一旦诊断为 ARDS，就应进行机械通气。在 ALI 阶段可试用无创正压通气，使用无创机械通气治疗时应严密监测患者的生命体征及治疗反应。神志不清、休克、气道自洁能力障碍的 ALI 和 ARDS 患者不宜应用无创机械通气。如无创机械通气治疗无效或病情继续加重，应尽快建立人工气道，行有创机械通气。

为了防止肺泡萎陷，保持肺泡开放，改善氧合功能，避免机械通气所致的肺损伤，目前常采用肺保护性通气策略，主要措施包括以下两方面。

1.呼气末正压

适当加用呼气末正压可使呼气末肺泡内压增大，肺泡保持开放状态，从而达到防止肺泡萎陷，减轻肺泡水肿，改善氧合功能和提高肺顺应性的目的。应用呼气末正压应首先保证有效循环血容量足够，以免因胸内正压增加而降低心排血量，而减少实际的组织氧运输；呼气末正压先从低水平 $0.29\sim0.49$kPa（$3\sim5$cmH$_2$O）开始，逐渐增加，直到 PaO$_2$>8.0kPa（60mmHg）、SaO$_2$>90%时的呼气末正压水平，一般呼气末正压水平为 $0.49\sim1.76$kPa（$5\sim18$cmH$_2$O）。

2.小潮气量通气和允许性高碳酸血症

ARDS 患者采用小潮气量（$6\sim8$mL/kg）通气，使吸气平台压控制在 34.3kPa（35cmH$_2$O）以下，可有效防止因肺泡过度充气而引起的肺损伤。为保证小潮气量通气的进行，可允许一定程度的 CO$_2$ 潴留〔PaCO$_2$ 一般不宜高于 $10.7\sim13.3$kPa（$80\sim100$mmHg）〕和呼吸性酸中毒（pH7.25～7.30）。

（四）控制液体入量

在维持血压稳定的前提下，适当限制液体入量，配合利尿药，使出入量保持轻度负平衡（每天 500mL 左右），使肺脏处于相对"干燥"状态，有利于肺水肿的消除。液体管理的目标是在最低（$0.7\sim1.1$kPa 或 $5\sim8$mmHg）的肺动脉楔压下维持足够的心排血量及氧运输量。在早期可给予高渗晶体液，一般不推荐使用胶体液。存在低蛋白血症的 ARDS 患者，可补充清蛋白等胶体溶液和应用利尿药，有助于实现液体负平衡，并改善氧合。若限液后血压偏低，可使用多巴胺和多巴酚丁胺等血管活性药物。

（五）加强营养支持

营养支持的目的在于不但纠正现有的患者的营养不良，还可预防患者营养不良的恶化。营养支持可经胃肠道或胃肠外途径实施。如有可能应尽早经胃肠补充部分营养，不但可以减少补液量，而且可获得经胃肠营养的有益效果。

（六）加强护理、防治并发症

有条件时应在 ICU 中动态监测患者的呼吸、心律、血压、尿量及动脉血气分析等，及时纠正酸碱失衡和电解质紊乱。注意预防呼吸机相关性肺炎的发生，尽量缩短病程和机械通气时间，加强物理治疗，包括体位、翻身、拍背、排痰和气道湿化等。积极防治应激性溃疡和多器官功能障碍综合征。

（七）其他治疗

糖皮质激素、肺泡表面活性物质替代治疗，吸入一氧化氮在 ALI 和 ARDS 的治疗中可能有一定价值，但疗效尚不肯定。不推荐常规应用糖皮质激素预防和治疗 ARDS。糖皮质激素既不能预防 ARDS 的发生，对早期 ARDS 也没有治疗作用。ARDS 发病>14 天应用糖皮质激素会明显增加病死率。感染性休克并发 ARDS 的患者，如合并肾上腺皮质功能不全，可考虑应用替代剂量的糖皮质激素。肺表面活性物质有助于改善氧合，但是还不能将其作为 ARDS 的常规治疗手段。

三、急救护理

在救治 ARDS 的过程中，精心护理是抢救成功的重要环节。护士应做到及早发现病情，迅速协助医师采取有力的抢救措施。密切观察患者生命体征，做好各项记录，准确完成各种治疗，备齐抢救器械和药品，防止机械通气和气管切开的并发症。

（一）护理目标

1.及早发现 ARDS 的迹象，及早、有效地协助抢救。维持生命体征稳定，挽救患者生命。

2.做好人工气道的管理，维持患者最佳气体交换，改善低氧血症，减少机械通气并发症。

3.采取俯卧位通气护理，缓解肺部压迫，改善心脏功能。

4.积极预防感染等各种并发症，提高救治成功率。

5.加强基础护理，增加患者舒适感。

6.减轻患者心理不适，使其保持平静并配合治疗。

（二）护理措施

1.及早发现病情变化。ARDS通常在严重损伤的最初24～48小时发生。患者呼吸困难，通常呼吸浅快，吸气时可存在肋间隙和胸骨上窝凹陷，皮肤可出现发绀和斑纹，吸氧不能使之改善。

护士发现上述情况要高度警惕，及时报告医师，进行动脉血气和胸部X线等相关检查。一旦诊断考虑ARDS，立即积极治疗。若没有机械通气的相应措施，应尽早转至有条件的医院。患者转运过程中应有专职医师和护士陪同，并准备必要的抢救设备，氧气必不可少。若有指征，行机械通气治疗，可以先行气管插管后转运。

2.迅速连接监测仪，密切监护心率、心律、血压等生命体征，尤其是呼吸的频率、节律、深度及血氧饱和度等。观察患者意识、发绀情况、末梢温度等，注意有无呕血、黑粪等消化道出血的表现。

3.氧疗和机械通气的护理治疗。ARDS最紧迫问题在于纠正顽固性低氧，改善呼吸困难，为治疗基础疾病赢得时间，因此需要对患者实施氧疗甚至机械通气。

严密监测患者呼吸情况及缺氧症状。若单纯面罩吸氧不能维持满意的血氧饱和度，应予辅助通气。可尝试采用经面罩持续气道正压吸氧等无创通气，但大多需要机械通气吸入氧气。遵医嘱给予高浓度氧气吸入或使用呼气末正压呼吸（positive end expiratory pressure, PEEP）并根据动脉血气分析值的变化调节氧浓度。

使用PEEP时应严密观察，防止患者出现气压伤。PEEP在呼气终末时给予气道以一恒定正压，使之不能回复到大气压的水平，可以增加肺泡内压和功能残气量改善氧合，防止呼气使肺泡萎陷，增加气体分布和交换，减少肺内分流，从而提高PaO_2。PEEP使胸腔内压升高，静脉回流受阻，致心搏减少，血压下降，严重时可引起循环衰竭；另外正压过高、肺泡过度膨胀、破裂有导致气胸的危险。所以在监护过程中，应注意观察患者有无心率增快、突然胸痛，呼吸困难加重等相关症状，发现异常立即调节PEEP压力，并报告医师处理。

帮助患者采取有利于呼吸的体位，如端坐位或高枕卧位，人工气道的管理有以下几方面。

1) 妥善固定气管插管，观察气道是否通畅，定时对比听诊双肺呼吸音。经口插管的患者要固定好牙垫，防止阻塞气道。每班检查并记录导管刻度，观察有无脱出或误入一侧主支气管。套管固定松紧适宜，以能放入一指为准。

2) 气囊充气适量。充气过少易漏气，充气过多可压迫患者气管黏膜导致气管食管瘘，可以采用最小漏气技术，用来减少并发症发生。方法：用10mL注射器将气体缓慢注入，直至在喉及气管部位听不到漏气声，向外抽出气体，每次0.25～0.5mL，至吸气压力到达峰值时出现少量漏气为止，再注入0.25～0.5mL气体，此时气囊容积为最小封闭容积，气囊压力为最小封闭压力，记录注气量。观察呼吸机上气道峰压是否下降及患者能否发音说话，长期机械通气患者要观察气囊有无破损、漏气现象。

3) 保持患者气道通畅。严格无菌操作，按需适时吸痰，注意过多反复抽吸会刺激黏膜，使分泌物增加。先吸气道再吸口、鼻腔，吸痰前给予充分气道湿化、翻身叩背、吸纯氧3分钟，吸痰管最大外径不超过气管导管内径的1/2，迅速插吸痰管至气管插管，感到阻力后撤回吸痰管1～2厘米，打开负压边后退边旋转吸痰管，吸痰时间不应超过15秒。吸痰后密切观察痰液的颜色、性状、量及患者心率、心律、血压和血氧饱和度的变化，患者一旦出现心律失常和呼吸窘迫，立即停止吸痰，给予吸氧。

4) 用加温湿化器对吸入气体进行湿化，根据患者病情需要加入盐酸氨溴索、异丙阿托品等，每日3次雾化吸入。湿化满意标准为痰液稀薄、无泡沫、不附壁能顺利吸出。

5) 呼吸机使用过程中注意电源插头要牢固，不要与其他仪器共用一个插座；机器外部要保持清洁，上端不可放置液体；开机使用期间定时倒掉管道及集水瓶内的积水，集水瓶安装要牢固；定时检查管道是否漏气、有无打折、压缩机工作是否正常。

(4)维持有效循环，维持出入液量轻度负平衡。循环支持治疗的目的是恢复和提供充分的全身灌注，保证组织的灌流和氧供，促进受损组织的恢复。在能保持酸碱平衡和肾功能前提下达到最低水平的血管内容量。①护士应迅速帮助完成该治疗目标。选择大血管，建立2个以上的静脉通道，正确补液，改善循环血容量不足；②严格记录出入量、每小时尿量。出入量管理的目标是在保证血容量、血压稳定前提下，24小时出量大于入量500～1000mL，利于肺内水肿液的消退。患者充分补充血容量后，护士遵医嘱给予利尿剂，消除肺水肿。观察患者对治疗的反应。

(5)俯卧位通气护理：由仰卧位改变为俯卧位，可使75%的ARDS患者的氧合改善，这可能与血流重新分布，改善背侧肺泡的通气，使部分萎陷肺泡再膨胀达到"开放肺"的效果有关。随着通气/血流比例的改善，进而改善了氧合。但存在血流动力学不稳定、颅内压增高、脊柱外伤、急性出血、骨科手术、近期腹部手术、妊娠等禁忌实施俯卧位。①患者发病24～36小时取俯卧位，翻身前给予纯氧吸入3分钟。预留足够的管路长度，注意防止气管插管过度牵拉致脱出。②为减少特殊体位给患者带来的不适，用软枕垫高头部15°～30°，嘱患者双手放在枕上，并在髋、膝、踝部放软枕，每1～2小时更换1次软枕的位置，每4小时更换1次体位，同时考虑患者的耐受程度。③注意血压变化，因俯卧位时支撑物放置不当，可使腹压增加，下腔静脉回流受阻而引起低血压，必要时在翻身前提高吸氧浓度。④注意安全，防止坠床。

(6)预防感染的护理。①注意严格无菌操作，每日更换气管插管切口敷料，保持局部清洁干燥，预防或消除继发感染。②加强口腔及皮肤护理，以防护理不当而加重呼吸道感染及发生褥疮。③密切观察患者体温变化，注意呼吸道分泌物的情况。

(7)心理护理，减轻恐惧，增加心理舒适度。①评估患者的焦虑程度，指导患者学会自己调整心理状态，调控不良情绪。主动向患者介绍环境，解释治疗原则，解释机械通气、监测及呼吸机的报警系统，尽量消除患者的紧张感。②耐心向患者解释病情，对患者提出的问题要给予明确、有效和积极的信息，消除心理紧张和顾虑。③护理患者时保持冷静和耐心，表现出自信和镇静。④如果患者呼吸困难或人工通气不能讲话，可提供纸笔或以手势与患者交流。⑤加强巡视，了解患者的需要，帮助患者解决问题。⑥帮助并指导患者及家属应用松弛疗法，按摩等。

(8)营养护理：ARDS患者处于高代谢状态，应及时补充热量和高蛋白，高脂肪营养物质。能量的摄取既应满足代谢的需要，又应避免糖类摄取过多，蛋白摄取量一般为每天1.2～1.5g/kg。

尽早采用肠内营养，协助患者取半卧位，充盈气囊，证实胃管在胃内后，用加温器和输液泵匀速泵入营养液。若有肠鸣音消失或胃潴留，暂停鼻饲，给予胃肠减压。一般留置5～7天拔除，更换到对侧鼻孔，以减少鼻窦炎的发生。

(三)健康指导

在疾病的不同阶段，根据患者的文化程度做好有关知识的宣传和教育，让患者了解病情的变化过程。

1. 提供舒适、安静的环境，以利于患者休息，指导患者正确卧位休息，讲解由仰卧位改变为俯卧位的意义，尽可能减少特殊体位给患者带来的不适。

2. 向患者解释咳嗽、咳痰的重要性，指导患者掌握有效的咳痰方法，鼓励并协助患者咳嗽、排痰。

3. 指导患者自己观察病情变化，如有不适及时通知医护人员。

4. 嘱患者严格按医嘱用药，按时服药，不要随意增减药物剂量及种类。服药过程中，需密切观察患者用药后反应，以指导用药剂量。

5.出院指导

指导患者出院后仍以休息为主，活动量要循序渐进，注意劳逸结合。此外，患者病后生活方式的改变需要家人的积极配合和支持,应指导患者家属给患者创造一个良好的身心休养环境。出院后 1 个月内来院复查 1～2 次，出现情况随时来院复查。

第三章　心内科疾病的护理

第一节　心力衰竭

一、慢性心力衰竭

（一）概述

1.概述

心力衰竭亦称慢性充血性心力衰竭，它是临床极为常见的危重症，常是所有不同病因器质性心脏病的主要并发症。

2.病因

大多数患者有心脏病病史，针对病因治疗将显著改善心衰预后。冠心病、高血压和老年性退行性心瓣膜病是老年心衰患者的主要病因；风湿性心瓣膜病、扩张型心肌病、急性重症心肌炎等病是年轻者心衰的主要原因。收缩性心衰常见病因为冠心病，积极重建血运可防止心衰的发展和恶化；舒张性（或射血分数正常）心衰常见病因为高血压，控制血压极其重要，否则心衰进展迅速，也可诱发急性心衰。

3.临床表现

心力衰竭的临床表现取决于多种因素，如患者的年龄，心功能受损程度，病变发展速度及受累的心室状况等。可分为左心衰竭、右心衰竭和全心衰竭三种。

（1）左心衰竭：主要表现为肺循环瘀血和心排血量降低所致的临床综合征。

1）症状：①呼吸困难：是左心衰竭较早出现的主要症状。呼吸困难最先仅发生在重体力活动时，休息时可自行缓解。随左室功能不全加重，引起呼吸困难的劳力强度逐步下降。阵发性呼吸困难常在夜间发作。患者突然醒来，感到严重的窒息感和恐怖感，并迅速坐起，需30分钟或更长时间后方能缓解。通常伴有两肺哮鸣音，称为心源性哮喘。其发生的可能机制与卧床后间质液体重吸收和回心血量增加、睡眠时迷走神经张力增高，使小支气管痉挛及卧位时膈肌抬高，肺活量减少等因素有关。卧位时很快出现呼吸困难，常在卧位1～2分钟出现，需用枕头抬高头部。卧位时回心血量增加，左心衰竭使左室舒张末期压力增高，从而使肺静脉和肺毛细血管压进一步升高，引起间质性肺水肿，降低肺顺应性，增加呼吸阻力而加重呼吸困难；②咳嗽、咳痰和咯血：咳嗽是较早发生的症状，常发生在夜间，坐位或立位时咳嗽可减轻或停止。痰通常为浆液性，呈白色泡沫状，有时痰内带血丝，如肺毛细血管压很高，或有肺水肿时，血浆外渗进入肺泡，可有粉红色泡沫样痰；③体力下降、乏力和虚弱是几乎都有的症状，最常见原因是肺瘀血后发生呼吸困难，以及运动后心排血量不能正常增加，心排血量降低导致组织器官灌注不足有关。老年人可出现意识模糊、记忆力减退、焦虑、失眠、幻觉等精神症状。动脉压一般正常，但脉压减小；④泌尿系统症状：左心衰竭血流再分配时，早期出现夜尿增多。严重左心衰竭时心排血量重度下降，肾血流减少而出现少尿，或血尿素氮、肌酐升高并有肾功能不全的相应表现。

2）体征：除原有心脏病体征外，左心衰竭的变化，可有以下几方面。①一般体征：活动后呼吸困难，重症出现发绀、黄疸、颧部潮红、脉压减小、动脉收缩压下降、脉快。外周血管收缩，表现为四肢末梢苍白、发冷及指趾发绀及窦性心动过速、心律失常等交感神经系统活性增高伴随征象；②心脏体征：一般以左心室增大为主。在急性病变，如急性心肌梗死、突发的心动过速、瓣膜或腱索断裂时还未及心脏扩大已发生衰竭；可闻及舒张早期奔马律（S₃

奔马律)，P₂亢进，左心功能改善后，P₂变弱。心尖部可闻及收缩期杂音(左室扩大引起相对性二尖瓣关闭不全)，心功能代偿恢复后杂音常减弱或消失；交替脉最常见于左室射血阻力增加引起的心力衰竭，如高血压、主动脉瓣狭窄、动脉粥样硬化及扩张型心肌病。偶尔有交替脉伴电交替；③肺部体征：肺底湿啰音是左心衰竭时肺部的主要体征。阵发性呼吸困难者，两肺有较多湿啰音，并可闻及哮鸣音及干啰音。在急性肺水肿时，双肺满布湿啰音、哮鸣音及咕噜音。在间质性肺水肿时，肺部无干湿啰音，仅有呼吸音减弱。约 1/4 的左心衰竭患者发生胸水。

(2)右心衰竭：主要表现为体循环瘀血为主的综合征。

1)症状：①胃肠道症状：长期胃肠道瘀血，可引起食欲缺乏、腹胀、恶心、呕吐、便秘及上腹隐痛症状；②肾脏症状：肾脏瘀血引起肾功能减退，白天尿少，夜尿增多。可有少量蛋白尿、少数透明或颗粒管型和红细胞。血尿素氮可升高；③肝区疼痛：肝脏瘀血肿大，肝包膜被扩张，右上腹饱胀不适，肝区疼痛，重者可发生剧痛而误诊为急腹症等疾病。长期肝瘀血的慢性心力衰竭，可发生心源性肝硬化；④呼吸困难：单纯右心衰竭时通常不存在肺瘀血，气喘没有左心衰竭明显。在左心衰竭基础上或二尖瓣狭窄发生右心衰竭时，因肺瘀血减轻，故呼吸困难较左心衰竭时减轻。但开始即为右心衰竭有不同程度的呼吸困难。

2)体征：除原有心脏病体征外，可有以下体征。①心脏体征：因右心衰竭多由左心衰竭引起，故右心衰竭时心脏增大较单纯左心衰竭时明显，呈全心扩大。单纯右心衰竭患者，可有右心室和(或)右心房肥大。当右心室肥厚显著时，可在胸骨下部左缘有收缩期强而有力的搏动。剑突下常可见明显搏动，亦为右室增大的表现。可闻及右室舒张期奔马律。右心室显著扩大引起相对性三尖瓣关闭不全，在三尖瓣听诊区可闻及收缩期吹风样杂音。若有相对性三尖瓣狭窄时可在三尖瓣听诊区听到舒张早期杂音；②肝颈静脉反流征：轻度心力衰竭患者休息时颈静脉压可以正常，但按压右上腹时上升至异常水平，称肝颈静脉反流征。颈外静脉充盈较肝大或皮下水肿出现早，故为右心衰竭的早期征象，有助于与其他原因引起的肝脏肿大相区别；③瘀血性肝大和压痛：常发生在皮下水肿出现之前，是右心衰竭最重要和较早出现的体征之一。右心衰竭在短时间迅速加重，肝脏急剧增大，肝包膜迅速被牵张，疼痛明显，并出现黄疸，转氨酶升高。长期慢性右心衰竭患者易发生心源性肝硬化，肝脏质地较硬，压痛不明显；④水肿：发生于颈静脉充盈及肝脏肿大之后，是右心衰竭的典型体征。首先出现在足、踝、胫骨前较明显，向上延及全身，发展缓慢。早期白天出现水肿，睡前水肿程度最重，睡后消失。晚期可出现全身性、对称性凹陷性水肿。当伴有营养不良或肝功能损害，血浆白蛋白过低时，出现颜面水肿，常预示预后不良；⑤胸水和腹水：主要与体静脉和肺静脉压同时升高及胸膜毛细血管通透性增加有关。一般以双侧胸水多见，常以右侧胸水量较多。如为单侧，多见于右侧。腹水多发生在病程晚期，多与心源性肝硬化有关；⑥其他：发绀多为周围性，或呈混合性，即中心性与周围性发绀并存；严重而持久的右心衰竭可有心包积液、脉压降低或奇脉等。

(3)全心衰竭：多见于心脏病晚期，病情危重。同时具有左、右心衰竭的临床表现。

4.实验室检查

左心衰竭 X 线表现为心脏扩大，心影增大的程度取决于原发的心血管疾病，并根据房室增大的特点，可作为诊断左心衰竭原发疾病的辅助依据。肺瘀血的程度可判断左心衰竭的严重程度。左心衰竭 X 线显示肺静脉扩张，肺门阴影扩大且模糊，肺野模糊，肺纹理增强，两肺上野静脉影显著，下野血管变细，呈血液再分配现象。当肺静脉压＞25～30mmHg(3.3～4kPa)时产生间质性肺水肿，显示 Kerley B 线，肺门影增大，可呈蝴蝶状，严重者可见胸腔积液。右心衰竭继发于左心衰竭者，X 线显示心脏向两侧扩大；单纯右心衰竭，可见右房及右室扩大，肺野清晰。

5.治疗

（1）一般治疗：去除基本病因和诱发因素，注意休息，控制钠盐和水分摄入。

（2）减轻心脏负荷：应用利尿剂和血管扩张剂。

1）利尿剂的选用原则：急性心力衰竭或肺水肿，首选呋塞米静注，如伴有心源性休克，则不宜应用；轻度心力衰竭首选噻嗪类常可获满意疗效；中度一般多需加用潴钾利尿剂，无效时用襻利尿剂；重度心力衰竭选用襻利尿剂与潴钾利尿剂合用，效果不佳时加用噻嗪类，或间断给予呋塞米肌内注射或静注，或丁脲酸口服；顽固性水肿可用大剂量呋塞米，80～120mg 静注，每天 1～2 次，或联合应用噻嗪类或襻利尿剂和 ACEI。

2）血管扩张剂的选用原则：患者以前负荷过度心力衰竭为主，应选择扩张静脉为主的药物；以后负荷过度心力衰竭为主，应选用扩张小动脉为主的药物；若后负荷和前负荷过度的心力衰竭都存在，则选用均衡扩张动静脉药物或以两类药物联合应用效果较好。

（3）增加心排血量：应用正性肌力药物可增加心肌收缩力，明显提高心排血量，使心功能曲线向左上方移位，是治疗心力衰竭的主要药物。此类药物主要是洋地黄类药物和非强心苷类正性肌力药物。

（4）醛固酮受体拮抗剂：醛固酮在心肌细胞外基质重塑中起重要作用。

（5）β 受体拮抗剂的应用：β 受体拮抗剂可减轻儿茶酚胺对心肌的毒性作用，使 β 受体上调，增加心肌收缩反应性，改善舒张功能；减少心肌细胞 Ca^{2+} 内流，减少心肌耗氧量；减慢心率和控制心律失常；防止、减缓和逆转肾上腺素能介导的心肌重塑和内源性心肌细胞收缩功能的异常。

（二）护理措施

1.气体交换障碍

（1）休息与体位：患者有明显呼吸困难时应卧床休息，以减轻心脏负荷，利于心功能恢复。劳力性呼吸困难者，应减少活动量，以不引起症状为度。对夜间阵发性呼吸困难者，应给予高枕卧位或半卧位，加强夜间巡视。对端坐呼吸者，可使用床上小桌，让患者扶桌休息，必要时双腿下垂。注意患者体位的舒适与安全，可用枕或软垫支托肩、臂、骶、膝部，以避免受压，必要时加用床栏防止坠床。应保持病室安静、整洁，利于患者休息，适当开窗通风，每次 15～30 分钟，但注意不要让风直接对着患者。患者应衣着宽松，盖被轻软，以减轻憋闷感。

（2）氧疗：对于有低氧血症者，纠正缺氧对保护心脏功能，减少缺氧性器官功能损害有重要意义。氧疗方法包括鼻导管吸氧、面罩吸氧、无创正压通气吸氧等。

（3）控制液体入量：患者 24 小时内液体入量控制在 1500mL 内为宜。

（4）心理护理：呼吸困难患者常因影响日常生活及睡眠而心情烦躁、痛苦、焦虑。应与家属一起安慰鼓励患者，帮助树立战胜疾病的信心，稳定患者情绪，以降低交感神经兴奋性，有利于减轻呼吸困难。

（5）病情监测：密切观察呼吸困难有无改善，发绀是否减轻，听诊肺部湿啰音是否减少，监测 SaO_2、血气分析结果是否正常等。若病情加重或 SaO_2 降低到 94% 以下，立即报告医生。

（6）用药护理

1）血管紧张素转化酶抑制药：其主要不良反应包括干咳、低血压和头晕、肾损害、高钾血症、血管神经性水肿等。在用药期间需监测血压，避免体位的突然改变，监测血钾水平和肾功能。若患者出现不能耐受的咳嗽或血管神经性水肿应停止用药。

2）β 受体阻断药：主要不良反应有液体潴留（可表现为体重增加）和心衰恶化、心动过缓和低血压等，应注意监测心率和血压，当患者心率低于 50 次/分或低血压时，应停止用药并及时报告医生。

2.体液过多

（1）体位：有明显呼吸困难者给予高枕卧位或半卧位；端坐呼吸者可使用床上小桌，让患者扶桌休息，必要时双腿下垂。伴胸腔积液或腹水者宜采取半卧位。下肢水肿者如无明显呼吸困难，可抬高下肢，以利于静脉回流，增加回心血量，从而增加肾血流量，提高肾小球滤过率，促进水钠排出。注意患者体位的舒适与安全，必要时加用床栏防止坠床。

（2）饮食护理：给予低盐、低脂、易消化饮食，少量多餐，伴低蛋白血症者可静脉补充白蛋白。钠摄入量<2g/d。告诉患者及家属低盐饮食的重要性并督促执行。限制含钠量高的食品如腌或熏制品、香肠、罐头食品、海产品、苏打饼干等。注意烹饪技巧，可用糖、代糖、醋等调味品以增进食欲。心衰伴营养不良风险者应给予营养支持。

（3）控制液体入量：严重心衰患者液量限制在 1.5～2.0L/d，有利于减轻症状和充血。避免输注氯化钠溶液。

（4）使用利尿药的护理：遵医嘱正确使用利尿药，注意药物不良反应的观察和预防。如襻利尿药和噻嗪类利尿药最主要的不良反应是低钾血症，从而诱发心律失常或洋地黄中毒，故应监测血钾。患者出现低钾血症时常表现为乏力、腹胀、肠鸣音减弱、心电图 U 波增高等。服用排钾利尿药时多补充含钾丰富的食物，如鲜橙汁、西红柿汁、柑橘、香蕉、枣、杏、无花果、马铃薯、深色蔬菜等，必要时遵医嘱补充钾盐。口服补钾宜在饭后，以减轻胃肠道不适；外周静脉补钾时每 500mL 液体中 KCl 含量不宜超过 1.5g，噻嗪类的其他不良反应有胃部不适、呕吐、腹泻、高血糖、高尿酸血症等。氨苯蝶啶的不良反应有胃肠道反应、嗜睡、乏力、皮疹，长期用药可产生高钾血症，尤其是伴肾功能减退时，少尿或无尿者应慎用。螺内酯的不良反应有嗜睡、运动失调、男性乳房发育、面部多毛等，肾功能不全及高钾血症者禁用。另外，非紧急情况下，利尿药的应用时间选择早晨或日间为宜，避免夜间排尿过频而影响患者的休息。

（5）病情监测：每天在同一时间、着同类服装、用同一体重计测量体重，时间安排在患者晨起排尿后、早餐前最适宜。准确记录 24 小时液体出入量，若患者尿量<30mL/h，应报告医生。有腹水者应每天测量腹围。

（6）保护皮肤：保持床褥清洁、柔软、平整、干燥，严重水肿者可使用气垫床。定时协助或指导患者变换体位，膝部及踝部、足跟处可垫软枕以减轻局部压力。使用便盆时动作轻巧，勿强行推、拉，防止擦伤皮肤。嘱患者穿柔软、宽松的衣服。用热水袋保暖时水温不宜太高，防止烫伤。心衰患者常因呼吸困难而被迫采取半卧位或端坐位，最易发生压疮的部位是骶尾部，可用减压敷料保护局部皮肤，并保持会阴部清洁干燥。

3.活动无耐力

（1）制订活动计划：告诉患者运动训练的治疗作用，鼓励患者体力活动（心衰症状急性加重期或怀疑心肌炎的患者除外），督促其坚持动静结合，循序渐进增加活动量。可根据心功能分级安排活动量。心功能Ⅳ级：Ⅳb 级患者卧床休息，日常生活由他人照顾。但长期卧床易致静脉血栓形成甚至肺栓塞，因此患者卧床期间应进行被动或主动运动，如四肢的屈伸运动、翻身、踝泵运动，每天温水泡脚，以促进血液循环；Ⅳa 级的患者可下床站立或室内缓步行走，在协助下生活自理，以不引起症状加重为度。心功能Ⅰ级：严格限制一般的体力活动，鼓励患者日常生活自理，每天下床行走；心功能Ⅱ级：适当限制体力活动，增加午睡时间，不影响轻体力劳动或家务劳动，鼓励适当运动；心功能Ⅰ级：不限制一般体力活动，建议参加体育锻炼，但应避免剧烈运动。6 分钟步行试验也可以作为制订个体运动量的重要依据。

（2）活动过程中监测：若患者活动中有呼吸困难、胸痛、心悸、头晕、疲劳、大汗、面色苍白、低血压等情况时应停止活动，如患者经休息后症状仍持续不缓解，应及时通知医生。ACC/AHA 指出，运动治疗中需要进行心电监护的指征包括：LUEF<30%；安静或运动时出现室性心律失常；运动时收缩压降低；心脏性猝死、心肌梗死、心源性休克的幸存者等。

4.潜在并发症

洋地黄中毒。

(1) 预防洋地黄中毒

1) 洋地黄用量个体差异很大：老年人、心肌缺血缺氧、重度心衰、低钾低镁血症、肾功能减退等情况对洋地黄较敏感，使用时应严密观察患者用药后反应。

2) 与奎尼丁、胺碘酮、维拉帕米、阿司匹林等药物合用，可增加中毒机会，在给药前应询问评估是否使用了以上药物。

3) 必要时监测血清地高辛浓度。

4) 严格按时按医嘱给药，用毛花苷丙或毒毛花苷 K 时务必稀释后缓慢(10～15 分钟)静注，并同时监测心率、心律及心电图变化。

(2) 观察洋地黄中毒表现：洋地黄中毒最重要的反应是各类心律失常，最常见者为室性期前收缩，多呈二联律或三联律，其他如房性期前收缩、心房颤动、房室传导阻滞等。胃肠道反应如食欲下降、恶心、呕吐和神经系统症状如头痛、倦怠、视力模糊、黄视、绿视等在用维持量法给药时已相对少见。

(3) 洋地黄中毒的处理：①立即停用洋地黄；②低血钾者可口服或静脉补钾，停用排钾利尿药；③纠正心律失常：快速性心律失常可用利多卡因或苯妥英钠，一般禁用电复律，因易致心室颤动；有传导阻滞及缓慢性心律失常者可用阿托品静注或安置临时心脏起搏器。

二、急性心力衰竭

(一) 概述

1. 概述

急性心力衰竭系指急性的心脏病变引起心肌收缩力明显降低，或心室负荷加重而导致急性心排血量显著、急剧的降低，体循环或肺循环压力突然增高，导致组织器官灌注不足和急性肺瘀血的临床表现。临床上以急性左心衰竭最为常见，表现为急性肺水肿，重者伴心源性休克。急性右心衰竭较少见，可发生于急性右室梗死，或由大面积肺梗死引起的急性肺源性心脏病。

2. 病因

急性心力衰竭常由于一定诱因，使心功能代偿的患者突然发生心力衰竭，或使已有心力衰竭的患者突然病情加重。因此，它可发生在心脏功能正常，或无心脏病变的患者。常见病因有急性弥漫性心肌损害、急性心脏后负荷过重、急性容量负荷过重。急性左心衰竭发作过后，如原发病因和诱因得以去除，患者可完全恢复。如患者存活，而原发病继续存在，则可发展为慢性心力衰竭。

3. 临床表现

急性左心衰竭发病急骤，主要表现为急性肺水肿。由于肺毛细血管楔嵌压急剧上升，症状发展极为迅速且十分危重。患者突然出现严重呼吸困难、端坐呼吸、烦躁不安、面色苍白、皮肤湿冷、大汗淋漓，并频繁咳嗽，严重时咳粉红色泡沫样痰。听诊心率增快，开始肺部可无啰音，或仅有哮鸣音，继而发展为双肺满布湿啰音和哮鸣音。心尖部可听到舒张期奔马律，P_2 亢进。由于患者激动，交感神经激活致血管收缩，动脉压常升高，偶尔怀疑肺水肿是由高血压性心脏病引起，随病情加重血压降至正常，严重者可出现心源性休克或窒息。胸部 X 线片示肺纹理增多、增粗或模糊，肺间质水肿所致的 Kerley B 线。双肺门有呈放射状分布的大片云雾状阴影，或呈粗大结节影、粟粒状结节影。是指急性心脏病变导致心排血量急剧减少，组织器官灌注不足产生急性瘀血综合征。常见于急性心肌梗死极其严重并发症。临床表现为呼吸极度困难，端坐呼吸，面色发绀，大汗淋漓，烦躁不安，咳嗽甚至咳粉红色泡沫痰，严重者神志不清，血压下降甚至休克。治疗：必须紧急处理。取坐位，两腿下垂，吸氧，吗啡静脉缓注，舌下含服硝酸甘油或硝酸异山梨醇，利尿剂静注，并予西地兰、氨茶碱等。

（二）抢救配合与护理

1. 体位

立即协助患者取坐位，双腿下垂，以减少静脉回流，减轻心脏负荷。患者常烦躁不安，需注意安全，谨防跌倒受伤。

2. 氧疗

适用于有低氧血症的患者，应通过氧疗将血氧饱和度维持在≥95%。首先应保证有开放的气道，立即给予鼻导管吸氧，根据血气分析结果调整氧流量；面罩吸氧适用于伴呼吸性碱中毒者。病情严重者应采用面罩呼吸机持续加压（CPAP）或双水平气道正压（BiPAP）给氧。

3. 迅速开放两条静脉通道，遵医嘱正确使用药物，观察疗效与不良反应

（1）吗啡：吗啡 3～5mg 静注可使患者镇静，减少躁动，同时扩张小血管而减轻心脏负荷。必要时每间隔 15 分钟重复应用 1 次，共 2～3 次。老年患者应减量或改为肌内注射。观察患者有无呼吸抑制或心动过缓、血压下降等不良反应。呼吸衰竭、昏迷、严重休克者禁用。

（2）快速利尿药：呋塞米 20～40mg 静注，4 小时后可重复 1 次。可迅速利尿，有效降低心脏前负荷。

（3）血管扩张药：可选用硝普钠、硝酸甘油静滴，严格按医嘱定时监测血压，用输液泵控制滴速，根据血压调整剂量，维持收缩压在 90～100mmHg。

1）硝普钠：为动、静脉血管扩张药。一般从小剂量 0.3μg/（kg·min）开始，酌情逐渐增加剂量至 5μg/（kg·min）。硝普钠见光易分解，应现配现用，避光滴注，药物保存和连续使用不宜超过 24 小时。硝普钠的代谢产物含氰化物，通常疗程不要超过 72 小时。

2）硝酸甘油：扩张小静脉，降低回心血量。一般从 10μg/min 开始，每 10 分钟调整 1 次，每次增加 5～10μg。

3）重组人脑钠肽（rhBNP）：新活素或奈西立肽，属内源性激素物质，具有扩张静脉和动脉、利尿、抑制 RAAS 和交感神经作用。疗程一般 3 天。

（4）正性肌力药物

1）洋地黄制剂：尤其适用于快速心房颤动或已知有心脏增大伴左心室收缩功能不全的患者。可用毛花苷 C 稀释后静注，首剂 0.4～0.8mg，2 小时后可酌情再给 0.2～0.4mg。

2）非洋地黄类：多巴胺、多巴酚丁胺、米力农、左西孟旦等，适用于低心排血量综合征，可缓解组织低灌注所致的症状，保证重要脏器血液供应。

（5）氨茶碱：适用于伴支气管痉挛的患者。

4. 非药物治疗

主动脉内球囊反搏（IABP）可用于冠心病急性左心衰竭患者，可有效改善心肌灌注，降低心肌耗氧量和增加心排血量。其他包括血液净化治疗、心室机械辅助装置等。

5. 出入量管理

每天摄入液体量一般宜在 1500mL 以内，不超过 2000mL。保持每天出入量负平衡约 500mL，严重肺水肿者水负平衡为 1000～2000mL/d，甚至可达 3000～5000mL/d，以减少水钠潴留，缓解症状。如肺瘀血、水肿明显消退，应减少水负平衡量，逐步过渡到出入量大体平衡。在负平衡下应注意防止低血容量、低血钾和低血钠等。

6. 病情监测

严密监测血压、呼吸、血氧饱和度、心率、心电图，检查血电解质、血气分析等。观察患者意识、精神状态、皮肤颜色、温度及出汗情况，肺部啰音或哮鸣音的变化，记出入量。对安置漂浮导管者，严密监测血流动力学指标的变化。严格交接班。

7. 心理护理

恐惧或焦虑可导致交感神经系统兴奋性增高，使呼吸困难加重。医护人员在抢救时必须保持镇静、操作熟练、忙而不乱，使患者产生信任与安全感。避免在患者面前讨论病情，以

减少误解。必要时可留一亲属陪伴患者,护士应与患者及家属保持密切接触,提供情感支持。

第二节　高血压

一、疾病概述

(一)概述

高血压指血压明显升高,超过正常范围,即收缩压≥140mmHg,舒张压≥90mmHg。高血压是一种以体循环动脉压升高为主要特点的临床综合征,动脉压的持续升高可导致靶器官如心脏、肾脏、脑和血管的损害,并伴全身代谢性改变。

(二)病因

高血压是遗传易感性和环境因素相互影响的结果。环境因素很早就起了作用:胎儿营养不良导致出生时体重偏低,此种低体重婴儿以后发生高血压的几率增加。体重超重、膳食中高盐和中度以上饮酒与高血压发病密切相关的危险因素。

(三)分类

患者收缩压与舒张压属不同级别时,应按两者中较高的级别分类。患者既往有高血压史,目前正服抗高血压药,血压虽已低于140/90mmHg,亦应判断为高血压。具体分类见表3-1。

表3-1　血压水平的分类

类别	收缩压(mmHg)	舒张压(mmHg)
理想血压	<120	<80
正常血压	<130	<80
正常高值	130～139	85～89
1级高血压("轻度")	140～159	90～99
亚组:临界高血压	140～149	90～94
2级高血压("中度")	160～179	100～109
3级高血压("重度")	≥180	≥110
单纯收缩期高血压	≥140	<90
亚组:临界单纯收缩期高血压	141～149	<90

(四)检查

1.查体

除正确的血压测量外,要全面检查心、肺,计算体重指数;听诊颈动脉、腹主动脉、肾动脉和股动脉有无杂音;触诊甲状腺及腹部,对后者注意有无长大的肾脏、包块或异常的腹主动脉搏动,触诊下肢有无水肿和动脉搏动异常;此外,还应进行神经系统和眼底的检查。

2.实验室检查

应包括:血、尿常规,血脂如:总胆固醇(TC)、三酰甘油(TG)、高密度和低密度脂蛋白胆固醇(HDL-C及LDL-C),血糖(肥胖患者还应查餐后2小时血糖),肾功能(血肌酐、尿素氮),血尿酸和电解质(钾、钠、氯、钙),以及心电图。必要时,再做三维X线片和多普勒超声心动图检查。

(五)病理生理改变

高血压病的最基本的病理生理改变是小动脉平滑肌紧张度增加以致痉挛,使周围血管阻力增高,延迟血液通过动脉管道时间,单位时间内动脉管道中血容量增多,血液对动脉管壁的压力增大,首先使舒张血压上升,再加微静脉、小静脉(容量血管)平滑肌收缩增强,回心血量增多，使舒张血压更加上升；随后，由于心肌代偿性收缩增强使收缩血压逐渐上升。如小动脉痉挛缓解或紧张度下降，周围血管阻力下降，血压可回复到正常。血压增高日久，小动脉壁结缔组织增生，发生小动脉硬化，管腔呈持久性狭窄，血压持续升高或虽下降亦不能降至正常；此时，心、脑、肾等靶器官出现左心室肥厚及小动脉硬化，并发生缺血性改变，表现为：视网膜动脉硬化呈普遍或局灶性狭窄；蛋白尿和(或)血浆肌酐轻度升高。还可发生有超声学或放射学证据但无症状的大、中动脉(颈动脉、主动脉、髂动脉、股动脉、脑动脉、冠状动脉)粥样斑块。老年高血压患者大动脉弹性减弱，舒张压下降，是单纯收缩期高血压多见于老年人的原因。

(六) 治疗

1. 治疗目的

对高血压患者治疗的主要目的是降低其心脑血管病的发病率和死亡率。根据现有证据，所有高血压患者的血压均应严格控制在 140/90mmHg 以下；糖尿病患者的血压应降至 130/80mmHg 以下。通过治疗应达到以下目的。

(1)缓解症状。

(2)减轻高血压对大、小动脉结构的损害。

(3)防止或逆转靶器官损害，防止或减轻并发症，如脑动脉硬化、高血压脑病、卒中、左心室肥厚、冠状动脉粥样硬化、心力衰竭、心脏性猝死、肾功能衰竭、大动脉硬化及夹层动脉瘤、肢体动脉硬化性缺血性坏疽等。

(4)提高生存质量，使患者能从事接近正常人的劳动、社会活动，享受接近正常人的生活。

(5)延长寿命。

2. 高血压病的非药物治疗

非药物治疗是高血压病的基础治疗，是十分重要的措施，也是所有高血压患者都必须实行的。一些轻型高血压患者，若严格遵循非药物治疗的原则和方法，血压就能得到控制。各级高血压病患者在使用药物治疗中，如果认真采用非药物治疗的方法，药物治疗的效果也会好得多，甚至可减少药物的种类和剂量。

(1)避免精神和体力过度紧张。

(2)控制体重：体质指数(BMI)计算方法是：体重(kg)/身高(m²)。BMI 宜保持在 20～24。肥胖者常伴胰岛素抵抗/高胰岛素血症；高胰岛素血症可增加交感神经兴奋性，增加周围血管阻力，促使血压升高。它还增加肾小管 Na^+-H^+ 泵活性，使肾 Na^+ 增加，加重血压升高。减肥后，高胰岛素血症改善，有利于高血压的控制。减肥方法主要在于减少热量摄入和通过坚持体力锻炼。每减重 10kg，收缩压降 5～20mmHg。

(3)限制食盐摄入：在无高血压家族史或病史的成年人，维持正常钠平衡的食盐(氯化钠)的生理需要量为每天 0.5g。一般人每天膳食含盐量 10～15g，已超过需要。人群中对盐的敏感度有差别；所谓盐敏感型是指他们如摄入食盐过多，血压趋于升高，减少盐摄入，则血压下降；对盐敏感者，在一般人群中占 5%～10%，而在高血压人群中则达 30%～50%。对高血压病患者限盐后，可有明显降压作用；对重型患者尤佳。因此，限盐不仅可作为高血压患者的基础治疗，对那些新发现的临界高血压病患者也可作为首选疗法。不宜吃咸菜、榨菜、豆腐乳、香肠、腊肉等特成食品，少食味精。每天摄盐不超过 6g 者，收缩压降 2～8mmHg。重度高血压病患者摄盐不应超过 3g/d。

(4)低脂低糖膳食，多吃新鲜蔬菜水果：新鲜蔬菜水果含有大量维生素 C，钾盐等有利于抗动脉粥样硬化和降压的物质。进食新鲜蔬菜每天 400～500g，水果 100g，肉类 50～100g，鱼虾类 50g，蛋类每周 3～4 个，低脂奶类每天 250g，每天食植物油 20～25g。不可过饱，少吃高淀粉类食品，不吃甜食。饮食控制后，收缩压降 8～14mmHg。

(5)戒烟和避免被动吸烟：烟中尼古丁可使体内儿茶酚胺释放和血小板活性增加，并损伤动脉内皮细胞，降低血中 HDL-C，促致动脉粥样硬化的发生和发展。

(6)提倡戒酒，严禁酗酒：大量饮酒可兴奋交感神经而升高血压，升高 TC，甚至诱发脑卒中或心肌梗死。如欲饮酒，每天饮入酒精量男性应＜20～30g(约合 40 度白酒 1 两)，女性＜15～20g(约合 40 度白酒半两)。高血压病患者戒酒后，收缩压降 2～4mmHg。孕妇不可饮酒。

(7)体育锻炼：最好进行户外锻炼，如步行、骑车、游泳、体操、门球、乒乓球、太极拳、气功等。应注意循序渐进，持之以恒。适度体力锻炼可以调整自主神经平衡，减少超重，提高肌肉细胞胰岛素受体的敏感性，减轻肥胖高血压病患者的高胰岛素血症，对于控制高血压、糖尿病和高脂血症，均极为有利。坚持每天散步至少 30 分钟者，其收缩压降 4～9mmHg。

3.药物治疗原则

(1)低剂量开始，以减少不良反应。如患者对单一药物有较好反应，但血压未能达到目标，应在患者能耐受的情况下，逐渐增加剂量，以达到最佳疗效。

(2)单种药物疗效不好时，宜采用两种或两种以上药物联合治疗。两种以上低剂量药物联合治疗，可增强疗效，而又减少不良反应。

(3)如果一个药物的疗效反应很差，或是耐受性差，可换另一类型药物，而非加大第一个药物剂量或加用第二个药物。

(4)最好选用每天十次给药，能持续平稳控制 24 小时血压的长效降压药，即降压效力的谷/峰比值≥50%的降压药。这类药物还能提高患者治疗的依从性。

(5)个体化用药。要根据患者不同年龄，不同并存的其他心血管危险因素，不同的并发症，不同的临床病情，其他疾病用药，不同的用药历史和反应，以及地区和经济的条件等等，并结合各类药物的药理作用和特点，来选择用药，而不可千篇一律地用药，或用一种方案治疗所有的高血压病患者。

(6)大多数高血压病患者需终生监测血压和治疗。必要时需终身服用降压药物。

4.口服降压药

(1)利尿剂：主要用于轻、中度高血压，尤其在老年人高血压或并发心力衰竭时。痛风患者禁用。糖尿病和高脂血症患者慎用。小剂量可以避免低血钾症、糖耐量降低和心律失常等不良反应。常选择使用氢氯噻嗪(hydrochlorothiazide)，12.5mg，每天 1～2 次；吲哒帕胺(indapamide)，1.25～2.5mg/d。呋塞米(furosemide)仅用于并发肾功能衰竭时。

(2)β受体阻断剂：主要用于轻中度高血压，尤其在静息时心率较快(＞80 次/分)的中青年患者或合并心绞痛时。病态窦房结综合征、房室传导阻滞、支气管哮喘、慢性阻塞性肺疾病以及周围血管病患者禁用。胰岛素依赖性糖尿病患者慎用。常选择使用心脏选择型 β1-受体阻断剂如美托洛尔(metoprolol，倍他乐克)，25～50mg，每天 1～2 次；阿替洛尔(atenolol)，25mg，每天 1～2 次；比索洛尔(bisoprolol，康可，博苏，安适)，2.5～5mg，每天 1 次。倍他洛尔(betaxolol)，5～10mg，每天 1 次。β1-受体阻断剂可用于心力衰竭，但用法与降压应用完全不同，应加注意。

(3)α，β受体阻断剂：本品因同时阻滞α及β受体，在降压方面有协同作用，且可使心率减慢；大剂量时可致体位性低血压。

(4)α₁-受体阻断剂：血管平滑肌与交感神经末梢突触小体接触处有α₁-肾上腺素能受体，位于突触后膜，它兴奋时使平滑肌收缩，被阻滞后则平滑肌松弛，血管扩张；α₂-肾上腺素能受体则位于突触前膜，其作用与β₂-受体相反，它兴奋时则抑制小体内的囊泡从突触前膜释放 NE，它被阻滞时则增加从末梢释放 NE。选择性α₁-受体阻断剂，使全身小动脉、微静脉、小静脉扩张而降压，对内脏小动脉扩张作用似大于对其他小动脉；此外，它可抑制平滑肌细胞中磷酸二酯酶，减少环磷酸腺苷(cAMP)的降解，使细胞内 cAMP 增多而使平滑肌松弛，导致血管扩张。少数患者首次服药后1～1.5小时可突然虚脱，意识丧失，多系因容量血管显著扩张致血压突然下降引起，称为"首剂现象"。肾功能减退及低钠血症患者的这种反应持续更久；因此，不宜在使用排钠性利尿药基础上加服α₁-受体阻断剂。长期服用α₁-受体阻断剂可致水钠潴留，因此，在服用α₁-受体阻断剂期间如体重增加，又可适当加用利尿药。首次服用α₁-受体阻断剂宜在临睡前以减少体位性低血压的影响。因此，α₁-受体阻断剂对老年高血压特别是单纯收缩期高血压病患者应非常小心谨慎使用。α₁-受体阻断剂可以减轻组织细胞的胰岛素抵抗性，又因阻滞α₁-受体后，有利于β受体兴奋促进释放胰岛素，还因肝血流增加，增加肝对糖和胰岛素的摄取，以及肌血流增多，加强了肌肉对糖的利用等作用，适用于合并2型糖尿病或肥胖症的高血压病患者。α₁-受体阻断剂对血脂异常也有良好效应，可以降低 TC 和 LDL-C，适用于兼有高胆固醇血症的高血压病患者。此外，α₁-受体阻断剂可以减轻排尿困难，其长效制剂特别适用于伴有前列腺增生症（良性前列腺肥大）和排尿困难的高血压病患者。

(5)钙拮抗剂：可用于各种程度的高血压，尤其在老年人高血压或合并稳定型心绞痛时。优先选择使用长效制剂，较常用的药物如氨氯地平（amlodipine，络活喜，兰迪），5～10mg，每天 1 次；拉西地平（lacidipine），4～6mg，每天 1 次；非洛地平（felodipine）缓释片（波依定，可立平），5～10mg，每天 1 次；硝苯地平（nifedipine）控释片：拜新同，欣然，30mg，每天 1 次，尼福达，20mg，每天 1～2 次；乐卡地平（lercanidipine，再宁平），10mg，每天 1 次；维拉帕米（verapamil）缓释片，120～240mg；地尔硫䓬（diltiazem）缓释片（合贝爽），90mg，每天 2 次。硝苯地平或尼群地平普通片属于短效钙拮抗剂，降压效果波动大，虽增加服药次数仍难保持 24 小时内有效降压，已少用。慎用硝苯地平速效胶囊。对房室传导阻滞和心力衰竭患者禁用非二氢吡啶类钙拮抗剂（维拉帕米、地尔硫䓬）。不稳定性心绞痛和急性心肌梗死时，禁用短效二氢吡啶类钙拮抗剂。一般二氢吡啶类钙拮抗剂也禁用于心力衰竭患者。

(6)血管紧张素转换酶抑制剂（ACEI）：血管紧张素转换酶抑制剂主要用于高血压合并糖尿病、心脏功能不全、心肌梗死后、肾脏损害有蛋白尿和预防脑卒中复发。对妊娠，双侧肾动脉狭窄、肾功能衰竭（血浆肌酐＞265μmol/L，或 3mg/dl）患者禁用。常选择使用以下制剂：卡托普利（captopril，开博通），12.5～25mg，每天 2～3 次；依那普利（enalapril，悦宁定，怡那林，依苏），10～20mg，每天 1～2 次；培哚普利（perindopril，雅施达），4～8mg，每天 1 次；西拉普利 Ccilazapril，一平苏），2.5～5mg，每天 1 次；贝那普利（benazepril，洛汀新），10～20mg，每天 1 次；雷米普利（ramipril，珊泰），2.5～5mg，每天 1 次；赖诺普利（lisinopril，帝益洛），20～40mg，每天 1 次；福森普利（fosinopril，蒙诺），10mg，每天 1 次；咪达普利（imidapril，达爽），10mg，每天 1 次。

(7)血管紧张素Ⅱ受体阻断剂（ARB）：血管紧张素Ⅱ受体阻断剂竞争性地与 AngⅡ 的受体（AT1）结合，在受体水平阻滞 AngⅡ 的作用。该类药物有：氯沙坦（losartan，科素亚），50～100mg，每天 1 次；缬沙坦（valsartan，代文），80～160mg，每天 1 次；替米沙坦（telmisartan，美卡素），40～80mg，每天 1 次；厄贝沙坦（irbesartan，安博维，吉加），75～150mg，每天 1 次。ARB 适用和禁用对象与 ACEI 相同。

(8)中枢性交感神经抑制药

1)可乐定（可乐宁，氯压定，clonidine）：除以上中枢作用外，还有人认为可乐定尚可减少肾素释放，并兴奋交感神经末梢突触前膜上 α₂ 受体，从而抑制 NE 的释放，降低血中 NE 量；如骤然停药，此抑制作用于 12～18 小时内消失，可致大量 NE 释放，血压呈反跳性上升，称为"停药综合征"。本药口服 30 分钟后起作用，于 2～4 小时达高峰，持续 12～24 小时。一般口服量是：开始量 0.15mg/d，逐渐增加，最大剂量 0.6～0.9mg/d。有水潴留倾向，因此宜与利尿药同用，并可增强疗效。主要不良反应有口干、嗜睡以及血糖升高，后者系因可乐定使胰岛素分泌减少及使生长激素分泌增加之故。可乐定贴片(每片含可乐定 0.1mg),每周贴 1 次,每次贴 1～3 片。

2)甲基多巴(α-methyl dopa):口服后 4～6 小时作用最大,降压作用消退较慢,可持续 24 小时。开始量为 500mg/d,最大量为 2000～3000mg/d;最好与利尿药合用。常见不良反应有嗜睡、口干、直立性低血压、勃起功能障碍及乳汁分泌与精神疲惫、注意力不易集中以及血浆 HDL-C 降低。严重不良反应为自身免疫反应,因 10%患者呈抗核抗体试验阳性,25%患者抗人球蛋白试验(Coombs 试验)阳性,证明红细胞表面及血清中有自身抗体,8%患者出现肝功能损害。较少见但更严重的不良反应有心肌炎、溶血性贫血、慢性肝炎。

(9)外周性交感神经抑制剂

1)神经节阻滞剂(ganglionic blockers):因心排出量下降,故不宜用于合并冠心病、脑动脉硬化及肾功能不全者。现一般只用其注射剂,对高血压危象作紧急降压药使用。

2)节后阻滞剂(postganglionic blockers):作用于节后交感神经纤维末梢,使传导介质 NE 减少。

(10)血管扩张药:系指直接作用于血管平滑肌,使阻力血管松弛而降低周围血管阻力或兼扩张容量血管而降压。

5.降压药物的联合应用

(1)联合用药的意义:不同类降压药物的联合使用,可因药物的主要作用机制不同而生相加的降压效果。作用机制相似的药物联合运用通常价值有限;这些药物的不良反应相似反而增加不良反应。业已证明,不同类别的降压药物联合应用,能较单用一种药物更大幅度地降低血压。例如:联合用药的效益在 HOT 研究中所显示,在这个使 90%以上患者舒张压降至 90mmHg 以下的试验中,70%的患者采用了联合药物治疗。

鉴于高血压的控制率低,单药治疗未必能达到血压控制的目的。因而激发了人们用固定低剂量联合药物作为高血压的一线治疗。当两种药低剂量联用,不良反应比其中任一种单药大剂量要少。例如:研究证明,HCTZ 6.25mg/比索洛尔 2.5mg 联用,每天 1 次,舒张压控制率为 64%～77%;等于或优于:HCTZ,25mg,每天 1 次,氨氯地平(amlodipine,Amlo),2.5～10mg,每天 1 次,依那普利(enalapril,Ena),10mg,每天 1 次,或氯沙坦(losartan,Los),50～100mg,每天 1 次。这些低剂量联合药物的不良反应谱与安慰剂相似。勃起功能障碍和低钾血症不常见。固定剂量联合的降压药简化了治疗方案,改善了患者的依从性,并改善了血压的控制,减少了剂量依赖的不良反应,还减少了高血压一线治疗的费用。

(2)利尿剂是联合用药的重要成分:研究显示,利尿剂与各种 ACEIs、ARBs、β受体阻断剂联合应用,可增强疗效,比单药应用降压效果更好,对控制血压很有用。这种效果同样见于老年单纯收缩期高血压。如 Morgan 等用平衡、随机、交叉的设计,对 74 例患者进行研究,结果显示:与安慰剂比较,收缩压下降度;钙拮抗剂为 15mmHg,利尿剂为 13mmHg,ACEI 为 8mmHg,β受体阻断剂为 5mmHg。经安慰剂校正后,单药治疗达到收缩压靶目标(<140mmHg)的患者介于 6%～15%。顺序单药治疗达到靶目标占 29%。ACEI、钙拮抗剂、利尿剂的不良反应不比安慰剂多,用β受体阻断剂的不良反应要多些,并且健康计分减低。对老年患者降低收缩压,利尿剂和钙拮抗剂更为有效,β受体阻断剂相对无效,并有更多不良反应。该研究结果显示:单药治疗只能使小部分患者的血压达到控制。对老年高血压病患者,治疗宜用利尿剂或钙拮抗剂。为达到治疗目标通常需要联合用药。2002 年 12 月发表的大型高血压临床试验 ALLHAT 研究显示;利尿剂应作为高血压药物的一线选择。大多数高血压患者需用一个以上的降压药以达到降压目标水平。通常应以利尿剂作为治疗的一部分。

6.特殊人群用药

(1)老年高血压:欧美国家一般以 65 岁为老年的界限。中华医学会老年医学学会于 1982 年根据世界卫生组织西太平洋地区会议所定,提出的老年界限为>60 岁。大量随机临床试验均反映对老年人高血压治疗是有益的。即使是单纯收缩期高血压也应治疗。据 SHEP, Syst-Eur, Syst-China 等单纯收缩期高血压临床试验的综合分析, 降压治疗可使脑卒中事件下降 33%, 冠心病事件下降 23%。

(2)妊娠高血压

1)妊娠高血压综合征(PIH): 妊娠 20 周后, 孕妇发生高血压、蛋白尿及水肿, 称为妊娠高血压综合征。高血压: 血压升高达≥140/90mmHg, 或血压较孕前或孕早期血压升高≥25/15mmHg, 至少 2 次(间隔 6 小时)。蛋白尿: 单次尿蛋白检查≥30mg, 至少 2 次(间隔 6 小时), 或 24 小时尿蛋白定量≥0.3g。水肿: 体重增加>0.5kg/周, 为隐性水肿。按水肿的严重程度可分为: (+)——局限踝部及小腿, (++)——水肿延及大腿, (+++)——水肿延及会阴部及腹部。

妊娠高血压: 仅有高血压, 伴或不伴有水肿, 不伴有蛋白尿。

先兆子痫: 是多系统受累的情况, 主要的母体异常发生于肾、肝、脑及凝血系统。由于胎盘血流减少可引起胎儿生长迟缓或胎死宫内。①轻度先兆子痫: 有高血压并伴有蛋白尿的存在; ②重度先兆子痫: 血压≥160/110mmHg; 蛋白尿≥3g/24 小时; 伴有头痛, 视物不清、恶心、呕吐、右上腹疼痛; 眼底不仅有血管痉挛, 还有渗出或出血; 肝肾功能异常; 或有凝血机制的异常; 伴有心力衰竭和(或)肺水肿的存在。

子痫: 妊娠高血压综合征的孕产妇发生抽搐。

2)妊娠高血压综合征的处理: ①加强母儿监测: 母亲: 血压、体重、尿量、尿蛋白、血细胞比容、血小板、肝和肾功能, 凝血功能和眼底; 胎儿: 子宫底高度、腹围、B 超声测量胎儿双顶径腹围, 股骨长度及羊水量; 胎心监护无激惹试验, 结果呈阴性时做缩宫素激惹试验。②治疗: 三项原则。镇静防抽搐, 止抽搐; 积极降压; 终止妊娠。

轻度妊娠高血压综合征: 在严密的母、儿监测下, 至妊娠 37 周。若病情仍不好转, 可根据产科情况决定终止妊娠的方法。

重度妊娠高血压综合征: ①胎龄>37 周, 及时终止妊娠; ②胎龄<35 周待胎肺成熟后, 终止妊娠。终止妊娠的方式取决于产科的情况。

3)降压药的应用: 当血压升高>170/110mmHg 时, 积极降压, 以防脑卒中及子痫发生。究竟血压降至多低合适, 目前尚无一致的意见。

(3)脑血管病: 我国 PATS 研究表明, 发生过脑卒中或 TIA 的患者, 脑血管事件复发率为每年 4%。发生冠心病事件的危险也高, 与血压水平有直接关系。即使中度降压, 危险亦有相当的降低。因此, 曾发生过脑卒中的高血压患者应接受认真的降压治疗。有几项临床试验结果反映: 该类患者接受降压治疗, 脑卒中危险的减少与未发生过脑卒中者近似。因该类患者按危险分层, 属很高危, 故治疗的绝对裨益更大。PROGRESS(培哚普利防止复发性卒中研究)结果显示: ACEI 单用或联用利尿剂, 可减少脑血管疾病患者再发脑卒中的危险。

(4)冠心病: 患者再次发生心脏事件的危险极高。发生过心肌梗死或不稳定心绞痛的患者发生冠心病猝死或不致命心肌梗死的危险高达每年 5%以上。它们均与血压有直接关系。高血压病兼患冠心病的患者接受降压治疗的资料虽不多, 但 β 受体阻断剂, 钙拮抗剂等许多较常用于降压的药物都曾广泛应用于各种不同情况的冠心病患者, 虽然并非用于降低血压。临床试验反映: β 受体阻断剂减少急性心肌梗死患者发生再梗死及心血管死亡约 1/4。几项大规模的临床试验反映: ACEI 用于心力衰竭或左室功能不良的患者, 心肌梗死或猝死危险减少约 1/5。分别用这两种药的多项临床试验均反映它们对冠心病事件的减少似乎不仅是由于血压的降低, 可能还有其他的一些心脏保护作用。国外研究曾提示, 异搏定和地尔硫草减少心肌梗死危险, 但立即释放的硝苯地平却增加危险。总的看来, 钙拮抗剂一类药物能否减少复发性冠心病事件, 尚未明确。

(5)高血压合并心力衰竭的治疗: 长期的高血压使左室负荷过重, 发生左室肥厚, 导致左室衰竭。这在合并有冠心病的患者更易发生。左室衰竭后，肺循环的高压使右室负荷加重，终于使全心衰竭。

(6)高血压合并糖尿病：糖尿病患者发生高血压1.5～2倍于非糖尿病者，约50%合并高血压，两者常并存。大血管与微血管均累及是冠心病、脑卒中和肾功能衰竭、心力衰竭的重要危险因素。

(7)肾脏损害：肾脏是高血压损害的主要靶器官之一，同时又是血压调节的重要器官。若高血压一旦对肾脏造成损害，又可以因肾脏对体液平衡调节以及血管活性物质等代谢障碍，加剧了高血压的严重程度。在各种原发或继发性肾实质性疾病中，包括各种肾小球肾炎、糖尿病肾病、梗阻性肾病等，合并高血压者可达80%～90%。无论何种病因所致的肾脏损害，控制高血压对于防止肾脏病变的持续进展都起十分关键的作用。通常使用的肾功能检查包括血尿素氮肌酐水平的测定。一般只能在肾脏损害较严重时方得到反映。尿常规检查中，蛋白尿的出现往往早期能显示肾脏损害的存在。尿微量白蛋白测定则可检查出更早期的肾脏损害。

7.高血压急症的注射用降压药

(1)硝普钠：同时扩张小动脉和小静脉，减低心脏前后负荷。作用强而快，半衰期短。静滴数秒钟血压开始下降。停药数分钟降压作用消失。故需严密监测血压、心率，根据血压调整滴速。常用量25～200μg/min，液体瓶应避光，并应每6～8小时更换新鲜配液。不良反应：低血压、头痛及正铁血红蛋白血症。长期大量应用可致氰化物中毒。

(2)硝酸甘油(nitroglycerin,NTG)：主要扩张全身小静脉。静脉滴注还能扩张全身小动脉。亦可扩张冠状动脉。因此，在治疗高血压合并冠状动脉功能不全时，比硝普钠更为有效。对于急性左心衰竭亦有效。静脉用药时作用迅速，故需注意监测血压，根据情况调整滴速。常用剂量：硝酸甘油10～20mg，加入5%葡萄糖液500mL，以5～100μg/min速度静滴。不良反应：头痛、心率加快。

(3)酚妥拉明：为α-肾上腺能受体阻断剂。主要扩张全身小动脉，降低周围血管阻力，增加心排量。尤适用于嗜铬细胞瘤患者。降压作用迅速，半衰期短。常用剂量：10mg，加入5%葡萄糖液20mL静注；血压下降后以0.1～2mg/min速度静滴维持。不良反应：头晕、乏力。

(4)地尔硫䓬(diltiazem)：是一种钙拮抗剂，有扩张冠脉血管和末梢血管及延长房室结传导时间的作用。可有效治疗高血压，心绞痛和心动过速。地尔硫䓬注射剂降压起效迅速，降压效果明显。适用于高血压急症的血压控制。在降低血压的同时，不会减少心、脑、肾的血流量。地尔硫䓬减慢心率，从而减少心肌耗氧，改善心肌缺血。对手术时异常血压升高，它降低血压而不引起反射性心率加快，有助于减少心肌缺血。可用于对NTG治疗无效或耐药的血管痉挛。

(5)乌拉地尔(压宁定)：系作用于5-羟色胺(5-HT)受体的降压药。主要作用于外周突触后膜α₁-受体降压，并通过激动5-HT1A受体而抑制交感神经张力。一般采用12.5～25mg，加入10mL生理盐水或葡萄糖溶液中静脉注射。需要时，5分钟后再重复1次；2～5分钟内显效；或酌情以静脉输液给予，以250mg溶于生理盐水或5%葡萄糖液，开始6mg/min，显效后，用维持量2mg/min；不良反应：头痛、头晕、疲劳感、恶心、心悸、瘙痒、失眠，有时出现胸骨后闷压感及气喘或体位性低血压；严重者可致虚脱。

(6)尼卡地平：为钙拮抗剂。10mg，静脉注射。5～10分钟起作用，持续1～4小时。慎用于冠脉缺血患者。主要不良反应：心动过速、头痛、面部潮红、局部静脉炎。

(7)肼屈嗪：直接扩张小动脉而致降压。可引起心率增快。常用剂量：10～20mg，5分钟内静注，继以100mg加入5%葡萄糖500mL静脉滴注，根据血压调整滴速。不良反应：头痛、心率增快、心肌缺血加重，长期使用可致狼疮综合征。

(8)呋塞米(速尿)：为强力利尿剂。静脉给予见效快，在肾功能不全时亦有效。用法：每次20～80mg。静脉注射后1～5分钟见效，30～45分钟达作用高峰，作用持续6～8小时。

可用于高血压脑病、急性左心衰竭、急进型恶性高血压。主要不良反应：体位性低血压、低钾血症。在氮质血症患者，快速大量应用可引起神经性耳聋。

（9）利血平：使中枢下丘脑的 NE 及交感神经末梢囊泡的 NE 耗竭。肌内注射后，血压常在 1 至 2 小时才下降，故不宜作紧急降压用。常用剂量：0.5～1mg，肌内注射。主要不良反应：激发消化性溃疡，引起消化道出血，可引起嗜睡，故不宜用于脑出血和高血压脑病。

（10）拉贝洛尔：以 20～80mg 作静脉注射，可每 10 分钟重复 1 次；5～10 分钟显效；不良反应：气喘、心脏阻滞、体位性低血压。

（11）甲基多巴：250～500mg 静滴，每 6 小时 1 次；30～60 分钟显效；不良反应：嗜睡，也不宜用于脑出血和高血压脑病。

二、护理措施

1. 疼痛

头痛。

（1）减少引起或加重头痛的因素：为患者提供安静、温暖、舒适的环境，尽量减少探视。护士操作应相对集中，动作轻巧，防止过多干扰患者。头痛时嘱患者卧床休息，抬高床头，改变体位时动作要慢。避免劳累、情绪激动、精神紧张、环境嘈杂等不良因素。向患者解释头痛主要与高血压有关，血压恢复正常且平稳后头痛症状可减轻或消失。指导患者使用放松技术，如心理训练、音乐治疗、缓慢呼吸等。

（2）用药护理：遵医嘱应用降压药物治疗，密切监测血压变化以判断疗效，并注意观察药物的不良反应，如利尿药可引起低钾血症和影响血脂、血糖、血尿酸代谢；β 受体阻断药可导致心动过缓、乏力、四肢发冷；钙通道阻滞药可引起心率增快、面部潮红、头痛、下肢水肿等；血管紧张素转化酶抑制药主要是可引起刺激性干咳和血管性水肿。

2. 有受伤的危险

（1）避免受伤：定时测量患者血压并做好记录。患者有头晕、眼花、耳鸣、视力模糊等症状时，应嘱患者卧床休息，如厕或外出时有人陪伴。伴恶心、呕吐的患者，应将痰盂放在患者伸手可及处，呼叫器也应放在患者手边，防止取物时跌倒。避免迅速改变体位，活动场所应设有相关安全设施，必要时加用床栏。

（2）体位性低血压的预防及处理：体位性低血压是血压过低的一种特殊情况，是指在体位变化时，如从卧位、坐位或蹲位突然站立（直立位）时，发生的血压突然过度下降（收缩压/舒张压下降＞20/10mmHg 以上，或下降大于原来血压的 30%以上），同时伴有头晕或昏厥等脑供血不足的症状。

3. 潜在并发症高血压急症

（1）避免诱因：向患者讲明高血压急症的诱因，应避免情绪激动、劳累、寒冷刺激和随意增减药量。

（2）病情监测：定期监测血压，一旦发现血压急剧升高、剧烈头痛、呕吐、大汗、视力模糊、面色及神志改变、肢体运动障碍等症状，立即通知医生。

（3）急症护理：患者应绝对卧床休息，避免一切不良刺激和不必要的活动，协助生活护理，给予持续低浓度吸氧。对昏迷或抽搐的患者应加强护理，保持呼吸道通畅，防止咬伤、窒息或坠床。安抚患者情绪，必要时应用镇静药。进行心电、血压、呼吸监护。迅速建立静脉通路，遵医嘱尽早应用降压药物进行控制性降压。应用硝普钠和硝酸甘油时，应注意避光，并持续监测血压，严格遵医嘱控制滴速；密切观察药物的不良反应。

第四章　消化内科疾病的护理

第一节　上消化道大出血

一、疾病概述

(一)概念和特点

上消化道出血是指屈氏韧带以上的消化道，包括食管、胃、十二指肠、胰腺、胆管等病变引起的出血，及胃空肠吻合术的空肠病变引起的出血。上消化道大出血是指数小时内失血量超过1000mL或循环血容量的20%，主要表现为呕血和(或)黑便，常伴有血容量减少而引起急性周围循环衰竭，是临床急症，严重者可导致失血性休克而危及生命。

近年来，本病的诊断和治疗水平有很大的提高，临床资料统计显示，80%~85%急性上消化道大出血患者短期内能自行停止，仅15%~20%患者出血不止或反复出血，最终死于出血并发症，其中急性非静脉曲张性上消化道出血的发病率在我国仍居高不下，严重威胁人民的生命健康。

(二)相关病理生理

上消化道出血多由消化性溃疡侵蚀胃基底血管导致其破裂而引发出血。出血后逐渐影响周围血液循环量，如因出血量多引起有效循环血量减少，进而引发血液循环系统代偿，以致血压降低，心悸、出汗，必须即刻处理。出血处可能因血块形成而自动止血，但也可能再次出血。

(三)上消化道出血的病因

上消化道出血的病因包括溃疡性疾病、炎症、门脉高压、肿瘤、全身性疾病等。临床上最常见的病因是消化性溃疡，其他依次为急性糜烂出血性胃炎、食管胃底静脉曲张破裂和胃癌。现将病因归纳列述如下。

1.上消化道疾病

(1)食管疾病、食管物理性损伤、食管化学性损伤。

(2)胃、十二指肠疾病：消化性溃疡、佐林格-埃利森(Zollinger-Ellison)综合征、胃癌等。

(3)空肠疾病：胃肠吻合术后空肠溃疡、克罗恩(Crohn)病。

2.门静脉高压引起的食管胃底静脉曲张破裂出血

(1)各种病因引起的肝硬化。

(2)门静脉阻塞：门静脉炎、门静脉血栓形成、门静脉受邻近肿块压迫。

(3)肝静脉阻塞：如巴德-基亚里(Budd-Chiari)综合征。

3.上消化道邻近器官或组织的疾病

(1)胆管出血：胆囊或胆管结石、胆管蛔虫、胆管癌、肝癌、肝脓肿或肝血管瘤破入胆管等。

(2)胰腺疾病：急慢性胰腺炎、胰腺癌、胰腺假性囊肿、胰腺脓肿等。

(3)其他：纵隔肿瘤或囊肿破入食管、主动脉瘤、肝或脾动脉瘤破入食管等。

4.全身性疾病

(1)血液病：白血病、血友病、再生障碍性贫血、弥散性血管内凝血(DIC)等。

(2)急性感染：脓毒症、肾综合征出血热、钩端螺旋体病、重症肝炎等。

（3）脏器衰竭：尿毒症、呼吸衰竭、肝衰竭等。

（4）结缔组织病：系统性红斑狼疮、结节性多动脉炎、皮肌炎等。

5.诱因

（1）服用水杨酸类或其他非甾体类抗炎药物或大量饮酒。

（2）应激相关胃黏膜损伤：严重感染、休克、大面积烧伤、大手术、脑血管意外等应激状态下，会引起应激相关胃黏膜损伤。应激性溃疡可引起大出血。

（四）临床表现

上消化道大量出血的临床表现主要取决于出血量及出血速度。

1.呕血与黑便

呕血与黑便是上消化道出血的特征性表现。上消化道出血之后，均有黑粪。出血部位在幽门以上者常有呕血，若出血量较少、速度慢亦可无呕血。反之，幽门以下出血时，如出血量大，速度快，可由血反流入胃腔引起恶心、呕吐而表现为呕血。

呕血多棕褐色呈咖啡渣样；如出血量大，未经胃酸充分混合即呕出，则为鲜红色或有血块。黑粪呈柏油样，黏稠而发亮；当出血量大，血液在肠内推进快，粪便可呈暗红甚至鲜红色。

2.失血性周围循环衰竭

患者急性大量失血时循环血容量迅速减少，可导致周围循环衰竭。一般表现为头昏、心慌、乏力，突然起立发生晕厥、肢体冷感、心率加快、血压偏低等。严重者呈休克状态。

3.发热

大量出血后，多数患者在24小时内出现低热，持续3～5天降至正常。发热原因可能与循环血量减少和周围循环衰竭导致体温调节中枢功能紊乱等因素有关。

4.氮质血症

上消化道大量出血后，大量血液蛋白质的消化产物在肠道被吸收，血中尿素氮浓度可暂时增高，称为肠源性氮质血症。一般于一次出血后数小时血尿素氮开始上升，24～48小时达到高峰，一般不超过14.3mmol/L(40mg/dL)，3～4日降至正常。

5.贫血和血象

患者在急性大量出血后均有失血性贫血。但在出血的早期，血红蛋白浓度、红细胞计数与血细胞比容可无明显变化。在出血后，组织液渗入血管内，使血液稀释，一般经4小时以上才出现贫血，出血后24～72小时血液稀释到最大限度。贫血程度除取决于失血量外，还和出血前有无贫血、出血后液体平衡状态等因素相关。

急性出血患者为正细胞正色素性贫血，在出血后骨髓有明显代偿性增生，可暂时出现大细胞性贫血，慢性失血则呈小细胞低色素性贫血。出血24小时内网织红细胞即见增高，出血停止后逐渐降至正常。白细胞计数在出血后2～5小时轻至中度升高，血止后2～3日才恢复正常。但在肝硬化患者中，如同时有脾功能亢进，则白细胞计数可不升高。

（五）辅助检查

1.实验室检查

实验室检查包括测定红细胞、白细胞和血小板计数，血红蛋白浓度、血细胞比容、肝肾功能、大便隐血检查等（以了解其病因、诱因及潜在的护理问题）。

2.内镜检查

出血后24～48小时进行急诊内镜检查，可以直接观察出血部位，明确出血的病因。对出血灶进行止血治疗是上消化道出血病因诊断的首选检查方法。

3.X线钡餐检查

X线钡餐检查对明确病因有一定价值，主要适用于不宜或不愿进行内镜检查者或胃镜检查未能发现出血原因，需排除十二指肠降段以下的小肠段有无出血病灶者。

4.其他

放射性核素扫描或选择性动脉造影(如腹腔动脉、肠系膜上动脉造影)可帮助确定出血部位,适用于内镜及 X 线钡剂造影未能确诊而又反复出血者。不能耐受 X 线、内镜或动脉造影检查的患者,可做吞线试验,根据棉线有无沾染血迹及其部位,可以估计活动性出血部位。

(六)治疗原则

上消化道大量出血为临床急症,应采取积极措施进行抢救。抢救措施包括迅速补充血容量,纠正水、电解质失衡,预防和治疗失血性休克,给予止血治疗,同时积极进行病因诊断和治疗。

药物治疗:包括局部用药和全身用药两部分。

1.局部用药

局部用药时将药物经口或胃管注入患者消化道内,对病灶局部进行止血,主要如下。

(1)8~16mg 去甲肾上腺素溶于 100~200mL 冰盐水口服,强烈收缩出血的小动脉而止血,适用于胃、十二指肠出血。

(2)口服凝血酶,经接触性止血,促使纤维蛋白原转变为纤维蛋白,加速血液凝固,近年来被广泛应用于局部止血。

2.全身用药

全身用药使药物经静脉进入体内,发挥止血作用。

(1)抑制胃酸分泌药:对消化性溃疡和急性胃黏膜损伤引起的出血,常规给予 H_2 受体拮抗剂或质子泵阻滞剂,以提高和保持胃内较高的 pH 值,有利于血小板聚集及血浆凝血功能所诱导的止血过程。常用药物有:西咪替丁 200~400mg,每 6 小时 1 次;雷尼替丁 50mg,每 6 小时 1 次;法莫替丁 20mg,12 小时 1 次;奥美拉唑 40mg,每 12 小时 1 次。急性出血期均为静脉用药。

(2)降低门静脉压力药:①血管升压素及其拟似物为常用药物,其机制是收缩内脏血管,从而减少门静脉血流量,降低门静脉及其侧支循环的压力。用法为血管升压素 0.2U/min 持续静脉滴注,视治疗反应,可逐渐加至 0.4U/min。同时用硝酸甘油静脉滴注或含服,以减轻大剂量用血管升压素的不良反应,并且硝酸甘油有协同降低门静脉压力的作用;②生长抑素及其拟似物的止血效果好,可明显减少内脏血流量,并减少奇静脉血流量,而奇静脉血流量是食管静脉血流量的标志。常用药物有:14 肽天然生长抑素,用法为首剂 250μg 缓慢静注,继以 250μg/h 持续静滴;人工合成剂奥曲肽,常用首剂 100μg 缓慢静注,继以 25~50μg/h 持续静滴。

(3)促进凝血和抗纤溶药物:补充凝血因子,如静脉注入纤维蛋白原和凝血酶原复合物对凝血功能异常引起出血者有明显疗效;抗血纤溶芳酸和 6-氨基己酸有对抗或抑制纤维蛋白溶解的作用。

二、护理评估

(一)一般评估

1.生命体征

大量出血患者因血容量不足,外周血管收缩,体温可能偏低,出血后 2 天内多有发热,体温一般不超过 38.5℃,持续 3~5 天;脉搏增快(>120 次/分)或细速;呼吸急促、浅快;血压降低,收缩压降至 80mmHg(10.66kPa)以下,甚至可持续下降至测不出,脉压减少,小于 25mmHg(3.33kPa)。

2.患者主诉

患者有无头晕、乏力、心慌、气促、冷、口干口渴等症状。

3.相关记录

评估呕血颜色、量、皮肤、尿量、出入量、黑便颜色和量等记录结果。

（二）身体评估

1. 头颈部

上消化道大量出血时，有效循环血容量急剧减少，患者可出现精神萎靡、嗜睡、表情淡漠、烦躁不安、意识模糊甚至昏迷。

2. 腹部

（1）有无肝脾大。如果脾大、蜘蛛痣、腹壁静脉曲张或有腹水，提示肝硬化门脉高压食管静脉破裂出血；肝大、质地硬、表面凹凸不平或有结节，提示肝癌。

（2）腹部肿块的质地软硬度。如果质地硬、表面凹凸不平或有结节，应考虑胃、胰腺、肝胆肿瘤。

（3）中等量以上的腹腔积液可有移动性浊音。

（4）肠鸣音活跃、肠蠕动增强，肠鸣音在 10 次/分以上，但音调不是特别高，提示有活动性出血。

（5）直肠和肛门有无结节、触痛和肿块、狭窄等异常情况。

3. 其他

（1）出血部位与出血性质的评估：上消化道出血不包括口、鼻、咽喉等部位出血及咯血，应注意鉴别。出血部位在幽门以上，呕血及黑粪可同时发生；而幽门以下部位出血，多以黑粪为主。下消化道出血较少时，易被误认为是上消化道出血。下消化道出血仅有便血，无呕血，粪便鲜红、暗红或有血块，患者常感下腹部疼痛等不适感。进食动物血、肝，服用骨炭、铁剂、铋剂或中药也可使粪便发黑，但黑而无光泽。

（2）出血量的评估：粪便隐血试验阳性，表示每天出血量大于 5mL；出现黑便时表示每天出血量在 50～70mL，胃内积血量达 250～300mL，可引起呕血；急性出血量＜400mL 时，组织液及脾脏贮血补充失血量，可无临床表现；若大量出血，数小时内失血量超过 1000mL 或循环血容量的 20%，可引起急性周围循环衰竭，导致急性失血性休克而危及患者生命。

（3）失血程度的评估：失血程度除按出血量评估外，还应根据全身状况来判断。失血的表现多伴有全身症状，表现为：①轻度失血，失血量在全身总血量 10%～15%，患者表现为皮肤苍白、头晕、怕冷，血压可正常但有波动，脉搏稍快，尿量减少。②中度失血，失血量在全身总血量 20%以上，患者表现为口干、眩晕、心悸，血压波动、脉压变小，脉搏细数，尿量减少。③重度失血，失血量在全身总血量 30%以上，患者表现为烦躁不安、意识模糊、出冷汗、四肢厥冷、血压显著下降、脉搏细数超过 120 次/分钟，尿少或尿闭，重者失血性休克。

（4）出血是否停止的评估。①反复呕血，呕吐物由咖啡色转为鲜红色，黑便次数增多且粪便稀薄色泽转为暗红色，伴肠鸣音亢进；②周围循环衰竭的表现经充分补液、输血仍未见明显改善，或暂时好转后又恶化，血压不稳，中心静脉压不稳定；③红细胞计数、血细胞比容、血红蛋白测定不断下降，网织红细胞计数持续增高；④在补液足够、尿量正常时，血尿素氮升高；⑤门脉高压患者的脾脏大，因出血而暂时缩小，如不见脾脏恢复肿大，提示出血未止。

（三）心理-社会评估

发生呕血与黑便都可导致患者紧张、烦躁不安、恐惧、焦虑等反应。病情危重者可出现濒死感，而此时其家属表现伤心状态，可使患者出现较强烈的紧张及恐惧感。慢性疾病或全身性疾病致反复呕血与黑便者，易使患者对治疗和护理失去信心，表现为护理工作上的不合作。患者及其家属对疾病的认识态度影响患者的生活质量，影响其工作、学习，社交等活动。

（四）辅助检查结果评估

1. 血常规

上消化道出血后患者均有急性失血性贫血症状；出血后6～12小时红细胞计数、血红蛋白浓度及血细胞比容下降；在出血后2～5小时白细胞数开始增高，止血后2～3天降至正常。

2.血尿素氮测定

患者呕血的同时，因部分血液进入肠道，血红蛋白的分解产物在肠道被吸收，故在出血数小时后尿素氮开始不升，24～48小时可达高峰，持续时间不等，与出血时间长短有关。

3.粪便检查

患者的粪便隐血试验(OBT)呈阳性，但检查前需禁止食动物血、肝，绿色蔬菜等3～4天。

4.内镜检查

内镜检查可直接观察出血的原因和部位，黏膜皱骏迂曲可提示胃底静脉曲张。

（五）常用药物治疗效果的评估

1.输血

输血前评估患者的肝功能，肝功能受损宜输新鲜血，因库存血含氨量高易诱发肝性脑病。同时要评估患者年龄、病情、周围循环动力学及贫血状况，注意避免因输液、输血过快，过多导致肺水肿，原有心脏病或老年患者必要时可根据中心静脉压调节输液量。

2.血管升压素

使用血管升压素时滴注速度应准确，并严密观察有无出现腹痛、血压升高、心律失常、心肌缺血，甚至发生心肌梗死等不良反应。在护理过程中，护理人员应该评估是否药液外溢，一旦外溢，使用50%硫酸镁湿敷，因该药有抗利尿作用，突然停用血管升压素会引起反射性尿液增多，故应观察尿量并向家属做好解释工作。同时，孕妇、冠心病、高血压禁用血管升压素。

3.凝血酶

患者口服凝血酶时评估其有无有恶心、头昏等不良反应，并指导患者更换体位。此药不能与酸碱及重金属等药物配伍，应现用现配，若出现过敏现象应立即停药。

4.镇静剂

评估患者的肝功能，肝病患者忌用吗啡、巴比妥类等强镇静药物。

三、护理措施

（一）一般护理

1.休息与体位

少量出血者应卧床休息，大出血时绝对卧床休息。患者应取平卧位并将下肢略抬高，以保证脑部供血；呕吐时头偏向一侧，防止窒息或误吸。指导患者坐起、站起时动作要缓慢，出现头晕、心慌、出汗时立即卧床休息并告知护士。病情稳定后，患者应逐渐增加活动量。

2.饮食护理

急性大出血伴恶心、呕吐者应禁食。少量出血无呕吐者，可进食温凉、清淡流质食物。出血停止后改为营养丰富、易消化、无刺激性半流质、软食，少量多餐，逐渐过渡到正常饮食。食管胃底静脉曲张破裂出血者避免粗糙、坚硬、刺激性食物，且应细嚼慢咽，防止损伤曲张静脉而再次出血。

3.安全护理

轻症患者可起身稍作活动，可上厕所大小便。但应注意有活动性出血时，患者常因有便意而至厕所，在排便时或便后起立时晕厥，因此必要时由护士陪同如厕或暂时改为在床上排泄。重症患者应多巡视，用床栏加以保护。

（二）病情观察

上消化道大量出血时，有效循环血容量急剧减少，可导致休克或死亡，所以要严密监测患者病情。①精神和意识状态：是否精神萎靡、嗜睡、表情淡漠、烦躁不安、意识模糊甚至昏迷。②生命体征：体温不升或发热、呼吸急促、脉搏细弱、血压降低、脉压变小，必要时进行心电监护。③周围循环状况：观察皮肤和甲床色泽，肢体温暖还是湿冷，周围静脉特别是颈静脉充盈情况。④准确记录24小时出入量，测每小时尿量，应保持尿量大于每小时30mL，并记录呕吐物和粪便的性质、颜色及量。⑤定期复查红细胞计数、血细胞比容、血红蛋白、网织红细胞计数、血尿素氮、粪潜血，以了解贫血程度、出血是否停止。

（三）用药护理

护理人员应立即建立静脉通道，遵医嘱迅速、准确地实施输血、输液、各种止血治疗及用药等抢救措施，并观察治疗效果及不良反应。血管升压素可引起腹痛、血压升高、心律失常、心肌缺血，甚至发生心肌梗死，故滴注速度应准确，并严密观察不良反应。同时，孕妇、冠心病、高血压禁用血管升压素，肝病患者忌用吗啡、巴比妥类药物，宜输新鲜血，因库存血含氨量高，易诱发肝性脑病。

（四）三腔双囊管护理

插管前应仔细检查，确保三腔双囊管通畅、无漏气，并分别做好标记，以防混淆。插管后检查管道是否在胃内，抽取胃液，确定管道在胃内分别向胃囊和食管囊注气，将食管引流管、胃管连接负压吸引器，定时抽吸，观察出血是否停止，并记录引流液的性状及量，做好留置三腔气囊管期间的护理和拔管出血停止后的观察及拔管。

（五）心理护理

护理人员应关心、安慰患者，尤其是反复出血者；解释各项检查、治疗措施，耐心细致地解答患者或家属的提问，消除他们的疑虑；同时经常巡视，大出血时陪伴患者，以减轻患者的紧张情绪；抢救工作应迅速而不忙乱，使其产生安全感、信任，保持稳定情绪，帮助患者消除紧张恐惧心理，更好地配合治疗及护理。

（六）健康教育

1. 疾病知识指导

应帮助患者和家属掌握有关疾病的病因和诱因，及预防、治疗和护理知识，以减少再度出血的危险。并且指导患者及家属学会识别早期出血征象及应急措施。

2. 饮食指导

合理饮食是避免诱发上消化道出血的重要措施。嘱患者注意饮食卫生和饮食规律；进食营养丰富、易消化的食物；避免粗糙、刺激性食物，或过冷、过热、产气多的食物、饮料；禁烟、浓茶、咖啡等对胃有刺激的食物。

3. 生活指导

嘱患者生活起居要有规律，劳逸结合、情绪乐观，保证身心愉悦，避免长期精神紧张。患者应在医师指导下用药，同时，慢性病者应定期门诊随访。

4. 自我观察

教会患者出院后识别早期出血征象及应急措施：出现头晕、心悸等不适，或呕血、黑便时，立即卧床休息，保持安静，减少身体活动；呕吐时取侧卧位以免误吸，并立即送医院治疗。

5. 及时就诊的指标

（1）有呕血和黑便。

（2）出现血压降低、头晕、心悸等不适。

四、护理效果评估

1. 患者呕血和黑便停止，生命体征正常。

2. 患者活动耐受力增加，活动时无晕厥、跌倒危险。

3. 置管期间患者无窒息、意外吸入，食管胃底黏膜无溃烂、坏死。

4. 患者体重逐渐恢复正常，营养状态良好。

第二节　反流性食管炎

反流性食管炎(reflux esophagitis，RE)是指胃、十二指肠内容物反流入食管所引起的食管黏膜炎症、糜烂、溃疡和纤维化等病变，甚至引起咽喉、气道等食管以外的组织损害。其发病率为 1.92%，男性患者多于女性，男女比例大约为 3∶2。随着年龄的增长，食管下段括约肌收缩力下降，胃、十二指肠内容物发生自发性反流，使老年人反流性食管炎的发病率有所增加。

一、病因与发病机制

(一)抗反流屏障削弱

食管下括约肌是指食管末端 3～4 厘米长的环形肌束。正常人静息时其压力为 10～30mmHg(1.3～4.0kPa)，为一高压带，防止胃内容物反流入食。年龄增长、机体老化导致食管下括约肌的收缩力下降引起食物反流。一过性食管下括约肌松弛也是反流性食管炎的主要发病机制。

(二)食管清除作用减弱

正常情况下，一旦发生食物的反流，大部分反流物通过 1～2 次食管自发和继发性的蠕动性收缩将食管内容物排入胃内，即容量清除，剩余的部分则由唾液缓慢地中和。老年人食管蠕动缓慢，唾液产生减少，影响了食管的清除作用。

(三)食管黏膜屏障作用下降

反流物进入食管后，食管上皮表面黏液、不移动水层和表面 HCO_3^-，复层鳞状上皮等构成的上皮屏障，及黏膜下丰富的血液供应构成的后上皮屏障，可以发挥抗反流物对食管黏膜损伤的作用。随着机体老化，食管黏膜逐渐萎缩，黏膜屏障作用下降。

二、护理评估

(一)健康史

询问患者的饮食结构及习惯、有无长期服用药物史。

(二)身体评估

1. 反流症状

反流症状包括反酸、反胃(指胃内容物在无恶心和不用力的情况下涌入口腔)、嗳气等，多在餐后明显或加重，平卧或躯体前屈时易出现。

2. 反流物引起的刺激症状

反流物引起的刺激症状包括患者胸骨后或剑突下的烧灼感、胸痛、吞咽困难等。由胸骨下段向上伸延，常在餐后 1 小时出现，平卧、弯腰或腹压增高时可加重。反流物刺激食管痉挛导致胸痛，常发生在胸骨后或剑突下，严重时可为剧烈刺痛，可放射到后背、胸部、肩部、颈部、耳后，有的酷似心绞痛的特点。

3. 其他症状

其他症状包括咽部不适，有异物感、棉团感或堵塞感，可能与酸反流引起食管上段括约肌压力升高有关。

4. 并发症

(1)上消化道出血：食管黏膜炎症、糜烂及溃疡可以导致上消化道出血。

(2)食管狭窄：食管炎反复发作致使纤维组织增生，最终导致瘢痕性狭窄。

（3）Barrett 食管：在食管黏膜的修复过程中，食管、贲门交界处 2 厘米以上的食管鳞状上皮被特殊的柱状上皮取代，称为 Barrett 食管。Barrett 食管发生溃疡时，又称 Barrett 溃疡。Barrett 食管是食管癌的主要癌前病变，其腺癌的发生率较常规值高 30～50 倍。

（三）辅助检查

1.内镜检查

内镜检查是反流性食管炎最准确、最可靠的诊断方法,能判断其严重程度和有无并发症,结合活检可与其他疾病相鉴别。

2.24 小时食管 pH 监测

应用便携式 pH 记录仪在生理状态下对患者进行 24 小时食管 pH 监测,可提供食管是否存在过度酸反流的客观依据。在进行该项检查前 3 日,患者应停用抑酸药与促胃肠动力的药物。

3.食管吞钡 X 线检查

对不愿意接受或不能耐受内镜检查者行食管吞钡 X 线检查。严重患者可发现阳性 X 线征。

（四）心理-社会状况

反流性食管炎长期持续存在,病情反复、病程迁延,因此患者会出现食欲减退,体重下降症状,导致患者心情烦躁、焦虑;合并消化道出血时会使患者紧张、恐惧。应注意评估患者的情绪状态及对本病的认知程度。

四、治疗原则

RE 的治疗以药物治疗为主,药物治疗无效或发生并发症者可做手术治疗。

（一）药物治疗

目前多主张采用递减法,即开始时使用质子泵抑制剂加促胃肠动力药,迅速控制症状,待症状控制后再减量维持。

1.促胃肠动力药

目前常用的主要药物是西沙必利,常用量为每次 5～15mg,每天 3～4 次,疗程 8～12 周。

2.抑酸药

①H_2 受体拮抗剂(H_2RA)：西咪替丁 400mg、雷尼替丁 150mg、法莫替丁 20mg,每日 2 次,疗程 8～12 周。②质子泵抑制剂(PPI)：奥美拉唑 20mg、兰索拉唑 30mg、泮托拉唑 40mg、雷贝拉唑 10mg 和埃索美拉唑 20mg,一日 1 次,疗程 4～8 周。③抗酸药：仅用于症状轻、间歇发作的患者作为临时缓解症状用。反流性食管炎有并发症或停药后很快复发者,需要长期维持治疗。H_2RA、西沙必利、PPI 均可用于维持治疗,其中以 PPI 效果最好。维持治疗的剂量因患者而异,以调整至患者无症状的最低剂量为合适剂量。

（二）并发症的治疗

1.食管狭窄

大部分狭窄可行内镜下食管扩张术治疗,扩张后予以长程 PPI 维持治疗可防止狭窄复发。少数严重瘢痕性狭窄需行手术切除。

2.Barrett 食管

药物治疗是预防 Barrett 食管发生和发展的重要措施,必须使用 PPI 治疗并长期维持。

五、护理措施

（一）一般护理

为减少患者平卧时及夜间反流,可将床头抬高 15～20 厘米。患者避免睡前 2 小时内进食,白天进餐后亦不宜立即卧床;应避免食用使食管下括约肌压力降低的食物和药物,如高脂肪、巧克力、咖啡、浓茶及硝酸甘油，钙拮抗剂等；应戒烟及禁酒；减少一切影响腹压增高的因素，如肥胖、便秘、紧束腰带等。

（二）用药护理

遵医嘱给予患者药物治疗，注意观察药物的疗效及不良反应。

1. H₂受体拮抗剂

药物应在餐中或餐后即刻服用，若需同时服用抗酸药，则两药应间隔 1 小时以上。若静脉给药应注意控制速度，过快可引起低血压和心律失常。西咪替丁对雄性激素受体有亲和力，可导致男性乳腺发育、阳痿及性功能紊乱，应做好解释工作。该药物主要通过肾排泄，用药期间应监测肾功能。

2. 质子泵抑制剂

奥美拉唑可引起头晕，应嘱患者用药期间避免开车或做其他必须高度集中注意力的工作。兰索拉唑的不良反应包括荨麻疹、皮疹、瘙痒、头痛、口苦、肝功能异常等，轻度不良反应不影响继续用药，较严重时应及时停药。泮托拉唑的不良反应较少，偶可引起头痛和腹泻。

3. 抗酸药

抗酸药在饭后 1 小时和睡前服用。服用片剂时应嚼服，乳剂给药前应充分摇匀。
抗酸剂应避免与奶制品、酸性饮料及食物同时服用。

（三）饮食护理

1. 指导患者有规律地进餐，饮食不宜过饱，选择营养丰富、易消化的食物，避免摄入过咸、过甜、过辣的刺激性食物。

2. 与患者共同制订饮食计划，指导患者及家属改进烹饪技巧，增加食物的色、香、味，引起患者食欲。

3. 观察并记录患者每天进餐次数、量、种类，以了解其摄入营养素的情况。

六、健康指导

（一）疾病知识的指导

向患者及家属介绍本病的有关病因，避免诱发因素。嘱患者保持良好的心理状态，平时生活要有规律，合理安排工作和休息时间，注意劳逸结合，积极配合治疗。

（二）饮食指导

指导患者加强饮食卫生和饮食营养，养成有规律的饮食习惯；避免过冷、过热、辛辣等刺激性食物及浓茶、咖啡等饮料；嗜酒者应戒酒。

（三）用药指导

根据病因及病情进行指导，嘱患者长期维持治疗，介绍药物的不良反应，如有异常及时复诊。

第三节　肝硬化

肝硬化是一种由不同病因长期、反复作用引起的肝脏慢性进行性弥漫性病变。病理特点为广泛的肝细胞变性坏死、再生结节形成结缔组织增生，正常肝小叶结构破坏和假小叶形成，致使肝内血循环紊乱，加重肝细胞营养障碍。临床上以肝功能损害和门静脉高压为主要表现，并可出现多系统受累，晚期出现消化道出血、肝性脑病、继发感染等一系列严重并发症。

肝硬化是我国常见疾病和主要死亡病因之一，患者以青壮年男性多见，35～48 岁为发病高峰年龄，男女比例约为 3.6：1～8：1。据国外报道，肝硬化在总人口死因中位居第九，在 35～54 岁年龄组死因中位居第四；40～60 岁为发病高峰年龄，男女比例约为 2：1。

一、病因与发病机制

引起肝硬化的病因很多,目前在我国以慢性乙型肝炎为主,慢性丙型肝炎也占一定比例;欧、美国家则酒精性肝病居多;近年来,代谢综合征相关的非酒精性脂肪型肝炎(NASH)也逐渐成为肝硬化的重要病因。

(一)肝炎病毒感染

主要是乙型肝炎病毒感染,其次为丙型或乙型加丁型重叠感染,其发病机制主要与肝炎病毒所造成的免疫损伤有关,经过慢性肝炎,尤其是慢性活动性肝炎演变而来。

(二)慢性酒精中毒

长期大量饮酒者,乙醇及其中间代谢产物(乙醛)直接损害肝细胞、长期酗酒所致的营养失调等所致,称为酒精性肝硬化。

(三)药物或化学毒物

长期反复接触某些化学性毒物如磷、砷、四氯化碳等或长期服用某些药物如双醋酚丁、甲基多巴等,可引起中毒性肝炎,最终发展成为肝硬化。

(四)血吸虫病感染

反复或长期感染血吸虫的患者,由于虫卵及其毒性产物在肝脏汇管区的刺激,引起汇管区结缔组织增生所致,称为血吸虫病性肝硬化。

(五)胆汁淤积

持续性胆汁淤积于肝内胆管或肝外胆管时,高浓度的胆红素及胆汁酸对肝细胞的化学性损害,肝细胞发生变性坏死和结缔组织增生而导致肝硬化。

(六)循环障碍

慢性充血性心力衰竭、缩窄性心包炎以及肝静脉或下腔静脉回流障碍导致肝脏长期淤血,肝细胞因缺氧而发生变性坏死和结缔组织增生,导致肝硬化。

(七)遗传和代谢性疾病

由于遗传性或代谢性疾病,某些物质或代谢产物沉积于肝脏,造成肝损害,并导致肝硬化,如肝豆状核变性、血色病、半乳糖血症和 α_1-抗胰蛋白酶缺乏症、糖原累积症等。

(八)其他

造成肝硬化直接和间接的原因还有很多,如自身免疫性肝损害、缺血性肝病、营养不良等。少数患者病因不明,称为隐源性肝硬化。

二、病理

上述各种病因长期作用于肝脏,其导致肝硬化的病理改变过程基本一致,即导致广泛的肝细胞变性坏死、再生结节形成和弥漫性结缔组织增生、假小叶形成。

这些病理变化逐步发展,造成肝内血管受压、扭曲、变形、闭塞,致使肝血管床变小,肝内动、静脉小分支、门静脉之间发生异常吻合形成短路,致使肝内血循环障碍,形成了门脉高压的病理解剖基础,同时导致肝细胞的营养代谢障碍,促使肝硬化病变的进一步发展和肝脏功能的不断降低。

三、临床表现

肝硬化往往起病缓慢,症状隐匿。在肝硬化初期,患者的临床表现取决于原发疾病;患者的年龄和性别比例也因原发病不同而异,乙型肝炎肝硬化、酒精性肝硬化所致的肝硬化以中年以后的男性多见,自身免疫性肝炎所致的肝硬化以青年和中年女性多见,原发性胆汁淤积性肝硬化以中年和老年女性多见,遗传性病因导致的肝硬化以青少年多见。临床上根据患者肝脏功能的代偿状况将肝硬化分为肝功能代偿期和肝功能失代偿期。

（一）代偿期

许多患者无任何不适症状，部分患者以乏力食欲不振为主要症状，可伴有低热、恶心、厌油腻、腹胀、腹泻及上腹不适等症状。症状常与劳累有关，休息和治疗后可缓解。男性可有性欲减退，女性可有月经减少或过早闭经。患者多有体重减轻，肝脏可轻度肿大，质中等度硬，伴轻度压痛。脾脏亦可有轻、中度肿大。肝功能正常或轻度异常。

（二）失代偿期

失代偿期主要表现为肝功能减退和门静脉高压所致的症状和体征。肝功能减退主要表现为肝脏合成及代谢排泄功能障碍；门脉高压主要表现食管-胃底静脉曲张及破裂出血；而肝性脑病、腹水及其相关并发症（自发性细菌性腹膜炎、肝肾综合征）等是由肝功能减退和门脉高压共同所导致。

1.肝功能减退的临床表现

（1）全身症状与体征：一般状况和营养状况均较差，消瘦、乏力、精神不振，可有不规则低热、面色灰暗黝黑（肝病面容）、皮肤干枯粗糙、浮肿、口腔炎症及溃疡、夜盲等症，部分患者出现与病情活动或感染有关的不规则发热症状。

（2）消化道症状：食欲不振是最常见的症状，甚至厌食，食后饱胀不适，有时伴恶心、呕吐、腹泻。症状的产生与胃肠道淤血肿胀、消化吸收障碍和肠道菌群失调等因素有关。患者可出现腹胀、腹痛、肝区隐痛。腹胀可能与低钾血症、胃肠积气、肝脾肿大和腹水有关。腹痛、肝区隐痛常与肝大累及包膜有关。脾肿大、脾周围炎可引起左上腹疼痛。若肝细胞有进行性或广泛性坏死时可出现黄疸。

（3）出血倾向和贫血：患者常可发生鼻衄、牙龈出血、皮肤紫癜和胃肠出血，女性出现月经过多等。

症状的产生与肝脏合成凝血因子减少、纤溶酶增加、脾功能亢进和毛细血管脆性增加导致的凝血障碍有关。患者常出现不同程度的贫血，贫血症状与营养不良、肠道吸收障碍、消化道慢性失血及脾功能亢进有关。

（4）内分泌失调：由于肝功能减退，对雌激素、醛固酮和抗利尿激素的灭活减少，患者体内的雌激素和醛固酮、抗利尿激素的水平增高。雌激素水平的增高可通过负反馈作用，致雄激素和肾上腺糖皮质激素分泌减少。可出现下述症状或体征：①肝掌和蜘蛛痣。②男性患者有性欲减退、睾丸萎缩、乳房发育和女性阴毛分布等；女性出现月经失调，停经、不孕和乳房萎缩等，发生原因与雌、雄激素比例失调有关。③糖耐量降低及糖尿病症状，发生原因与肝及外周靶细胞发生胰岛素抵抗有关。④水肿及腹水，由于体内醛固酮、抗利尿激素的增多引起。⑤皮肤色素沉着，好发于颜面部及其他暴露部位，与肾上腺皮质激素减少有关。

2.门静脉高压的表现

侧支循环的建立与开放，及腹水、脾大是门静脉高压的三大临床表现，尤其侧支循环的开放，对门静脉高压的诊断有特征性意义。

（1）腹水：是失代偿期最显著的表现。腹水出现前，患者常有腹胀，以进餐后明显。大量腹水时，患者腹部膨隆，皮肤紧绷发亮，并因膈肌上移，出现呼吸困难、心悸。部分患者可出现胸水。腹水形成的主要因素有：①门静脉高压：其一可导致腹腔脏器毛细血管床静水压增高，组织间液回流减少而漏入腹腔；其二导致肝静脉回流受阻，使肝淋巴液生成增多，超过胸导管引流的能力而渗入腹腔；②低蛋白血症：使血浆胶体渗透压降低，血管内液外渗至组织间隙；③内分泌失调所致的抗利尿激素增多引起水钠潴留；④有效循环量不足导致肾血流量减少，肾小球滤过率降低，排钠和排尿量减少。

（2）侧支循环的建立与开放：门静脉高压时，来自消化器官和脾脏的回心血受阻，使门、腔静脉交通支扩张、血流量增加，建立起侧支循环。临床上重要的侧支循环有：①食管和胃底静脉曲张；②腹壁静脉曲张；③痔静脉曲张，痔核形成。

（3）脾大：门静脉高压可致脾脏淤血性肿大，多为轻、中度肿大，部分可达脐下。后期可出现脾功能亢进，表现为红细胞、白细胞和血小板均减少。

3.肝脏情况

早期肝脏肿大，表面尚平滑，质中等度硬；晚期肝脏缩小，可呈结节状，表面不光滑，质地坚硬，一般无疼痛。但当肝细胞进行性坏死或并发炎症时可有压痛、叩击痛。

（三）并发症

1.上消化道出血

上消化道出血为最常见的并发症。多由于食管下段与胃底静脉曲张破裂导致，部分出血为并发急性胃黏膜糜烂或消化性溃疡导致。以发生突然、大量呕血、伴黑便为特征，常诱发肝性脑病，是出血性休克甚至急性死亡直接原因之一。

2.感染

因门腔静脉侧支循环开放以及低蛋白血症和白细胞减少导致的机体抵抗力下降，增加了细菌入侵繁殖的机会，常并发感染，如肺炎、胆道感染、大肠杆菌性败血症、自发性腹膜炎等。自发性腹膜炎是指腹腔内无脏器穿孔的急性腹膜细菌性感染。其主要原因是肠道内细菌异常繁殖并经肠壁进入腹腔，以及带菌的淋巴液漏入腹腔引起感染。致病菌多为大肠杆菌及副大肠杆菌，厌氧菌也是致病菌之一。一般起病较急，主要表现为腹痛、腹胀、发热、腹水迅速增长，出现腹膜刺激征，严重者发生感染性休克。

3.肝性脑病

这是晚期肝硬化最严重的并发症和最常见的死亡原因。

4.原发性肝癌

原发性肝癌大部分在肝硬化基础上发生。患者短期内肝脏迅速增大、持续性肝区疼痛、腹水多呈血性，不明原因的发热，应警惕癌变的可能，需做进一步检查。

5.肝肾综合征

由于大量腹水致有效循环血量减少，肾血管收缩、肾血流量减少、肾小球滤过量下降引起。表现为少尿、无尿、稀释性低钠血症，低尿钠和氮质血症等，肾脏本身无器质性改变，故又称为功能性肾衰竭。上消化道出血、休克、大量的腹水和强烈利尿、内毒素血症和电解质、酸碱平衡紊乱等与并发症的发生密切相关。

6.电解质和酸碱平衡紊乱

肝硬化患者在腹水出现前一般已存在，出现腹水后，电解质和酸碱平衡紊乱更为严重。常见的有：①低钠血症，与长期摄入不足、长期利尿和大量放腹水使钠丢失增多以及水钠潴留所致的稀释性低钠血症有关；②低钾血症与代谢性碱中毒，与进食少、呕吐、腹泻、长期使用利尿剂或葡萄糖制剂、继发性醛固酮分泌增多等有关。

四、辅助检查

（一）实验室检查

1.血、尿常规

失代偿期时可有不同程度贫血，脾功能亢进时全血细胞计数减少；尿内可有蛋白、红细胞；黄疸时尿中检测胆红素阳性，尿胆原增加。

2.肝功能检查

代偿期肝功能正常或轻度异常，失代偿期则多有异常。

（1）转氨酶：轻、中度增高，以丙氨酸氨基转移酶（ALT）显著，肝细胞广泛大量坏死时则可能有天门冬氨酸氨基转移酶（AST）升高，AST活力大于ALT。

（2）血清蛋白：血清总蛋白正常、降低或增高，血清白蛋白降低，球蛋白却增高，白蛋白/球蛋白（A/G）的比值降低或倒置。

（3）凝血酶原时间：有不同程度的延长。

（4）血清蛋白电泳：白蛋白减少，γ球蛋白增多。

3.免疫功能检查

血清IgG、IgA、IgM增高，以IgG最显著；病毒性肝炎患者的病毒标志物呈阳性反应。

4.腹水检查

一般应为漏出液，若患者发生癌变、自发性腹膜炎等并发症时，腹水性质可发生改变。

（二）其他辅助检查

1.影像检查

常用的影像学手段如B超、X线、CT、核磁共振成像（MRI）等可以发现肝硬化和（或）门脉高压的征象。如肝包膜增厚、肝表面轮廓不规则、肝实质的回声不均匀增强或CT值增高或呈结节状，各肝叶比例改变，脾脏厚度增加及门静脉、脾静脉直径增宽等。食管静脉曲张时，食管X线吞钡检查可见食管下段虫蚀样或蚯蚓样充盈缺损，胃底静脉曲张时可见菊花样充盈缺损。

2.内镜检查

消化道内窥镜可直观静脉曲张的部位和程度，阳性率较X线检查高；并可在直视下对出血部位进行止血治疗。

3.肝组织病理学检查

在B超引导下采用自动穿刺针进行肝活检组织病理学检查，显示典型的肝硬化结节形成。肝活检可靠性及安全性很高，患者的痛苦也较小，但也有其局限性，如病变不均一有可能造成取样误差，且不可能对同一患者反复多次进行穿刺，因而不便于观察动态变化或治疗效果。

五、治疗要点

对于肝硬化的治疗主要是病因治疗、一般对症支持治疗及预防和治疗各种并发症。最重要的是从整体观念出发，给患者制定一个系统的、规范的临床治疗方案及长期随访监测计划。

（一）病因治疗

对慢性乙型和丙型肝炎所致的肝硬化，如果病毒复制仍然活跃，可给予相应的抗病毒、降酶、退黄治疗；对于失代偿期的肝硬化患者应禁用干扰素等有可能加重肝功能损害的药物。对于酒精性肝硬化患者应立即严格戒酒。对于胆汁淤积性肝硬化应及早给予大剂量熊去氧胆酸治疗。对于自身免疫性肝炎所致的肝硬化若仍有疾病活动，应给予激素或激素加硫唑嘌呤治疗。只有去除或有效控制病因，才能有效延缓、阻断甚至逆转肝硬化的发展。

（二）一般治疗

包括休息、饮食、营养支持疗法，维持水、电解质和酸碱平衡，特别注意钾盐的补充；酌情应用氨基酸、血浆及白蛋白等。

（三）降低门静脉压力

常用心得安，应从小量开始，递增给药。用法：每次10～20mg，每日3次或每次40mg，每日2次。其他硝酸酯类，如消心痛，或钙通道阻滞剂也可选用。

（四）并发症的治疗

1.腹水治疗

（1）卧床休息、限制水钠摄入。常规限钠能使基础尿钠排出量相对较高的患者腹水消退。

（2）利尿剂的应用：大多数腹水患者需要加用利尿剂治疗，约90%的患者对限钠和利尿剂治疗有反应。主要使用安体舒通和速尿，二者有协同作用，可避免电解质紊乱和过度利尿。使用安体舒通和速尿的比例为100mg∶40mg。

（3）腹腔穿刺放液及补充血容量：大量腹水出现明显压迫症状时，可穿刺放液以减轻症状，同时按放腹水量每升补充白蛋白6～8g，以提高血浆胶体渗透压，可有效预防大量排放腹水造成的循环改变和肾脏损害。有证据表明在白蛋白的扩容配合下，每次放腹水大于5L是安全的，一次最大放液量可达15～20L。

(4)自身腹水浓缩回输：腹水浓缩回输是利用半透膜的有限通透性，让水和小分子物质通过，保留白蛋白等成分，通常可将腹水浓缩2～6倍，钠盐被大量清除。浓缩后的腹水经外周静脉回输至患者体内，可提高血浆白蛋白浓度和血浆胶体渗透压，增加有效血容量，改善肾功能，抑制醛固酮和抗利尿激素的分泌，减少外源性白蛋白和利尿剂的应用。但有感染的腹水禁止回输。

(5)手术置管介入方式：近年来，有证据证实通过体内置入支架或分流管，以使腹水生成减少和出路增加，是难治性腹水治疗的有效方法，如经颈静脉肝内门体分流术(TIPS)、腹腔静脉分流术(PVS)等。

2.上消化道出血的治疗

对已发生上消化道大出血者，按上消化道出血治疗原则采取综合措施进行治疗。

3.肝性脑病的治疗

对于已出现肝性脑病患者。

七、护理

(一)体液过多

1.相关因素

(1)门静脉压力增高。

(2)低蛋白血症。

(3)肝淋巴液生成过多。

(4)继发性醛固酮增多导致肾钠重吸收增加。

(5)抗利尿激素分泌增多导致水的重吸收增加。

(6)有效循环血容量不足导致肾血流量、排钠和排尿减少。

2.临床表现

大量腹水使患者终日腹胀难忍，腹部膨隆、腹壁紧绷发亮，状如蛙腹，患者行走困难，有时膈明显抬高，出现端坐呼吸和脐疝。

3.护理措施

(1)休息：卧床休息，以增加肝、肾血流量。大量腹水者可取半卧位，以使膈肌下降，有利于呼吸运动，减轻呼吸困难和心悸。合并胸腔积液者，帮助患者取半卧位或健侧卧位，以减轻胸膜的刺激。

(2)遵医嘱给予普恭洛尔降门静脉压力：普萘洛尔为β受体拮抗药，可通过降低心排血量而降低内脏的血流量，从而使门静脉压力降低，对无心功能异常的患者，可长期服用。用药期间，不能突然停药，应逐步减量，以免引起反跳使门静脉压力剧增并发出血。监测心率，如心率<50次/分，应及时联系医师处理。

(3)提高血浆胶体渗透压：监测肝功能，可根据医嘱静脉补充血浆、新鲜血、白蛋白制剂。

(4)使用利尿药：同时使用排钾利尿药和保钾利尿药，利尿速度不宜过快，以每周体重减轻不超过2kg为宜，每天监测体重、腹围和记录尿量，测体重建议在晨起排尿后，测腹围应固定时间、部位，建议在晨起排尿后于同一体位、同一部位上测量。定期查肾功能，监测血钠、血钾水平，防止电解质紊乱，出现尿量过多、电解质紊乱时，应注意安全的防护。

(5)限制水钠摄入：如血清钠不低于125mmol/L，可以不用限制进水量；如血清钠低于125mmol/L时，应限制进水量在1000mL。限制钠的摄入(食盐为1.5～2g/d)。

(6)腹腔穿刺放腹水的护理：①术前排空膀胱以免误伤；②术中及术后监测生命体征，观察有无不适反应；③术毕用无菌敷料覆盖穿刺部位，如有溢液可用明胶海绵处置，如因腹腔压力过大，持续溢液，可用无菌小橡皮瓶塞扣于穿刺点形成负压，封闭伤口；④大量放腹水后，应用腹带缚紧腹部，以免腹内压突然下降而导致血压下降；⑤记录好抽出腹水的量、性状和颜色，标本应及时送检。

(二)营养失调——低于机体需要量

1.相关因素

肝功能减退、门静脉高压引起食欲缺乏、消化和吸收障碍。

2.临床表现

可表现为消瘦、皮肤干枯、面色黝暗无光泽，夜盲症，低蛋白血症引起水肿、腹水。

3.护理措施

(1)饮食护理：①每天总热量应不低于2000～2500kcal。②高蛋白饮食有利于细胞的修复，尤其适用于低蛋白血症和腹水患者，血浆蛋白过低，会加重腹水的形成。肝硬化的患者每天每千克体重可供给1.5～2g蛋白质。蛋白质来源可选择植物蛋白、奶类、蛋类、肉类，严重肝功能损害或肝性脑病患者应适当控制或进食蛋白质。③肝硬化可造成机体多种维生素的缺乏，影响机体生理代谢过程及功能，常缺乏的维生素有B族维生素、维生素C及脂溶性维生素。新鲜的蔬菜、水果中含有大量维生素。④合理安排每天食物中的含盐量，高钠食物有咸肉酱菜、酱油、罐头食品、含钠味精等，应尽量少食用，含钠较少的食物有粮谷类、瓜茄类、水果等；含钾多的食物有水果、硬壳果、马铃薯、干豆、肉类等。但限钠饮食常使患者感到食物淡而无味，可适量添加柠檬汁、食醋等，改善食品调味，以增进食欲。⑤有食管-胃底静脉曲张者应食菜泥、肉末、软饭，进餐时应细嚼慢咽，咽下食团宜小且外表光滑，切勿混入糠皮、硬屑、鱼刺、甲壳等，药物应磨成粉末，以防损伤曲张的食管胃底静脉而导致出血。

(2)对于进食不足或禁食或进食困难的患者可遵医嘱给予静脉补充足够的营养，每天给予一定量的糖、中长链脂肪乳、支链氨基酸，脂溶性、水溶性维生素等营养物质。

(3)鼓励患者少量多餐，尤其是食欲缺乏、大量腹水引起腹胀的患者。

(4)按医嘱可给予患者促进胃动力的药。

(5)经常评估患者的营养状况，包括每天的进食量、体重和实验室有关指标的变化。

(三)有感染的危险

1.相关因素

(1)脾亢引起白细胞计数降低。

(2)营养不良，机体抵抗力下降。

2.临床表现

出现肺炎、胆道感染、大肠埃希菌败血症、自发性腹膜炎等相应的临床表现。

3.护理措施

(1)加强营养(措施同营养失调——低于机体需要量)。

(2)避免受凉、感冒，保持空气流通，勤开窗通风，减少病室内不必要的人员流动，以降低感染机会。

(3)严密监测体温的变化。

(4)注意患者口腔、会阴处的清洁卫生情况，生活不能自理者，应每天行口腔、会阴护理，一旦发生真菌的感染，应给予相应措施，也可预防性给予2.5%碳酸氢钠溶液或制霉菌素漱口液漱口。

(5)长期卧床患者，应加强生活护理。勤翻身叩背，教会患者有效咳嗽，促进痰液排出，必要时可按医嘱给予雾化吸入。

(6)严格执行各项无菌操作。

(四)有皮肤完整性受损的危险

1. 相关因素

(1) 黄疸引起皮肤瘙痒。

(2) 低蛋白血症引起全身水肿，尤其是下肢、臀部等。

(3) 营养不良，皮肤抵抗力弱。

(4) 长期卧床，甚至强迫卧位。

2. 临床表现

出现压疮。

3. 护理措施

(1) 每班检查、评估全身皮肤，尤其受压部位有无红肿、破损。

(2) 由于皮肤干燥、瘙痒、水肿，抵抗力弱，易损伤和继发性感染，故应每天用温水擦浴，保持皮肤的清洁。

(3) 衣着宜柔软、宽大，床铺应平整、洁净，定时更换体位，必要时用气垫床或减压垫，以防局部组织长期受压、皮肤损伤、发生压疮或感染。

(4) 皮肤瘙痒者给予止痒处理，修平患者的指甲，嘱患者勿用手抓挠，以免皮肤破损和感染。

(5) 有脐疝的患者，可用消毒的柔软纱布覆盖突出的皮肤，以减少摩擦。

(6) 协助患者于晨起、餐后、睡前漱口，建议患者使用软毛的牙刷，出血、禁食及昏迷者做好口腔护理，口唇干燥者涂液状石蜡保护。

(7) 女性应注意会阴部的清洁卫生，男性患者阴囊水肿使用托带时应注意保护皮肤。

(五) 潜在并发症：出血

1. 相关因素

①门静脉高压致食管胃底静脉曲张、痔核形成。②急性胃黏膜糜烂、消化性溃疡。③肝合成凝血因子减少、脾功能亢进和毛细血管脆性增加。

2. 临床表现

食管-胃底静脉曲张破裂或部分患者系因并发急性胃黏膜病变或消化性溃疡引起突然的、大量的呕血和黑粪，常引起出血性休克或诱发肝性脑病；痔核形成，破裂后出现鲜红色血便；常有患者出现鼻出血、牙龈出血、皮肤紫癜等。

3. 护理措施

(1) 饮食原则：应进软的温凉饮食，避免刺激性、粗糙食物；避免进食过快，应细嚼慢咽；一次勿进食过饱，应少量多餐；戒烟禁酒。

(2) 避免剧烈的咳嗽、打喷嚏、大笑等动作，不要提举重物等，以免腹压骤增引起食管-胃底曲张静脉破裂出血。

(3) 避免便秘，保持大便通畅。养成定时排便的习惯，食管胃底静脉曲张或痔核形成的患者，如大便干结引起排便困难，不能用力排便，应使用开塞露等药物先润滑软化，平常可遵医嘱给予改善肠道功能的药物口服。

(4) 对于明确有消化性溃疡的患者，应积极进行治疗，遵医嘱给予制酸、保护胃肠黏膜等药物。

(5) 保持口、鼻腔黏膜清洁、湿润，嘱患者选用软毛牙刷、刷牙时应轻柔，避免太过用力以损伤牙龈、黏膜等。

(6) 遵医嘱给患者输注凝血酶原、维生素 K_1 等药物。

(六) 潜在并发症：肝性脑病

1. 相关因素

上消化道出血，大量排钾利尿，放腹水，高蛋白质饮食，催眠镇静药、麻醉药、便秘、感染。

2.临床表现

意识障碍、行为异常、昏迷。

八、健康教育

(一)心理指导

护士应帮助患者和家属掌握本病的有关知识和自我护理方法,分析和消除不利于个人和家庭应对的各种因素,树立治病信心,保持愉快心情,把治疗计划落实到日常生活中。

(二)饮食指导

合理饮食可提高疗效,减少并发症的发生,饮食不合理有碍于疾病的治疗和康复,甚至会加重病情,诱发并发症如上消化道出血、肝性脑病等。

1.饮食原则

高蛋白质、高热量、高维生素、适量脂肪。

2.饮食多样化,定时定量,每餐以七八成饱为宜。

3.宜食食物

①肝硬化患者如未并发肝性脑病者,宜食高蛋白质食物如鱼类、豆制品、蛋类、瘦肉。②高维生素食物:新鲜蔬菜、水果。③酸奶:富含乳酸菌和酵母菌,能抑制和杀灭肠道内的腐败菌,减少肠道内细菌分解蛋白质产生氨等有害物质,减少氨的吸收。④蜂蜜:具有健胃、助消化,提高肝糖原含量和血红蛋白水平,增强肝解毒能力和强健机体的功效。⑤增加凝血功能的食物:肉皮冻、蹄筋、海参等。⑥补钾:血钾低者应多吃含钾高的食物如番茄、南瓜、橘子、香蕉、杧果等。

4.忌食食物

①酒:酒及其代谢产物可直接刺激和损害肝细胞。②高脂肪食物:加重胃肠道负担。③腌制食品:包括咸菜、皮蛋、火腿、香肠、虾米等。

5.限水

如血清钠不低于125mmol/L,可以不用限制进水量;如血清钠低于125mmol/L时,应限制进水量在1000mL左右。

6.限制盐在1.5～2g/d。

7.食管静脉曲张患者饮食

①软食:软、烂、易消化食物,如面条、软饭、馒头等。②温热:食物不宜过烫、过冷。③细嚼慢咽,避免鱼刺、硬骨等损伤黏膜引起出血。④忌食食物:油炸、干炸食品;粗纤维食品,如韭菜、芹菜等;胀气食品,如洋葱、黄豆等;坚果类。

(三)作息指导

保证身心两方面的休息。根据病情不同,因人而异地安排休息和活动量。代偿期患者一般可参加轻工作,但应避免过度疲劳;失代偿期患者则以卧床休息为主。同时应看到,过多的躺卧易引起消化不良、情绪不佳,同样是不利于康复的。因此,可适当活动,活动量应以不感到疲劳,不加重症状为度。中医学理论认为,"郁""怒"伤肝,故肝硬化患者应十分注意情绪的调节。在安排好治疗,身体调理的同时,勿过多考虑病情,遇事豁达开朗,可适当安排读书看报、散步、种花、轻微少量的家务等日常活动。总之,患者应保持情绪稳定,保持足够的休息和睡眠,生活起居有规律,有节制地用脑和活动,注意劳逸适度。同时,还应注意保暖和个人卫生,预防感染。

(四)用药指导

按医师处方用药,如需加用药,应征得医师同意,以免服药不当而加重肝脏负担造成肝功能损害。如服用利尿药者,应向其详细介绍所用药物的名称、剂量、给药时间和方法,教会其观察药物疗效和不良反应。例如,出现软弱无力、心悸等症状时,提示低钠、低钾血症,应及时就医。

（五）定期随诊、复查

家属应理解和多关心患者，细心观察，及早识别病情变化，如当患者出现性格、行为改变等可能为肝性脑病的前驱症状时，或消化道出血等其他并发症时，应及时就诊，定期门诊随访。

第五章　神经内科疾病的护理

第一节　偏头痛

偏头痛是一类发作性且常为单侧的搏动性头痛。发病率各家报告不一，所罗门(Solomon)描述约6%的男性，18%的女性患有偏头痛，男女之比为1∶3；威尔金森(Wilkinson)的报告显示约10%的英国人口患有偏头痛；萨伯尔(Saper)报告在美国约有2300万人患有偏头痛，其中男性占6%，女性占17%。偏头痛多开始于青春期或成年早期，约25%的患者于10岁以前发病，55%的患者发生在20岁以前，90%以上的患者发生于40岁以前。在美国，偏头痛造成的社会经济负担为10亿～17亿美元。在我国也有大量患者因偏头痛而影响工作、学习和生活。多数患者有家族史。

一、病因与发病机制

偏头痛的确切病因及发病机制仍处于讨论之中。很多因素可诱发、加重或缓解偏头痛的发作。

(一)激发或加重因素

对于某些个体而言，很多外部或内部环境的变化都可激发或加重偏头痛发作。

1.激素变化

口服避孕药可增加偏头痛发作的频度；月经是偏头痛常见的触发或加重因素（"周期性头痛"）；妊娠、性交可触发偏头痛发作（"性交性头痛"）。

2.某些药物

某些易感个体服用硝苯地平、硝酸异山梨酯或硝酸甘油后可出现典型的偏头痛发作。

3.天气变化

特别是天气转热、多云或天气潮湿。

4.某些食物添加剂和饮料

最常见的是酒精性饮料，如某些红葡萄酒；奶制品，奶酪，特别是硬奶酪；咖啡；含亚硝酸盐的食物，如汤、热狗；某些水果，如柑橘类水果；巧克力（"巧克力性头痛"）；某些蔬菜；酵母；人工甜食；发酵的腌制品如泡菜；味精。

5.运动

头部的微小运动可诱发偏头痛或使之加重，有些患者因惧怕乘车会引起偏头痛发作而不敢乘车；踢足球的人以头顶球可诱发头痛（"足球运动员偏头痛"）；爬楼梯上楼可出现偏头痛。

6.睡眠过多或过少。

7.一顿饭漏吃或延后。

8.吸烟或置身于吸烟环境中。

9.闪光、灯光过强。

10.紧张、生气、情绪低落、哭泣（"哭泣性头痛"）；很多女性逛商场或到人多的场合可致偏头痛发作。

在激发因素中，剂量、联合作用及个体差异也应考虑。如对于敏感个体，吃一片橘子可能不致引起头痛，而吃数枚橘子则可引起头痛；有些情况下，吃数枚橘子也不引起头痛发作，但如同时有月经的影响，这种联合作用就可引起偏头痛发作；有的个体在商场中待一会儿即发作；而有的个体于商场中久待才出现偏头痛发作。

偏头痛尚有很多改善因素。有人于偏头痛发作时静躺片刻，即可使头痛缓解；有人于光线较暗淡的房间闭目而使头痛缓解；有人于头痛发作时喜以双手压迫双颞侧，以期使头痛缓解；有人通过冷水洗头使头痛得以缓解。妇女绝经后及妊娠3个月后偏头痛也可趋于缓解。

(二)有关发病机制的几个学说

1.血管活性物质

在所有血管活性物质中，5-羟色胺(5-HT)是学者提及最多的一个。人们发现偏头痛发作期血小板中5-HT浓度下降，而尿液中5-HT代谢物5-羟吲哚乙酸增加。脑干中5-HT能神经元及去甲肾上腺素能神经元可调节颅内血管舒缩。很多5-HT受体拮抗剂治疗偏头痛有效。以利血压耗竭5-HT可加速偏头痛发生。

2.三叉神经血管脑膜反应

刺激啮齿动物的三叉神经，可使其脑膜产生炎性反应，而治疗偏头痛药物麦角胺、双氢麦角胺、舒马普坦(sumatriptan)等可阻止这种神经源性炎症。在偏头痛患者体内可检测到由三叉神经所释放的降钙素基因相关肽(CGRP)，而降钙素基因相关肽为强烈的血管扩张剂。双氢麦角胺、sumatriptan既能缓解头痛，又能降低降钙素基因相关肽含量。因此，偏头痛的疼痛是由神经血管性炎症产生的无菌性脑膜炎引起的。威尔金森认为三叉神经分布于涉痛区域，偏头痛可能就是一种神经源性炎症。所罗门在复习儿童偏头痛的研究文献后指出，儿童眼肌瘫痪型偏头痛的复视源于海绵窦内颈内动脉的肿胀伴第Ⅲ对脑神经的损害。另一种解释是小脑上动脉和大脑后动脉肿胀造成的第Ⅲ对脑神经的损害，也可能为神经的炎症。

3.内源性疼痛控制系统障碍

中脑水管周围及第四脑室室底灰质含有大量与镇痛有关的内源性阿片肽类物质，如脑啡肽、β-内啡肽等。正常情况下，这些物质通过对疼痛传入的调节而起镇痛作用。虽然报告的结果不一，但多数报告显示偏头痛患者脑脊液或血浆中β-内啡肽或其类似物降低，提示偏头痛患者存在内源性疼痛控制系统障碍。这种障碍导致患者疼痛阈值降低，对疼痛感受性增强，易于发生疼痛。鲑钙紧张素治疗偏头痛的同时可引起患者血浆β-内啡肽水平升高。

4.自主功能障碍

自主功能障碍很早即引起了学者的重视。瞬时心率变异及心血管反射研究显示，偏头痛患者存在交感功能低下症状。24小时动态心率变异研究提示，偏头痛患者存在交感、副交感功能平衡障碍症状。也有学者指出，偏头痛患者存在瞳孔直径不均症状，提示这部分患者自主功能异常。有人认为在偏头痛患者中的猝死现象可能与自主功能障碍有关。

5.偏头痛的家族聚集性及基因研究

偏头痛患者具有肯定的家族聚集性倾向。遗传因素最明显，研究较多的是家族性偏瘫型偏头痛及基底型偏头痛。有先兆偏头痛比无先兆偏头痛具有更高的家族聚集性。有先兆偏头痛和偏瘫发作可在同一个体中交替出现，并可同时出现于家族中，基于此，学者认为家族性偏瘫型偏头痛和非复杂性偏头痛可能具有相同的病理生理和病因。巴洛赫(Baloh)等针对数个家族开展了研究，研究报告显示，其家族中多个成员出现偏头痛性质的头痛，并有眩晕发作或原发性眼震，有的晚年继发进行性周围性前庭功能丧失，有的家族成员发病年龄趋于一致，如均于25岁前出现症状。

有数据显示，偏瘫型偏头痛家族基因缺陷与19号染色体标志点有关，但也有发现提示有的偏瘫型偏头痛家族与19号染色体无关，提示家族性偏瘫型偏头痛存在基因的变异。与19号染色体有关的家族性偏瘫型偏头痛患者出现发作性意识障碍的频度较高，这提示各种与19号染色体有关的偏头痛发作的外部诱发阈值较低是由遗传决定的。奥费夫(Ophoff)报告34例与19号染色体有关的家族性偏瘫型偏头痛家族，在电压闸门控钙通道α_1亚单位基因代码功能区域存在4种不同的错义突变。

有一种伴有发作间期眼震的家族性发作性共济失调，其特征是共济失调。眩晕伴以发作间期眼震，为显性遗传性神经功能障碍，这类患者约有50%出现无先兆偏头痛，临床症状与家族性偏瘫型偏头痛有重叠，二者亦均与基底型偏头痛的典型状态有关，且均可有原发性眼震及进行性共济失调。奥费夫报告了2例伴有发作间期眼震的家族性共济失调家族，存在19号染色体电压依赖性钙通道基因的突变，这与在家族性偏瘫型偏头痛中探测到的一样。所不同的是其阅读框架被打断，并产生一种截断的α₁亚单位，这导致正常情况下可在小脑内大量表达的钙通道密度的减少，由此可能解释其发作性及进行性加重的共济失调。同样的错义突变如何导致家族性偏瘫型偏头痛中的偏瘫发作尚不明。

巴洛赫报告了3个伴有双侧前庭病变的家族性偏头痛家族。家族中多个成员经历偏头痛性头痛、眩晕发作(数分钟)，晚年继发前庭功能丧失，当眩晕发作停止，双侧前庭功能丧失导致平衡障碍及走路摆动。

6.血管痉挛学说

颅外血管扩张可伴有典型的偏头痛性头痛发作。偏头痛患者是否存在颅内血管的痉挛尚有争议。以往认为偏头痛的视觉先兆是由血管痉挛引起的，现在有确切的证据表明，这种先兆是皮层神经元活动由枕叶向额叶的扩布抑制(3mm/min)造成的。血管痉挛更像是视网膜性偏头痛的始动原因，一些患者经历短暂的单眼失明，于发作期检查，可发现视网膜动脉的痉挛。另外，这些患者对抗血管痉挛剂有反应。与偏头痛相关的听力丧失和(或)眩晕可基于内听动脉耳蜗和(或)前庭分支的血管痉挛来解释。血管痉挛可导致内淋巴管或囊的缺血性损害，引起淋巴液循环损害，并最终发展成为水肿。经颅多普勒(TCD)脑血流速度测定发现，无论是在偏头痛发作期还是发作间期，均存在血流速度的加快，提示这部分患者颅内血管紧张度升高。

7.离子通道障碍

很多偏头痛综合征所共有的临床特征与遗传性离子通道障碍有关。偏头痛患者内耳存在局部细胞外钾的积聚，当钙进入神经元时钾退出。因为内耳的离子通道在维持富含钾的内淋巴和神经元兴奋功能方面是至关重要的，脑和内耳离子通道的缺陷可导致可逆性毛细胞除极及听觉和前庭症状。偏头痛中的头痛则是继发现象，这是细胞外钾浓度增加的结果。偏头痛综合征的很多诱发因素，包括紧张、月经，可能是激素对有缺陷的钙通道影响的结果。

8.其他学说

有人发现偏头痛于发作期存在血小板自发聚集和黏度增加现象。另有人发现偏头痛患者存在TXA。PGI₂平衡障碍、P物质及神经激肽的改变。

二、临床表现

(一)偏头痛发作

萨伯尔在描述偏头痛发作时将其分为五期来叙述。需要指出的是，这五期并非每次发作所必备的，一方面有的患者可能只表现其中的数期，大多数患者的发作表现为两期或两期以上，有的仅表现其中的一期。另外，每期特征可以存在很大不同，同一个体的发作也可不同。

1.前驱期

60%的偏头痛患者在头痛开始前数小时至数天出现前驱症状。前驱症状并非先兆，不论是有先兆偏头痛，还是无先兆偏头痛均可出现前驱症状，可表现为精神、心理改变，如精神抑郁、疲乏无力、懒散、昏昏欲睡；也可情绪激动，如易激惹、焦虑、心烦或欣快感等；尚可表现为自主神经症状，如面色苍白、发冷、厌食或明显的饥饿感、口渴、尿少、尿频、排尿费力、打哈欠、颈项发硬、恶心、肠蠕动增加、腹痛、腹泻、心慌、气短、心率加快，对气味过度敏感等。不同患者前驱症状具有很大的差异，但每例患者每次发作的前驱症状具有相对稳定性。这些前驱症状可在前驱期出现，也可于头痛发作中，甚至持续到头痛发作后成为后续症状。

2. 先兆

约有 20%的偏头痛患者出现先兆症状。先兆多为局灶性神经症状，偶为全面性神经功能障碍。典型的先兆应符合下列 4 条特征中的 3 条，即重复出现，逐渐发展，持续时间不多于 1 小时，并跟随出现头痛。大多数病例先兆持续 5～20 分钟，极少数情况下先兆可突然发作，也有的患者于头痛期间出现先兆性症状，尚有伴迁延性先兆的偏头痛，其先兆不仅始于头痛之前，尚可持续到头痛后数小时至 7 天。

先兆可为视觉性的、运动性的、感觉性的，也可表现为脑干或小脑功能障碍。最常见的先兆为视觉性先兆，约占先兆的 90%。如闪电、暗点、单眼黑蒙、双眼黑蒙、视物变形、视野外空白等。闪光可为锯齿样或闪电样闪光、城垛样闪光。视网膜动脉型偏头痛患者眼底可见视网膜水肿，偶可见樱红色黄斑。仅次于视觉现象的常见先兆为麻痹。典型的是影响一侧手和面部的麻痹，也可出现偏瘫。如果优势半球受累，可出现失语。数十分钟后出现对侧或同侧头痛，多在儿童期发病。这称为偏瘫型偏头痛。偏瘫型偏头痛患者的局灶性体征可持续 7 天以上，甚至在影像学上发现脑梗死。偏头痛伴迁延性先兆和偏头痛性偏瘫以前曾被划入"复杂性偏头痛"。偏头痛反复发作后出现眼球运动障碍称为眼肌瘫痪型偏头痛。多为动眼神经麻痹所致，其次为滑车神经和展神经麻痹。多有无先兆偏头痛病史，反复发作者麻痹可经久不愈。如果先兆涉及脑干或小脑，则这种状况被称为基底型偏头痛，又称基底动脉型偏头痛。可出现头昏、眩晕、耳鸣、听力障碍、共济失调、复视，视觉症状包括闪光、暗点、黑蒙、视野缺损、视物变形。双侧损害可出现意识抑制，后者尤见于儿童，尚可出现感觉迟钝，偏侧感觉障碍等。

偏头痛先兆可不伴头痛出现，称为偏头痛等位症，多见于儿童偏头痛，有时见于中年以后。先兆可为偏头痛发作的主要临床表现而头痛很轻或无头痛，也可与头痛发作交替出现，可表现为闪光、暗点、腹痛、腹泻、恶心、呕吐、复发性眩晕、偏瘫、偏身麻木及精神心理改变。如儿童良性发作性眩晕、前庭性梅尼埃病、成人良性复发性眩晕。有跟踪研究显示，为数不少的以往诊断为梅尼埃病的患者，其症状大多数与偏头痛有关。有报告描述了一组成人良性复发性眩晕患者，年龄在 7～55 岁，晨起发病症状表现为反复发作的头晕、恶心、呕吐及大汗，持续数分钟至 4 天。发作开始及末期表现为位置性眩晕，发作期间无听觉症状。发作间期几乎所有患者均无症状，这些患者眩晕发作与偏头痛有着几个共同的特征，包括可因酒精、睡眠不足、情绪紧张造成及加重，女性多发，常见于经期。

3. 头痛

头痛可出现于围绕头或颈部的任何部位，可位于颞侧、额部、眶部。多为单侧痛，也可为双侧痛，甚至发展为全头痛，其中单侧痛者约占 2/3。头痛性质往往为搏动性痛，但也有的患者描述为钻痛；疼痛程度往往为中、重度痛，甚至难以忍受；往往是晨起后发病，逐渐发展，达高峰后逐渐缓解；也有的患者于下午或晚上起病，成人头痛大多历时 4 小时至 3 天，而儿童头痛多历时 2 小时至 2 天，尚有持续时间更长者，可持续数周。有人将发作持续 3 天以上的偏头痛称为偏头痛持续状态。

头痛期间不少患者伴随恶心、呕吐、视物不清、畏光畏声等，喜独居。恶心为最常见伴随症状，达一半以上，且常为中、重度恶心。恶心可先于头痛发作，也可于头痛发作中或发作后出现。近一半的患者出现呕吐，有些患者的经验是呕吐后发作即明显缓解。其他自主功能障碍也可出现，如尿频、排尿障碍、鼻塞、心慌、高血压、低血压，甚至可出现心律失常。发作累及脑干或小脑者可出现眩晕、共济失调、复视、听力下降、耳鸣、意识障碍症状。

4. 头痛终末期

此期为头痛开始减轻至最终停止这一阶段。

5. 后续症状期

为数不少的患者于头痛缓解后出现一系列后续症状，表现为怠倦、困顿、昏昏欲睡。有的感到精疲力竭、饥饿或厌食、多尿、头皮压痛、肌肉酸痛，也可出现精神心理改变，如烦躁、易怒、心境高涨或情绪低落、少语、少动等。

（二）儿童偏头痛

儿童偏头痛是儿童期头痛的常见类型。儿童偏头痛与成人偏头痛在一些方面有所不同。性别方面，发生于青春期以前的偏头痛，男女患者比例大致相等，而成人期偏头痛，女性比例大大增加，约为男性的 3 倍。

儿童偏头痛的诱发及加重因素有很多与成人偏头痛一致，如劳累和情绪紧张可诱发或加重头痛；为数不少的儿童可因运动而诱发头痛，儿童偏头痛患者可有睡眠障碍；而相对于成人来说，儿童患上呼吸道感染及其他发热性疾病时更易使头痛加重。

在症状方面，儿童偏头痛与成人偏头痛亦有区别。儿童偏头痛持续时间常较成人短。偏瘫型偏头痛多在儿童期发病，成年期停止，偏瘫发作可从一侧到另一侧，这种类型的偏头痛常较难控制。反复的偏瘫发作可造成永久性神经功能缺损，并可出现病理征，也可造成认知障碍。基底动脉型偏头痛，儿童也比成人常见，表现为闪光、暗点、视物模糊、视野缺损，也可出现脑干、小脑及耳症状，如眩晕、耳鸣、耳聋、眼球震颤。儿童出现意识恍惚症状者比成人多，尚可出现跌倒发作。有些偏头痛儿童尚可仅出现反复发作性眩晕，而无头痛发作。一个平时表现完全正常的儿童可突然恐惧、大叫、面色苍白、大汗、步态不稳、眩晕、有旋转感，并出现眼球震颤，数分钟后可完全缓解，恢复如常，称为儿童良性发作性眩晕，属于一种偏头痛等位症。这种眩晕发作始于 4 岁以前，可每日数次发作，其后发作次数逐渐减少，多数于七八岁以后不再发作。与成人不同，儿童偏头痛的前驱症状常为腹痛，有时可无偏头痛发作而代之以腹痛、恶心、呕吐、腹泻，称为腹型偏头痛等位症。在偏头痛的伴随症状中，儿童偏头痛出现呕吐较成人更加常见。

儿童偏头痛的预后较成人偏头痛好，6 年后约有一半儿童不再经历偏头痛，约 1/3 的偏头痛得到改善，而始于青春期以后的成人偏头痛常持续几十年。

三、防治

（一）一般原则

偏头痛的治疗策略包括两个方面：对症治疗及预防性治疗。对症治疗的目的在于消除、抑制或减轻疼痛及伴随症状，预防性治疗用来减少头痛发作的频度及减轻头痛严重性。对偏头痛患者是单用对症治疗还是同时采取对症治疗及预防性治疗，要具体分析。一般说来，如果头痛发作频度较小，疼痛程度较轻，持续时间较短，可考虑单纯选用对症治疗；如果头痛发作频度较大，疼痛程度较重，持续时间较长，对工作、学习、生活影响较明显，则在给予对症治疗的同时，给予适当的预防性治疗。总之，既要考虑到疼痛对患者的影响，又要考虑到药物不良反应对患者的影响，有时还要参考患者个人的意见。萨伯尔的建议是每周发作两次以下者单独给予药物性对症治疗，而发作频繁者应给予预防性治疗。

无论是对症治疗还是预防性治疗均包括两个方面，即药物干预及非药物干预。非药物干预方面，强调患者自助。嘱患者详细记录前驱症状、头痛发作与持续时间及伴随症状，找出头痛诱发及缓解的因素，并尽可能避免。如避免某些食物，保持规律的作息时间、规律饮食。不论是在工作日，还是周末抑或假期，坚持这些方案对于减轻头痛发作非常重要，接受这些建议对 30%的患者有帮助。另有人倡导有规律的锻炼，如长跑等，可能有效地减少头痛发作。认知和行为治疗，如生物反馈治疗等，已被证明有效，另有患者于头痛时进行痛点压迫，于凉爽、安静、暗淡的环境中独处，或以冰块冷敷均有一定效果。

（二）药物对症治疗

偏头痛对症治疗可选用非特异性药物治疗，包括简单的止痛药、非甾体消炎药及麻醉剂。

对于轻、中度头痛，简单的镇痛药及非甾体消炎药常可缓解头痛的发作。常用的药物有脑清片、扑热息痛、阿司匹林、萘普生、吲哚美辛、布洛芬、颅痛定等。麻醉药的应用是严格限制的，萨伯尔提议主要用于严重发作，其他治疗不能缓解，或对偏头痛特异性治疗有禁忌或不能忍受的情况下应用。偏头痛特异性 5-HT 受体拮抗剂主要用于中、重度偏头痛。偏头痛特异性 5-HT 受体拮抗剂结合简单的止痛剂，大多数头痛可得到有效的治疗。

5-HT 受体拮抗剂治疗偏头痛的疗效是肯定的。麦角胺咖啡因既能抑制去甲肾上腺素的再摄取，又能拮抗其与 β-肾上腺素受体的结合，于先兆期或头痛开始后服用 1 片，常可使头痛发作终止或减轻。如效不显，于数小时后加服 1 片，每日不超过 4 片，每周用量不超过 10 片。该药缺点是不良反应较多，并且有成瘾性，有时剂量会越来越大。常见不良反应为消化道症状、心血管症状，如恶心呕吐、胸闷、气短等。孕妇，心肌缺血/高血压、肝肾疾病等患者禁用。

麦角碱衍生物酒石酸麦角胺，sumatriptan 和二氢麦角胺为偏头痛特异性药物，均为 5-HT 受体拮抗剂。这些药物作用于中枢神经系统和三叉神经中受体介导的神经通路，通过阻断神经源性炎症而起到抗偏头痛作用。

酒石酸麦角胺主要用于中、重度偏头痛，特别是当简单的镇痛治疗效果不足或不能耐受时。其有多项作用：既是 5-HT$_{1A}$、5-HT$_{1B}$、5-HT$_{1D}$ 和 5-HT$_{1F}$ 受体拮抗剂，又是 α-肾上腺素受体拮抗剂，通过刺激动脉平滑肌细胞 5-HT 受体而产生血管收缩作用；它可收缩静脉容量性血管、抑制交感神经末端去甲肾上腺素再摄取。作为 5-HT$_1$ 受体拮抗剂，它可抑制三叉神经血管系统神经源性炎症，其抗偏头痛活性中最基础的机制可能在此，而非其血管收缩作用。其对中枢神经递质的作用对缓解偏头痛发作亦是重要的。给药途径有口服、舌下及直肠给药，生物利用度与给药途径关系密切。口服及舌下含化吸收不稳定，直肠给药起效快，吸收可靠。为了减少过多应用导致麦角胺依赖性或反跳性头痛，一般每周应用不超过 2 次，应避免大剂量连续用药。

萨伯尔总结，酒石酸麦角胺在下列情况下慎用或禁用：年龄 55～60 岁(相对禁忌)；妊娠或哺乳；心动过缓(中度至重度)；心室疾病(中度至重度)；胶原-肌肉病；心肌炎；冠心病，包括血管痉挛性心绞痛；高血压(中度至重度)；肝、肾损害(中度至重度)；感染或高热/败血症；消化性溃疡性疾病；周围血管病；严重瘙痒。另外，该药可加重偏头痛造成的恶心、呕吐。

sumatriptan 亦适用于中、重度偏头痛发作，该药作用于神经血管系统和中枢神经系统，通过抑制或减轻神经源性炎症而发挥作用。曾有人称 sumatriptan 为偏头痛治疗的里程碑，该药皮下用药 2 小时，对约 80% 的急性偏头痛有效。尽管 24～48 小时内 40% 的患者重新出现头痛，这时给予第 2 剂仍可达到同样的有效率。口服制剂的疗效稍低于皮下给药，起效亦稍慢，通常在 4 小时内起效。皮下用药后 4 小时给予口吸制剂不能预防再出现头痛，但对皮下用药后 24 小时内出现的头痛有效。

sumatriptan 具有良好的耐受性，其不良反应通常较轻和短暂，持续时间常在 45 分钟以内。包括注射部位的疼痛、耳鸣、面红、烧灼感、热感、头昏、体重增加、颈痛及发音困难。少数患者于首剂时出现非心源性胸部压迫感，仅有很少患者于后续用药时再出现这些症状。引起与其相关的心肌缺血情况较为罕见。

萨伯尔总结应用 sumatriptan 注意事项及禁忌证为：年龄超过 60 岁(相对禁忌证)；妊娠或哺乳；缺血性心肌病(心绞痛、心肌梗死病史、记录到的无症状性缺血)；不稳定型心绞痛；高血压(未控制)；基底型或偏瘫型偏头痛；未识别的冠心病(绝经期妇女，男性＞40 岁，心脏病危险因素如高血压、高脂血症、肥胖、糖尿病、严重吸烟及强阳性家族史)；肝肾功能损害(重度)；同时应用单胺氧化酶抑制剂或单胺氧化酶抑制剂治疗终止后 2 周内；同时应用含麦角胺或麦角类制剂(24 小时内)，首次剂量可能需要在医师监护下应用。

酒石酸二氢麦角胺的效果超过酒石酸麦角胺。该药对大多数患者起效迅速，在偏头痛中、重度发作时特别有用，也可用于难治性偏头痛。酒石酸二氢麦角胺与酒石酸麦角胺有共同的机制，但其动脉血管收缩作用较弱，有选择性收缩静脉血管的特性，可静脉注射、肌内注射及鼻腔吸入。静脉注射途径给药起效迅速，肌内注射生物利用度达 100%，鼻腔吸入的绝对生物利用度 40%。应用酒石酸二氢麦角胺后再出现头痛的频率较其他现有的抗偏头痛剂小，这可能与其半衰期长有关。酒石酸二氢麦角胺较酒石酸麦角胺具有较好的耐受性，恶心和呕吐的发生率及程度非常低，静脉注射最高，肌内注射及鼻吸入给药低，极少成瘾和引起反跳性头痛。通常的不良反应包括胸痛、轻度肌痛、短暂的血压上升。不应给予有血管痉挛反应倾向的患者，包括已知的周围性动脉疾病，冠状动脉疾病（特别是不稳定性心绞痛或血管痉挛性心绞痛）或未控制的高血压患者。其注意事项和禁忌证同酒石酸麦角胺。

（三）药物预防性治疗

偏头痛的预防性治疗应个体化，特别是剂量的个体化。可根据患者体重，一般身体情况、既往用药体验等选择初始剂量，逐渐加量，如无明显不良反应，可连续用药 2～3 天，无效时再接用其他药物。

1. 抗组织胺药物

苯噻啶为有效的偏头痛预防性药物。可每日 2 次，每次 0.5mg 起，逐渐加量，一般可增加至每日 3 次，每次 1.0mg，最大量不超过 6.0mg/d。不良反应为嗜睡、头昏、体重增加等。

2. 钙通道拮抗剂

氟桂利嗪每晚 1 次，每次 5～10mg，不良反应有嗜睡、锥体外系反应、体重增加、抑郁等。

3. β-受体阻滞剂

普萘洛尔开始剂量 3 次/天，每次 10mg，逐渐增加至 60mg/d，也有介绍称 120mg/d，心率＜60 次/分者停用。哮喘、严重房室传导阻滞者禁用。

4. 抗抑郁剂

阿米替林每日 3 次，每次 25mg，逐渐加量。可有嗜睡等不良反应，加量后不良反应明显。氟西汀（我国商品名百优解）20mg/片，每晨 1 片，饭后服，该药初始剂量及有效剂量相同，服用方便，不良反应有睡眠障碍、胃肠道症状等，常较轻。

5. 其他

非甾体消炎药，如萘普生；抗惊厥药，如卡马西平、丙戊酸钠等；舒必利、泰必利；中医中药（辨证施治、辨经施治、成方加减、中成药）等皆可试用。

（四）关于特殊类型偏头痛

与偏头痛相关的先兆是否需要治疗及如何治疗，目前尚无定论。通常先兆为自限性的、短暂的，大多数患者于治疗尚未发挥作用时可自行缓解。如果患者经历复发性、严重的、明显的先兆，考虑舌下含服尼非地平，但头痛有可能加重，且疗效亦不肯定。给予 sumatriptan 及酒石酸麦角胺的疗效亦尚处观察之中。

（五）关于难治性、严重偏头痛性头痛

这类头痛主要涉及偏头痛持续状态，头痛常不能为一般的门诊治疗所缓解。患者除持续的进展性头痛外尚有一系列生理及情感症状，如恶心、呕吐、腹泻、脱水、抑郁、绝望，甚至自杀倾向。用药过度及反跳性依赖、戒断症状常促发这些障碍。这类患者常需收入急症室观察或住院，以纠正患者存在的生理障碍，如脱水等；排除伴随偏头痛出现的严重的神经内科或内科疾病；治疗纠正药物依赖；预防患者于家中自杀等。应注意患者的生命体征，可做心电图检查。药物可选用酒石酸二氢麦角胺、sumatriptan、阿片类及止吐药，必要时亦可谨慎给予氯丙嗪等。可选用非肠道途径给药，如静脉或肌内注射给药。一旦发作控制，可逐渐加入预防性药物治疗。

（六）关于妊娠妇女的治疗

舒尔曼（Schulman）建议给予地美罗注射剂或片剂，并应限制剂量，还可应用泼尼松，其不易穿过胎盘，在妊娠早期不损害胎儿，但不宜应用太频。如欲怀孕，最好尽最大可能不用预防性药物并避免应用麦角类制剂。

（七）关于儿童偏头痛

儿童偏头痛用药的选择与成人有很多重叠，如止痛药物、钙离子通道拮抗剂、抗组织胺药物等，但也有人质疑酒石酸麦角胺药物的疗效。如能确诊，首要的是对儿童及其家长进行安慰，使其对本病有一个全面的认识，以缓解由此带来的焦虑，有益于治疗。

五、护理

（一）护理评估

1. 健康史

（1）了解患者头痛的部位、性质和程度：询问是全头疼还是局部头疼，是搏动性头疼还是胀痛、钻痛，是轻微痛、剧烈痛还是无法忍受的疼痛。偏头疼常描述为双侧颞部的搏动性疼痛。

（2）头疼的规律：询问头疼发病的急缓，是持续性还是发作性，起始与持续时间，发作频率，激发或缓解的因素，与季节、气候、体位、饮食、情绪、睡眠、疲劳等的关系。

（3）有无先兆及伴发症状：如头晕、恶心呕吐、面色苍白、潮红、视物不清、闪光、畏光、复视、耳鸣、失语、偏瘫、嗜睡、发热、晕厥等。典型偏头疼发作常有视觉先兆并伴有恶心、呕吐、畏光。

（4）既往史与心理社会状况：询问患者的情绪、睡眠、职业情况及服药史，了解头疼对其日常生活、工作和社交的影响，患者是否因长期反复头疼而出现恐惧、忧郁或焦虑心理。大部分偏头疼患者有家族史。

2. 身体状况

检查患者意识是否清楚，瞳孔是否等大等圆、对光反射是否灵敏；体温、脉搏、呼吸、血压是否正常；面部表情是否痛苦，精神状态怎样；眼睑是否下垂，有无脑膜刺激征。

3. 主要护理问题及相关因素

（1）偏头疼：与发作性神经血管功能障碍有关。

（2）焦虑：与偏头疼长期、反复发作有关。

（3）睡眠形态紊乱：与头疼长期、反复发作和(或)焦虑等情绪改变有关。

（二）护理措施

1. 避免诱因

告知患者可能诱发或加重头疼的因素，如情绪紧张、进食某些食物、饮酒、月经来潮、用力性动作等；保持环境安静、舒适、光线柔和。

2. 指导减轻头疼的方法

如指导患者缓慢深呼吸，听音乐，生物反馈治疗，引导式想象，冷、热敷及理疗、按摩、指压止痛法等。

3. 用药护理

告知患者止痛药物的作用与不良反应，让患者了解药物依赖性或成瘾性的特点，如大量使用止痛剂，滥用麦角胺咖啡因可致药物依赖。指导患者遵医嘱正确服药。

第二节　脑出血

脑出血（ICH）是神经内外科最常见的难治性疾病之一，亚洲国家 ICH 占脑卒中患者的

25%～55%，而欧美国家 ICH 仅占脑卒中患者的 10%～15%。ICH 1 个月病死率高达 35%～52%，6 个月末仍有 80%左右的存活患者遗留残疾，是中国居民死亡和残疾的主要原因之一。规范 ICH 的诊断标准和治疗技术，有利于降低其病死率和致残率。

一、病因和发病机制

（一）发病原因

引起脑出血的病因很多，最常见的病因是高血压动脉粥样硬化，其次为先天性脑血管畸形或动脉瘤、血液病、脑外伤，抗凝或溶血栓治疗、淀粉样血管病等引起的脑出血。根据病因分类如下。

1. 根据血管病理

常见有微动脉瘤或者微血管瘤、脑动静脉畸形(AVM)、淀粉样脑血管病，囊性血管瘤、颅内静脉血栓形成、脑膜动静脉畸形、特异性动脉炎、真菌性动脉炎、烟雾病和动脉解剖变异等。

2. 根据血流动力学

有高血压和偏头痛，血液因素有抗凝、抗血小板或溶栓治疗、嗜血杆菌感染、白血病、血栓性血小板减少症等。

3. 其他

颅内肿瘤、酒精中毒及交感神经兴奋药物等。

4. 原因不明

如特发性脑出血。

此外，有些因素与脑血管病的发生有一定的关系。可能是导致脑血管病的诱因：①血压波动：如高血压患者近期没有服用降压药或生气着急等引起血压增高，以收缩压升高尤为重要；②脾气急躁或情绪紧张：常见于生气、与人争吵后；③不良嗜好：如吸烟、酗酒、食盐过多、体重过重；④过分疲劳：如体力和脑力劳动过度排便用力、运动。

（二）发病机制

1. 脑出血的发生机制

在发生机制上，实际上每一例脑出血并不是单一因素引起，而可能是几种综合因素所致。高血压形成脑出血的机制有许多说法，比较公认的是微动脉瘤学说，一般认为单纯的血压升高不足以引起脑出血，脑出血常在合并脑血管病变的基础上发生。

（1）微动脉瘤破裂：因脑内小动脉壁长期受高血压引起的张力影响，使血管壁薄弱部位形成动脉瘤，其直径一般 500μm，高血乐患者的脑内穿通动脉上形成许多微动脉瘤，多分布在基底核的纹状动脉、脑桥、大脑白质和小脑中直径在 100～300μm 的动脉上，这种动脉瘤是在血管壁薄弱部位形成囊状，当血压突然升高时，这种囊性血管容易破裂造成脑出血。

（2）脂肪玻璃样变或纤维坏死：长期高血压对脑实质内直径 100～300μm 小穿通动脉管壁内膜起到损害作用，血浆内的脂质经损害的内膜进入内膜下，使管壁增厚和血浆细胞浸润，形成脂肪玻璃样变，最后导致管壁坏死，当血压或血流急剧变化时容易破裂出血。

（3）脑动脉粥样硬化：多数高血压患者的动脉内膜同时存在多样病变，包括局部脂肪和复合糖类积聚，出血或血栓形成，纤维组织增长和钙沉着，脑动脉粥样硬化患者易发生脑梗死，在大块脑缺血软化区内的动脉易破裂出血，形成出血性坏死病灶。

（4）脑动脉的外膜和中层在结构上薄弱：大脑中动脉与其所发生的深穿支-豆纹动脉呈直角，这种解剖结构在用力、激动等因素使血压骤然升高的情况下，该血管容易破裂出血。

2. 脑出血的病理生理机制

（1）主要病理生理变化：血管破裂形成血肿，其周围组织在血肿形成 30min 后出现海绵样变性；6h 后邻近的脑实质内，随时间变化由近及远有坏死层、出血层、海绵样变性及水肿等。血肿周围脑组织的这些变化除了机械压迫外，主要是血浆、血细胞成分，如血红蛋白及其他血管活性物质等起着重要作用。出血后颅内容积增大，破坏了颅内环境的稳定，所致的脑水肿导致颅内压进一步增高，同时也影响局部脑血流量和凝血纤溶系统功能。脑出血除血肿本身的占位性损害外，还有周围脑组织血液循环障碍、代谢紊乱(如酸中毒)、血管运动麻痹、血-脑脊液屏障受损及血液分解产物释放多种生物活性物质对脑组织的损害。

1)大分子物质血浆中的白蛋白：细胞膜性成分裂解及细胞内释放的大分子物质可参与脑水肿形成。

2)血肿中的血管活性物质：血肿中的血管活性物质可向脑组织弥散，引起血管痉挛、血管扩张或血管通透性改变。

3)血肿外的一些血管活性物质：如组胺、5-羟色胺、激肽、缓激肽、花生四烯酸及其代谢产物增多，可加重脑组织损害。

4)自由基：红细胞外渗破坏，血红蛋白分解释放出铁离子和血红素，可诱导产生大量的自由基，加重脑损害。

5)活性酶类释放：神经细胞内含大量溶酶体，各种水解酶释放至胞浆中，使神经细胞进一步损伤或坏死。

6)内皮素释放：由血管内皮细胞损伤产生的内皮素可导致细胞内钙离子超载，致使血管收缩，加重脑缺血。

7)兴奋性神经毒性氨基酸：损伤区兴奋性氨基酸增加可促使神经细胞坏死。

8)各种免疫反应的参与：各种趋化因子促使中性粒细胞向病灶转移，并产生活性物质、酶类及自由基等，对局部脑组织造成直接而严重的损伤。

(2)脑水肿形成：水肿在出血灶周围最严重，同侧大脑皮质，对侧皮质和基底核区也有水肿，血肿周围脑水肿既有血管源性，也有细胞毒性，远离病灶的脑水肿是血管源性脑水肿扩散的结果。实验显示：自体血注入小鼠尾状核研究发现，同侧基底核区水肿在24h内进行性加重达高峰，以后保持恒定，直到第5天开始消退。

(3)脑出血对凝血、抗凝、纤溶状态的影响：一般认为，急性期脑组织损伤后释放组织凝血活酶，使血中凝血活性升高。抗凝血酶消耗性降低，纤溶活性代偿性升高，对凝血过程的研究发现，出血后前24h内，凝血块形成过程中凝血酶的释放，会引起邻近脑水肿，血脑脊液屏障破坏和细胞毒作用。

另外，红细胞溶解，在最初出血后3d左右达高峰，是脑水肿形成的另一个机制，这可能与释放游离血红蛋白及其降解产物有关。最近研究表明，自由基、兴奋性氨基酸和膜对钙的通透性是缺血性脑损伤的重要因素。氧自由基可能来源于花生四烯酸释放，儿茶酚胺代谢、白细胞活化、一氧化氮合成和其他病理生理过程；三价铁释放促使过氧化物和过氧化氢转化成毒性更大的羟自由基，这是缺血性脑水肿的一种更重要的递质，血液和脑实质能产生超氧负离子，这大概与血液分解产物包括三价铁有关。

综上所述，尽管脑出血的病理生理机制十分复杂，了解并掌握脑出血时脑损害的病理过程，将有助于药物治疗及促进血肿的吸收和神经功能的恢复；同时，对脑出血的病理生理机制的认识有待进一步深入。

3.脑出血的主要病理改变

(1)出血部位：约70%的高血压性脑出血发生在基底核区；脑叶、脑干及小脑齿状核各占约10%。脑深穿支动脉常可见小粟粒状动脉瘤，高血压性脑出血好发部位包括大脑中动脉深穿支豆纹动脉(42%)，基底动脉脑桥支(16%)，大脑后动脉丘脑支(15%)，供应小脑齿状核及深部白质的小脑上动脉支(12%)，顶枕叶及颞叶白质分支(10%)等。壳核出血常侵犯内囊和破入侧脑室。

血液充满脑室系统和蛛网膜下腔；丘脑出血常破入第三脑室或侧脑室，向外损伤内囊；

脑桥或小脑出血直接破入蛛网膜下腔或第四脑室，非高血压性脑出血多位于皮质下，常见于脑淀粉样血管病，动静脉畸形，Moyamoya病等。

(2)病理检查所见：出血侧半球肿胀、充血、血液流入蛛网膜下腔或破入脑室；出血灶形成不规则空腔，中心充满血液或紫色葡萄浆状血块，周围是坏死脑组织，淤点状出血性软化带和明显的炎细胞浸润，血肿周围脑组织受压，水肿明显，较大血肿可引起脑组织和脑室移位，变形和脑疝形成，幕上半球出血，血肿向下挤压丘脑下部和脑干，使之移位，变形和继发出血，常出现小脑幕疝；丘脑下部和幕上脑干等中线结构下移形成中心疝；如颅内压极高或幕下脑干和小脑大量出血可发生枕大孔疝；脑疝是脑出血最常见的直接致死原因。急性期后血块溶解、吞噬细胞清除含铁血黄素和坏死脑组织、胶质增生、小出血灶形成胶质瘢痕，大出血灶形成卒中囊。

二、脑出血的分类

脑出血的危险因素及病因以高血压、脑血管淀粉样变性(cerebral amyloid angiopathy，CAA)、脑动静脉畸形、脑动脉瘤、肿瘤卒中、凝血功能障碍等多见。目前国际上尚无公认的分类，欧洲将ICH分为原发性脑出血、继发性脑出血和原因不明性脑出血；美国有学者将ICH命名为非动脉瘤性、非AVM性、非肿瘤性自发性脑出血。原发性脑出血与继发性脑出血的分类，目前得到较多认可。

继发性脑出血一般指有明确病因的脑出血，多由脑动静脉畸形、脑动脉瘤、使用抗凝药物、溶栓治疗、抗血小板治疗、凝血功能障碍、脑肿瘤，脑血管炎，硬脑膜动静脉瘘、烟雾病、静脉窦血栓形成等引起，占ICH的15%～20%。原发性脑出血指无明确病因的脑出血，多数合并有高血压。

在我国，虽未进行大样本流行病学调查，但就现有文献资料分析，原发性脑出血合并高血压者可高达70%～80%，所以我国一直沿用"高血压脑出血"命名。而在国外医学文献中，多将该病统称为脑出血或自发性脑出血，占所有ICH的80%～85%。

本节仅限于原发性脑出血的诊断、治疗及护理。

三、辅助检查

(一)影像学检查

影像学检查是诊断ICH的重要方法，主要包括脑CT、MRI和脑血管造影等。CT及MRI能够反映出血的部位、出血量、波及范围及血肿周围脑组织情况。

1. CT扫描

使用广泛，ICH在CT上表现为高密度影，是诊断脑卒中首选的影像学检查方法。可根据多田公式粗略计算血肿体积：血肿体积T(mL)＝π/6*L*S*Slice，式中L为血肿的长轴，S为短轴，Slice为所含血肿层面的厚度(cm)，目前有相关软件可根据CT图像精确计算血肿体积。

2. 多模式CT扫描

包括CT脑灌注成像(CTP)和增强CT。CTP能够反映ICH后脑组织的血供变化，可了解血肿周边血流灌注情况。增强CT扫描发现造影剂外溢是提示患者血肿扩大风险高的重要证据。

3. MRI扫描

ICH在MRI上的表现较复杂，根据血肿的时间长短面有所不同，超急性期(0～2h)：血肿为T_1低信号，T_2高信号，与脑梗死不易区别；急性期(2～72h)：T_1等信号，T_2低信号；亚急性期(3天～3周)：T_1、T_2均呈高信号；慢性期(>3周)：T_1低信号、T_2高信号。MRI在发现慢性出血及脑血管畸形方面优于CT，但MRI耗时较长、费用较高，一般不作为ICH的首选影像学检查。

4. 多模式 MRI 扫描

包括弥散加权成像(DWI)、灌注加权成像(PWI)、水抑制成像(FLAIR)、梯度回波序列(GRE)和磁敏感加权成像(SWI)等，它们能够对 ICH 提供更多附加信息，如 SWI 对早期 ICH 及微出血较敏感。

(二)脑血管检查

脑血管检查有助于了解 ICH 病因和排除继发性脑出血，指导制定治疗方案。常用检查包括 CTA、MRA、CTV、DSA 等。

1. CTA、MRA，CTV、MRV

此为快速、无创性评价颅内外动脉血管、静脉血管及静脉窦的常用方法，可用于筛查可能存在的脑血管畸形、动脉瘤、动静脉瘘等继发性脑出血，但阴性结果不能完全排除继发病变的存在。

2. 全脑血管造影(DSA)

DSA 能清晰显示脑血管各级分支，可以明确有无动脉瘤，AVM 及其他脑血管病变，并可清楚显示病变位置、大小形态及分布，目前仍是血管病变检查的重要方法和金标准。

(三)实验室检查

对疑似 ICH 患者都应进行常规的实验室检查以排除相关系统疾病，协助查找病因。最好同时完成各项手术前检查，为一旦需要的紧急手术做好准备工作，包括血常规、血生化、凝血常规、血型及输血前全套检查、心电图及胸部 X 线检查等，部分患者还可选择毒理学筛查，动脉血气分析等检查。

四、治疗

(一)现场急救处理

预诊护士必须及时接待患者，快速反应，准确分诊，尽快将患者送到诊室。对昏迷患者须保持呼吸道通畅，可将头歪向一侧，或侧卧位，头部抬高 20°，给予吸氧并及时清除口腔和呼吸道分泌物，对呼吸衰竭患者必要时行气管切开给予人工通气。接诊医师简明扼要询问病史，做较全面体检，对血压过高、脑疝危象，抽搐者给予及时处理；各种检查妥善安排，尽量减少不必要的搬动。对危重患者及时开通静脉。对暂时无法收住院的危重患者，留置抢救室或诊室内抢救治疗，并做好交接班。对濒死无法抢救的患者，在向家属交代病情的同时，给予人道主义帮助。

(二)治疗

ICH 患者在发病的最初数天内病情往往不稳定，应常规持续生命体征监测(包括血压监测、心电监测、氧饱和度监测)和定时神经系统评估，密切观察病情及血肿变化，定时复查头部 CT，尤其是发病 3h 内行首次头部 CT 患者，应于发病后 8h，最迟 24h 内再次复查头部 CT，ICH 治疗的首要原则是保持安静，稳定血压，防止继续出血，根据情况，适当降低颅内压，防治脑水肿、维持水电解质、血糖、体温平衡；同时加强呼吸道管理及护理，预防及防止各种颅内及全身并发症。

1. 控制血压

急性脑出血患者常伴有明显血压升高，且血压升高的幅度通常超过缺血性脑卒中患者，这增加了 ICH 患者残疾、死亡等风险。急性脑出血抗高血压研究(ATACH)和急性脑出血积极降压治疗研究(INTERACT，INTERACT-2)，这 3 个研究为 ICH 患者早期降压提供了重要依据。

研究显示，将收缩压控制在 140mmHg 以下可以降低血肿扩大的发生率而不增加不良反应事件，但对 3 个月的病死率和致残率没有明显改善。脑出血早期以及血肿清除术后应立即使用药物迅速控制血压，但也要避免长期严重高血压患者血压下降过快，过低可能产生的脑血流量下降。如因 Cushing 反应或中枢性原因引起的异常血压升高，则要针对病因进行治疗，不宜单纯盲目降压。

（1）常用静脉降压药物：尼卡地平、乌拉地尔、硝酸甘油等。

（2）常用口服降压药物：长效钙通道阻滞剂、血管紧张素受体阻滞剂、β₁肾上腺受体阻断剂等。

2. 降低颅内压，控制脑水肿

（1）抬高床头约30°，头位于中线上，以增加颈静脉回流，降低颅内压。

（2）对需要气管插管或其他类似操作的患者，需要静脉应用镇静剂。镇静剂应逐渐加量，尽可能减少疼痛或躁动引起颅内压升高。常用的镇静药有二异丙酚、依托咪酯、咪达唑仑等。镇痛药有吗啡、阿芬太尼等。

（3）药物治疗：若患者具有颅内压增高的临床或影像学表现或实测 ICP＞20mmHg，可应用脱水剂，如20%甘露醇（1～3g/天）、甘油果糖、高渗盐水、白蛋白、利尿剂等，应用上述药物均应监测肾功能、电解质，维持内环境稳定；必要时可行颅内压监护。

3. 血糖管理

无论既往是否有糖尿病，入院时的高血糖均预示 ICH 患者的死亡和转归不良风险增高。然而，低血糖可导致脑缺血性损伤及脑水肿，故也需及时纠正。因此应监测血糖，控制血糖在正常范围内。

4. 止血药

出血 8h 内可以适当应用止血药预防血肿扩大，使用一般不超过 48h，对于凝血功能正常的患者，一般不建议常规使用止血药。

5. 抗血管痉挛治疗

对于合并蛛网膜下腔出血的患者，可以使用钙通道阻滞剂（尼莫地平）。

6. 激素治疗

尚有争议。高血压脑出血患者激素治疗无明显益处，而出现并发症的风险增加（如感染、消化道出血和高血糖等）。如果影像学表现有明显水肿亦可考虑短期激素治疗，可选用甲强龙、地塞米松或氢化可的松。

7. 呼吸道管理

若意识障碍程度重、排痰不良或肺部感染者，可考虑气管插管或尽早气管切开、排痰，以防治肺部感染，怀疑肺部感染者，应早期做痰培养及药敏实验，并选用有效抗生素治疗。

8. 神经保护剂

脑出血后是否使用神经保护剂尚存在争议，有临床报告显示，神经保护剂是安全，可耐受的，对临床预后有改善作用。

9. 体温控制

一般控制体温在正常范围，尚无确切的证据支持低温治疗。

10. 预防应激性溃疡

脑出血早期可使用质子泵抑制剂预防应激性溃疡。

11. 维持水和电解质平衡

定期检查血生化，监测及纠正电解质紊乱。

12. 抗癫痫治疗

若出现临床痫性发作应进行抗癫痫药物治疗。无发作者是否用药预防癫痫尚无定论。不少外科医师主张对幕上较大血肿或幕上手术后患者进行预防癫痫治疗。

13. 下肢深静脉血栓和肺栓塞的预防

ICH 患者发生深静脉血栓形成和肺栓塞的风险较高，应鼓励患者尽早活动、腿抬高；尽可能避免穿刺下肢静脉输液，特别是瘫痪侧肢体；可联合使用弹力袜和间歇性空气压缩装置预防下肢深静脉血栓及相关栓塞事件。

六、护理评估

(一)健康史

1.询问患者既往有无高血压、动脉粥样硬化、先天性动脉瘤、颅内血管畸形及血液病等病史。

2.有无本病家族史。

3.发病前有无情绪激动、精神紧张、酗酒、用力活动及排便等诱发因素。

4.了解患者的性格特点、生活习惯和饮食结构。

(二)身体状况

1.主要临床表现

(1)发病前多无先兆,少数有头昏、头痛、肢体麻木和口齿不清等前驱症状。

(2)常在情绪激动和活动时突然起病,常于数分钟至数小时内病情发展至高峰。

(3)血压明显升高,出现剧烈头痛,伴呕吐、偏瘫、失语、意识障碍,大小便失禁。呼吸深沉带有鼾音,重则呈潮式呼吸或不规则呼吸。

(4)临床表现因出血量及出血部位不同而异。

2.基底节区出血

这是最常见的脑出血。因病变累及内囊,典型患者出现"三偏综合征",即病灶对侧偏瘫、偏身感觉减退和双眼对侧同向偏盲。

如果出血累及优势半球常伴失语;累及下丘脑可伴持续高热、消化道出血等。出血量较大时,临床症状重,可并发脑疝,甚至死亡。

3.脑桥出血

小量出血无意识障碍,表现为交叉性瘫痪,头和双眼转向非出血侧,呈"凝视瘫肢"状;大量出血迅速波及两侧脑桥后,出现双侧面部和肢体瘫痪,头和双眼回到正中位置,两侧瞳孔呈"针尖样"缩小(脑桥出血的特征性表现)。中枢性高热,呼吸不规则。数分钟内进入深昏迷,多数在24~48h内死亡。

4.小脑出血

常表现为一侧后枕部头痛,眩晕及呕吐,病侧肢体共济失调等,无肢体瘫痪。

(三)心理-社会状况

1.患者面对运动障碍、感觉障碍、言语障碍等残酷现实,又不能表达自己的情感,常会出现情绪沮丧,悲观失望心理。

2.家庭环境及经济状况欠佳,家属对患者的关心、支持程度差,患者会产生苦闷、急躁心理,对自己的生活能力和生存价值丧失信心。

七、护理问题

(一)急性意识障碍

与脑出血损害大脑皮质、皮质下结构及脑干网状上行激活结构有关。

(二)躯体活动障碍

与脑出血使锥体束受损导致肢体瘫痪有关。

(三)感觉紊乱

与脑出血损害感觉中枢及感觉传导束有关。

(四)语言沟通障碍

与大脑语言中枢损害、发音肌肉瘫痪有关。

(五)潜在并发症

脑疝、消化道出血、感染等。

八、护理目标

1. 患者意识障碍不加重或意识逐渐恢复。
2. 躯体活动能力增加。
3. 感知有所恢复。
4. 语言表达能力逐渐恢复。

九、护理措施

(一) 一般护理

1. 休息与体位

(1) 急性期应绝对卧床休息，取侧卧位，抬高床头15°～30°以减轻脑水肿。若患者有面瘫，可取面瘫侧朝上侧卧位，有利于口腔分泌物的引流。

(2) 发病后24～48h内避免搬动。病室保持安静，严格限制探视。对谵安躁动患者加保护性床栏，由专人陪护，必要时给予约束带。各项护理操作应集中进行，动作轻柔。

2. 饮食护理

发病24h内应暂禁食，患者生命体征平稳、无颅内压增高症状及严重消化道出血时，可进食半流质食物，保证进食安全；进食障碍者可鼻饲，做好鼻饲管的护理；消化道出血不能鼻饲者改为胃肠外营养。

3. 保持大便通畅

保持大小便通畅：患者常有便秘、尿潴留或尿失禁现象，尤其是在应用脱水剂及未置导尿管的情况下，更易引起患者烦躁不安，甚至诱发再度出血，应给予相应的护理。大便不畅时，可给予番泻叶煎剂以促进肠蠕动和消除肠腔积气，必要时行清洁灌肠。尿失禁时，严格在无菌操作下导尿并留置尿管，同时观察尿液色、质、量，防止导尿管脱落，以免反复插管致尿路感染。避免用力排便，可进行腹部按摩，为患者提供安全而隐蔽的排便环境，遵医嘱应用导泻药物，但禁止灌肠。

(二) 病情观察

密切观察并记录患者的生命体征、意识状态、瞳孔变化，及时判断有无病情加重及并发症的发生。若出现剧烈头痛、喷射性呕吐、血压升高、脉搏洪大、呼吸不规则、意识障碍进行性加重及两侧瞳孔不等大等情况，常为脑疝先兆表现。

若出现呕血、黑粪或从胃管抽出咖啡色液体、伴面色苍白、呼吸急促、皮肤湿冷、血压下降和少尿等，应考虑上消化道出血和出血性休克。

1. 对瞳孔的观察

脑出血患者瞳孔的观察十分重要，它是反映颅内高压危象的最重要的指标。观察双侧瞳孔是否等大同圆，及其对光反射的灵敏程度，若双侧瞳孔缩小固定，形状规则，对光反射消失，则是蛛网膜下腔出血及脑桥出血所致。如果双侧瞳孔散大直径在6cm以上，对光反射减弱或消失，则是脑干损伤或是小脑扁桃体疝形成。

2. 意识状态的观察

意识改变反应病情的恶化与转归，是判断病情进展的一个重要指标。脑出血患者大多存在不同程度的意识障碍，从昏睡、意识蒙眬、嗜睡到昏迷，程度不等，昏迷快而深者应考虑内侧性出血、脑干出血或大量出血，昏迷浅者见于脑叶出血。及时的诊断与及时做出的相应处理，对患者的预后有着重要意义。这就要求我们护理人员在与患者交谈，对话以及患者对疼痛的敏感程度等方面来准确判断患者意识障碍程度。

3. 对生命体征的观察

认真观察体温、脉搏、呼吸、血压的变化，可协助诊断病情，及时进行处理。有的患者出现高热，甚至超高热，是由于体温中枢调节障碍引起。患者脉搏慢而有力，呼吸深大，血压升高提示有颅内压增高现象。还要准确记录血压变化；脑出血急性期多伴有高血压，血压越高越会加重脑出血及发生脑疝的可能性。

4.其他

脑出血术后还要观察术区切口敷料及引流管内引流液的颜色、性质和量，有无脑脊液外漏现象。如引流出血液为鲜红色、量大，提示有再出血的可能。

(三)对症护理

1.语言障碍的护理

(1)评估患者失语的性质、语言障碍的程度。

(2)鼓励患者大声说话，营造轻松的交流环境。

(3)采取多种方式与患者进行沟通，鼓励患者采用多种方法表达需要，给予患者足够的时间做出反应。

(4)向患者及其家属介绍语言训练的方法，制订个体化的语言康复计划，进行发音肌群运动及发音训练。

2.脑疝的护理

(1)诱因预防：避免用力排便、烦躁、剧烈咳嗽、快速输液、脱水剂滴注速度过慢等诱发因素。

(2)病情观察：严密观察患者有无脑疝先兆表现，一旦出现立即报告医师。

(3)配合抢救

1)保持呼吸道通畅，防止舌根后坠和窒息，及时清除呕吐物和口鼻分泌物，迅速给予高流量吸氧。

2)迅速建立静脉通路，遵医嘱快速给予脱水、降颅压药，如静脉滴注、20%甘露醇或静脉注射50%高渗葡萄糖液等。

3)备好气管切开包、脑室穿刺引流包、监护仪、呼吸机和抢救药物。

(四)用药护理

1.硫酸镁

(1)观察呼吸、循环情况及昏迷程度，药液不可漏出血管外，以免发生组织坏死。

(2)静脉注射速度不可过快，以免导致一过性头晕、头痛和视物模糊。

2.甘露醇

(1)不能与电解质溶液等混用，以免发生沉淀；低温出现结晶时，需加温溶解后再用。

(2)长期大量应用易出现肾损害、水电解质紊乱等，应注意尿常规和肾功能检查。

(3)静脉滴注过快，可致一时性头痛、眩晕，应向患者做好解释工作。

3.6-氨基己酸

应持续给药，保持有效血药浓度，观察患者有无消化道反应及直立性低血压等情况。

(五)心理护理

急性期家属及患者的注意力在抢救生命上，而在康复期则往往急于功能恢复，要求很快自理，甚至去工作。要求用新药、新方法治疗者颇多；有部分患者表现悲观、失望，精神抑郁。因此，要多鼓励患者树立战胜疾病的信心，要身残志不残、身残也要志坚；要实事求是地对待自己的疾病和功能，努力争取得良好的预后。要与医护人员、家庭配合好，共同战胜疾病。"既来之，则安之"。否则，急于求愈，则容易急躁，反而对恢复不利。

及时发现心理问题，进行有针对性的护理。

(1)随时向患者通报疾病好转的消息，请康复效果理想的患者介绍康复成功经验。

(2)鼓励患者做自己力所能及的事情，减少依赖性。

(3)指导家属充分理解患者，给予各方面的支持，解除患者心理障碍，树立战胜疾病的信心。

(六)饮食护理

严格掌握进食的时间和方法。

1.在发病24h内，暂禁食，由于脑血液循环障碍，致使消化道功能减退，进食后会引起胃扩张、食物滞留，压迫腹腔静脉使回心血量减少。加之患者常伴有呕吐，易造成吸入性肺炎。24h后仍昏迷者，给予39～41℃的流质鼻饲，鼻饲速度<25mL/min，通常每天鼻饲总量以2000～2500mL为宜。鼻饲前应先检查胃管是否在胃内，鼻饲前后应抬高床头20°～30°，为防止鼻饲物反流，鼻饲前应翻身、吸痰，鼻饲速度不宜过快，每次鼻饲量200mL，鼻饲后短时间内尽量不翻身、吸痰，以免引起呕吐。

2.意识清楚者鼓励进食，给予高蛋白质，高热量、高维生素、易消化流质或半流质饮食为宜，少量多餐，使胃能及时排空。患者进食时，若病情允许，取半卧位或坐位，不要说话，以免引起误吸。进食后保持半卧位30～60min后再恢复原体位。部分患者因面部偏瘫影响咀嚼肌功能，在喂食时尽量放在健侧且靠近舌根，易于吞咽。每次进食量在300～400mL为宜，速度不宜过快，时间控制在20～30min，温度在40℃左右，以免冷、热刺激而致胃痉挛造成呕吐。

(七)安全的护理

1.防坠床、转运意外

加强巡视，使用床挡。

2.防跌倒

对住院患者，明确告知下地行走时避免穿拖鞋，必要时使用手杖和助行器，在外出时应有专人陪伴。

3.环境安全

房间内摆放整齐简洁，走廊设有扶手，地面保持清洁干燥，无水渍。

(八)康复护理

1.体位护理

(1)患者仰卧位要点

1)双侧肩关节：抬高向前，固定于枕前，预防后缩。

2)患侧上肢：固定于枕头上，保持伸肘，腕背伸，手指伸展。

3)患者臀部：固定于枕头上，预防骨盆后缩及下肢外旋。

4)患侧下肢：下肢伸直，膝下垫一小枕；踝关节须保持90°，以防引起足下垂。

(2)患者患侧卧位要点

1)躯干稍后仰，背后和头部放一软枕固定。

2)患侧上肢：患肩前伸，将患肩拉出，避免受压和后缩，肘关节伸直，前臂外旋。

3)患侧下肢：髋关节伸展，膝关节微曲。

4)健侧下肢：屈曲向前置于体前支撑枕上。

(3)健侧卧位要点：①头部固定，和躯干呈直线。②躯干略为前倾。③患侧上肢：患肩前伸，肘、腕、指各关节伸展，放在胸前的枕上和躯干呈100°角。④患侧下肢：膝关节和臀部略为弯曲；腿和脚均放在枕头上。

2.语言训练

(1)针对运动性失语的患者让其先跟着示范者的口型，先进行数字，单词的练习，逐渐过渡到进行短句、整句的训练。

(2)针对能听、能看但不能理解含义的感觉性失语患者，可通过与其交谈，对其进行指物、指图、指字训练，增加其理解能力。每次训练的时间不宜超过30min。

3.床上训练

鼓励患者早期利用健侧肢体进行日常活动,通过健手的主动练习带动及促进患者侧肢体功能的恢复,随着患者侧肢体功能的改善,可在床上练习,从向患侧肢体转动过渡到向健侧转动;从需他人帮助到独立完成。自己能翻身后可进行座位练习,同时下肢进行抬腿锻炼,上肢从抓、拿、握开始进行精细动作训练。

4.床下训练

下床活动时首先让患者站立,并稳立于床沿,双手扶床栏,当患者能站立15~20min时可逐渐短步走,行走时注意纠正侧踝关节的反屈,以免形成"内屈脚",在患者练习独立步行时指导其学会使用手掌、拐杖、轮椅等,使其最终能借助支具和辅具完成日常活动,重返社会。

5.坐起与坐稳训练

适用对象为从仰卧位坐起有一定困难及不稳的偏瘫患者。目的是通过训练使患者容易坐起,且能坐稳,提高日常生活能力,为步行等下一步训练打好基础。具体方法包括:在帮助下坐起、自己坐起和坐稳训练三种。

6.站立和行走训练

适用对象为偏瘫侧下肢有一定的运动功能,但站起来和行走有困难或姿势异常者。目的是患者能从座位站起来,增加下肢肌力,并能站稳,改善平衡能力,纠正异常步态,提高步行能力,尽可能达到正常行走。具体方法包括:站起的训练、患侧下肢负重训练,训练患腿向前迈步、在侧方帮助患者行走、在后方帮助患者行走等。

7.推拿按摩

按摩疗法是运用医护人员的手、肘,在患者身上推穴道,循筋络,并结合有关部位进行按摩,达到散寒止痛、健脾与胃、疏通经络、滑利关节、强筋壮骨、扶正祛邪的目的。其对患者侧肢体是一种运动感觉刺激,并可促进血液和淋巴回流。对防治失用性和营养性肌萎缩、深静脉血栓形成有一定作用。常用按摩手法有推法、拿法、揉法、滚法、按法等。

8.并发症观察与护理

(1)感染:重症合并意识障碍患者易并发肺部感染及泌尿系感染,注意观察有无呼吸困难,肺部有无啰音,要加强口腔和呼吸道护理,定时翻身、拍背吸痰,痰多不易咳出应及时行气管切开;尿潴留者可留置尿管并定时膀胱冲洗,做好会阴护理,注意观察尿液的性质和量。

(2)消化道出血:对患者的呕吐物及粪便,应注意观察颜色。对鼻饲抽出的胃液,若有咖啡色沉渣,应及时送验,并遵医嘱应用止血药物或给予洗胃。

(3)痫性发作:常见全面性强直-阵挛发作或局灶性发作,注意观察发作部位、持续时间,并遵医嘱应用镇静药物,防止受伤。

(4)下肢深静脉血栓形成:观察肢体有无肿胀及发硬,协助医生进行肢体静脉血流图检查,勤翻身,抬高患侧肢体并对患侧肢体进行被动活动可以预防下肢深静脉血栓形成。

(九)健康教育

1.患者需要一个安静、舒适的环境,特别是发病2周内,应尽量减少探望,保持平和、稳定的情绪,避免各种不良情绪影响。

2.绝对卧床休息2周,头部可轻轻向左右转动,应避免过度搬动或抬高头部,四肢可在床上进行小幅度翻动,每2h一次,不必过分紧张。大小便须在床上进行,不可自行下床解便,以防再次出血的意外发生。

3.病程中还会出现不同程度的头痛,例如头部胀痛、针刺样痛、剧烈疼痛等,这是最常见的症状。我们会予以合理的治疗。

随着病情的好转、头痛会逐渐消失,因此告知患者不必过度紧张,要学会分散注意力。如在治疗过程中,仍觉得痛得很厉害,不能耐受,告知患者及时通知医生,以便医生能采取更有效的治疗方法。

4.老年患者，心脑血管老化、脆性程度高，季节变化易诱发疾病。长期卧床易肺部感染，痰多不易咳出，可药物祛痰，加强翻身、拍背，使痰液松动咳出，以减轻肺部感染。无力咳痰者，采取吸痰措施，并嘱患者配合。

5.长期卧床，皮肤受压超过2h，易发生压疮，应加强翻身。按摩受压处，保持皮肤清洁干燥。肢体放置功能位，防畸形。

（十）健康指导

1.疾病知识和康复指导

应指导患者和家属了解本病的基本病因，主要危险因素和危害，告知本病的早期症状和就诊时机，掌握本病的康复治疗知识和自我护理方法，帮助分析和消除不利于疾病康复的因素，落实康复计划。偏瘫康复和语言康复都需要较长时间，致残率较高，而且容易复发。应鼓励患者树立信心，克服急于求成心理，循序渐进，坚持锻炼。康复过程中应经常和康复治疗师联系，以便及时调整训练方案。家属应关心体贴患者，给予精神支持和生活照顾，但要避免养成患者的依赖心理，鼓励和督促患者坚持锻炼，增强自我照顾的能力。

2.合理饮食

指导进食高蛋白、低盐、低脂、低热量的清淡饮食，改变不良生活习惯，多吃新鲜蔬菜、水果、谷类，鱼类和豆类，使能量的摄入和需要达到平衡，戒烟、限酒。要营养丰富、低脂、清淡软食，如鸡蛋、豆制品等。进食困难者，可头偏向一侧，喂食速度慢，避免交谈，防呛咳，窒息。

3.日常生活指导

(1)改变不良生活方式，适当运动(如慢跑、散步等，每天30min以上)，合理休息和娱乐，多参加朋友的聚会和一些有益的社会活动，日常生活不要依赖家人，尽量做力所能及的家务等。

(2)患者起床、坐起或低头系鞋带等体位变换时动作宜缓慢，转头不宜过猛过急，洗澡时间不宜过长，平日外出时有人陪伴，防止跌倒。

(3)气候变化时注意保暖，防止感冒。

(4)保持大便通畅，可食用香蕉、蜂蜜，多进水，加强适度翻身，按摩腹部，减少便秘发生。患者数天未解便或排便不畅，可使用缓泻剂，诱导排便。禁忌用力屏气排便，防再次脑出血。

(5)恢复期据医嘱抬高床头10°～15°，后按接受及适应程度逐渐摇高床头至半卧位，每天30～120min不等。

4.预防复发

遵医嘱正确服用降压、降糖和降脂药物；定期门诊检查，动态了解血压、血糖、血脂变化和心脏功能情况；预防并发症和脑卒中复发，当患者出现头晕头痛、一侧肢体麻木无力，讲话吐字不清或进食呛咳、发热、外伤时，家属应及时协助就诊。

5.避免诱因

脑出血的常见病因为高血压并发动脉硬化和颅内动脉瘤，而脑出血的发病大多因用力和情绪改变等外加因素使血压骤然升高所致，应指导患者尽量避免使血压骤然升高的各种因素，保持情绪稳定和心态平衡，避免过分喜悦。

十、护理评价

1.患者意识障碍程度是否减轻。

2.躯体活动能力是否增加。

3.感觉障碍是否好转。

4.语言表达能力是否逐渐恢复。

第六章　泌尿外科疾病的护理

第一节　肾损伤

一、概述

　　肾脏隐藏于腹膜后，一般受损伤机会很少，但肾脏为一实质性器官，结构比较脆弱，外力强度稍大即可造成肾脏的创伤。肾损伤大多为闭合性损伤，占 60%～70%，可由直接暴力，如腰、腹部受硬物撞击或车辆撞击，肾受到沉重打击或被推向肋缘而发生损伤；肋骨和腰椎骨折时，骨折片可刺伤肾，间接暴力，如从高处落下、足跟或臀部着地时发生对冲力，可引起肾或肾蒂伤。开放性损伤多见于战时和意外事故，常伴有胸腹部创伤，在临床上按其损伤的严重程度可分为肾挫伤、肾部分裂伤、肾全层裂伤、肾蒂损伤、病理性肾破裂等类型。

二、临床表现

（一）症状

1.血尿

　　损伤后血尿是肾损伤的重要表现，多为肉眼血尿，血尿的轻重程度与肾脏损伤严重程度不一定一致。

2.疼痛

　　局限于上腹部及腰部，若血块阻塞输尿管，则可引起绞痛。

3.肿块

　　因出血和尿外渗引起腰部不规则的弥散性胀大的肿块，常伴肌强直。

4.休克

　　面色苍白，心率加快，血压降低，烦躁不安等。

5.高热

　　由于血、尿外渗后引起肾周感染所致。

（二）体征

1.一般情况

　　患者可有腰痛或上腹部疼痛、发热。大出血时可有血流动力学不稳定的表现，如面色苍白、四肢发凉等。

2.专科体检

　　上腹部及腰部压痛，腹部包块。刀伤或穿透伤累及肾脏时，伤口可流出大量鲜血。出血量与肾脏损伤程度以及是否伴有其他脏器或血管损伤有关。

（三）检查

1.实验室检查

　　尿中含多量红细胞。血红蛋白与血细胞比容持续降低提示有活动性出血。血白细胞数增多应注意是否存在感染灶。

2.特殊检查

　　早期积极的影像学检查可以发现肾损伤部位、程度、有无尿外渗或肾血管损伤以及对侧肾情况。

　　根据病情轻重，除需紧急手术外，有选择地应用以下检查。

(1)B型超声检查：能提示肾损害的程度，包膜下和肾周血肿及尿外渗情况。为无创检查，病情重时更有实用意义，并有助于了解对侧肾情况。

(2)CT扫描：可清晰显示肾皮质裂伤、尿外渗和血肿范围，显示无活力的肾组织，并可了解与周围组织和腹腔内其他脏器的关系，为首选检查。

(3)排泄性尿路造影：使用大剂量造影剂行静脉推注造影，可发现造影剂排泄减少，肾、腰大肌影消失，脊柱侧突以及造影剂外渗等。可评价肾损伤的范围和程度。

(4)动脉造影：适宜于尿路造影未能提供肾损伤的部位和程度，尤其是伤侧肾未显影，选择性肾动脉造影可显示肾动脉和肾实质损伤情况。若伤侧肾动脉完全梗阻，表示为创伤性血栓形成，宜紧急施行手术。有持久性血尿者，动脉造影可以了解有无肾动静脉瘘或创伤性肾动脉瘤，但系有创检查，已少用。

(5)逆行肾盂造影：易招致感染，不宜应用。

三、治疗

肾损伤的处理与损伤程度直接相关。轻微肾挫伤经短期休息可以康复，多数肾挫裂伤可用保守治疗，仅少数需手术治疗。

(一)紧急治疗

有大出血、休克的患者需迅速给以抢救措施，观察生命体征，进行输血、复苏，同时明确有无并发其他器官损伤，做好手术探查的准备。

(二)保守治疗

1.绝对卧床休息2～4周，病情稳定，血尿消失后才可以允许患者离床活动。通常损伤后4～6周肾挫裂伤才趋于愈合，过早过多离床活动，有可能再度出血。恢复后2～3个月内不宜参加体力劳动或竞技运动。

2.密切观察，定时测量血压、脉搏、呼吸、体温，注意腰、腹部肿块范围有无增大。观察每次排出的尿液颜色深浅的变化。定期检测血红蛋白和血细胞比容。

3.及时补充血容量和热量，维持水、电解质平衡，保持足够尿量。必要时输血。

4.应用广谱抗生素以预防感染。

5.使用止痛剂、镇静剂和止血药物。

(三)手术治疗

1.开放性肾损伤

几乎所有这类损伤的患者都要施行手术探查，特别是枪伤或从前面腹壁进入的锐器伤，需经腹部切口进行手术，清创、缝合及引流并探查腹部脏器有无损伤。

2.闭合性肾损伤

一旦确定为严重肾裂伤、肾碎裂及肾蒂损伤需尽早经腹入路施行手术。若肾损伤患者在保守治疗期间发生以下情况，需施行手术治疗：①经积极抗休克后生命体征仍未见改善，提示有内出血。②血尿逐渐加重，血红蛋白和血细胞比容继续降低。③腰、腹部肿块明显增大。④有腹腔脏器损伤可能。

手术方法：经腹部切口施行手术，先探查并处理腹腔损伤脏器，再切开后腹膜，显露肾静脉、肾动脉，并阻断之，而后切开肾周围筋膜和肾脂肪囊，探查患肾。先阻断肾蒂血管，并切开肾周围筋膜，快速清除血肿，依具体情况决定做肾修补、部分肾切除术或肾切除。必须注意，在未控制肾动脉之前切开肾周围筋膜，往往难以控制出血，而被迫施行肾切除。只有在肾严重碎裂或肾血管撕裂，无法修复，而对侧肾良好时，才施行肾切除。肾实质破损不大时，可在清创与止血后，用脂肪或网膜组织填入肾包膜缝合处，完成一期缝合，既消除了无效腔，又减少了血肿引起继发性感染的机会。肾动脉损伤性血栓形成一旦被确诊即应手术取栓，并可行血管置换术，以挽救肾功能。

（四）并发症及其处理

常由血或尿外渗以及继发性感染等引起。腹膜后囊肿或肾周脓肿可切开引流。输尿管狭窄、肾积水需施行成形术或肾切除术。恶性高血压要做血管修复或肾切除术。动静脉瘘和假性肾动脉瘤应予以修补，如在肾实质内则可行部分肾切除术。持久性血尿可施行选择性肾动脉造影及栓塞术。

四、病情观察

1.观察生命体征，如：体温、血压、脉搏、呼吸，神智反应。

2.专科变化，腹部或腰腹部有无肿块及大小变化，血尿程度。

3.重要生命脏器，心、肺、肝、脾等脏器及骨骼系统有无合并伤。

五、注意事项

（一）医患沟通

1.如拟保守治疗，应告知患者及家属仍有做手术的可能性及肾损伤后的远期并发症。

2.做开放手术，应告知可能切肾的方案，如做保肾手术，则有继续出血、尿外渗的可能。

3.手术探查决定做肾切除时，应再一次告知家属，并告知术后肾功能失代偿或需做肾代替治疗的可能。如合并腹腔或其他部位脏器损伤，手术时要一期处理，亦应告知家属并签字。

4.交代病情时要立足于当前患者病情，对于病情变化不做肯定与否定的预测。

（二）经验指导

1.对于肾损伤的患者应留院观察或住院1日，必须每半小时至1小时监测1次血压、心率、呼吸，记录每小时尿量。并做好血型分析及备血。

2.对于肾损伤病情明确者，生命体征不稳时，可重复做腹腔穿刺及CT、B超影像学检查。

3.手术后要观察腹部情况，伤口有无渗血，敷料有无潮湿，为防止切口裂开，可使用腹带保护。

4.肾切除患者要计算每日出入量，了解肾功能变化。

5.确保引流管无扭曲，密切观察引流量、颜色的变化。

6.腹部创伤合并。肾损伤的比例不是很高，临床工作中易忽视。血尿是肾创伤的重要表现，但与病情严重程度不成比例；输尿管有血块堵塞、肾蒂损伤或低血压休克时可无血尿出现。

六、护理

（一）护理评估

1.健康史

详细了解受伤的原因、部位、受伤的经过，以往的健康状况等。

2.身体状况

（1）血尿：是肾损伤的主要症状。肾挫伤时血尿轻微，肾部分裂伤或肾全层裂伤时，可出现大量肉眼血尿。当血块堵塞输尿管、肾盂或输尿管断裂、肾蒂血管断裂时，血尿可不明显，甚至无血尿。

（2）疼痛：肾包膜张力增加、肾周围软组织损伤，可引起患侧腰、腹部疼痛；血液、尿液渗入腹腔或伴有腹部器官损伤时，可出现全腹痛和腹膜刺激征；血块通过输尿管时，可发生肾绞痛。

（3）腰、腹部包块：血液、尿液渗入肾周围组织，可使局部肿胀形成包块，可有触痛。

（4）休克：严重的肾损伤，尤其是合并其他器官损伤时，易引起休克。

（5）发热：肾损伤后，由于创伤性炎症反应，伤区血液、渗出液及其他组织的分解产物吸收引起发热，多为低热；由于血肿、尿外渗继发感染引起的发热多为高热。

3.心理状况

由于突发的暴力致伤，或因损伤出现大量肉眼血尿、疼痛、腰腹部包块等表现时，患者常有恐惧、焦虑等心理状态的改变。

4.辅助检查

(1)尿常规检查：了解尿中有无大量红细胞。

(2)B型超声检查：能提示肾损害的程度，包膜下和肾周血肿及尿外渗情况。

(3)X线平片检查：肾区阴影增大，提示有肾周围血肿的可能。

(4)CT检查：可清晰显示肾皮质裂伤、尿外渗和血肿范围。

(5)排泄性尿路造影：可评价肾损伤的范围和程度。

(6)肾动脉造影：可显示肾动脉和肾实质损伤的情况。

(二)护理目标

1.疼痛不适感减轻或消失。

2.情绪稳定，能安静休息。

3.患者发生感染和休克的危险性降低，未发生感染和休克。

4.体温正常。

(三)护理措施

1.非手术治疗及手术前患者的护理

(1)嘱患者绝对卧床休息2～4周，待伤情稳定、血尿消失1周后方可离床活动，以防再出血。

(2)迅速建立静脉输液通路，及时输血、输液，维持水、电解质及酸碱平衡，防治休克。

(3)急救护理：有大出血、休克的患者需配合医生迅速进行抢救及护理。

(4)心理护理：对恐惧不安的患者，给予心理疏导、安慰、体贴和关怀。

(5)伤情观察：患者的生命体征；血尿的变化；腰腹部包块大小的变化；腹膜刺激征的变化。

(6)配合医生做好影像学检查前的准备工作。

(7)做好必要的术前常规准备，以便随时中转手术。

2.手术后患者的护理

(1)卧床休息：肾切除术后需卧床休息2～3天，肾修补术、肾部分切除术或肾周引流术后需卧床休息2～4周。

(2)饮食：禁食24小时，适当补液，肠功能恢复后进流质饮食，并逐渐过渡到普通饮食，但要注意少食易胀气的食物，以减轻腹胀。鼓励患者适当多饮水。

(3)伤口护理：保持伤口清洁干燥，注意无菌操作，注意观察有无渗血、渗尿，应用抗菌药物，预防感染。

3.健康指导

(1)向患者介绍康复的基本知识，卧床的意义以及观察血尿、腰腹部包块的意义。

(2)告诉患者恢复后3个月内不宜参加重体力劳动或竞技运动；肾切除术后患者，应注意保护对侧肾，尽量不要应用对肾有损害的药物。

(3)定期到医院复诊。

第二节　尿道损伤

(一)概述

尿道损伤(urethral injuries)多见于男性，男性尿道在解剖上以尿生殖膈为界分为前尿道和后尿道。前尿道包括球部和阴茎部，后尿道包括膜部和前列腺部，损伤易发生在球部和膜部。男性尿道损伤是泌尿外科常见的急症，若处理不当。常产生尿道狭窄、尿瘘等并发症。

1. 病因

开放性损伤多见于战伤和锐器伤，常伴阴囊、阴茎、会阴部贯穿伤；闭合性损伤多见于骑跨伤与骨盆骨折；医源性损伤见于经尿道的器械检查或手术操作。

2. 病理改变

根据尿道损伤程度可分为尿道挫伤、破裂及断裂。尿道挫伤时仅有水肿和出血，愈合后不发生尿道狭窄；尿道破裂或断裂可引起尿道周围血肿和尿液外渗。尿外渗的范围取决于尿道损伤的位置。

(1)前尿道损伤：多发生在球部、血液与尿液外渗至会阴、阴茎、阴囊，向上扩展蔓延至腹壁。

(2)后尿道损伤：多见于膜部，膜部尿道断裂时尿液外渗至膀胱、前列腺周围，与腹膜外型膀胱破裂相同。

(二)护理评估

1. 健康史

了解患者受伤的原因，如会阴部有无遭受锐器、撞击、挤压或骑跨伤史；了解患者有无骨盆骨折病史；最近有无做过尿道的器械检查或手术操作等。

2. 临床表现

(1)血尿：前尿道损伤时尿道口滴血，尿液为血尿。后尿道损伤时，初期血尿或终末滴血尿道完全断裂时，不出现血尿。

(2)疼痛：尿道球部损伤，会阴部肿胀，疼痛，排尿时剧烈。后尿道损伤伴骨盆骨折，移动时疼痛，下腹部痛，局部肌肉紧张，并有压痛。病情发展出现腹胀及肠鸣音减弱。

(3)排尿困难和尿潴留：尿道挫裂伤时，尿道局部水肿、尿道外括约肌痉挛，出现排尿困难，尿道完全断裂则发生尿潴留。

(4)局部血肿与瘀斑：球部尿道损伤，常会发生会阴部、阴囊处血肿及瘀斑。

(5)尿外渗：尿道全层断裂后，用力排尿时。尿液从裂口处渗入周围组织引起尿外渗。

(6)休克：后尿道损伤伴有骨盆骨折，常因大出血导致失血性休克。

3. 心理状况

尿道损伤后，患者担心尿道狭窄或闭锁，担心性功能降低或出现阳痿，担心因尿流改道致排尿形态改变，担心尿道无法恢复等。患者产生悲观、孤独等心理，以至对生活失去信心。

4. 辅助检查

(1)导尿试验：检查尿道是否连续、完整。前尿道损伤可在严格无菌操作下轻缓插入导尿管，在尿道损伤处，常有阻碍感，一旦插入导尿管，说明尿道连续、完整，应留置持续导尿并作为治疗支架引流尿液。后尿道损伤伴骨盆骨折，一般不宜插入导管以免加重损伤。

(2)X线检查：疑有骨盆骨折或膀胱损伤摄腹部平片。必要时行尿道造影了解尿道损伤部位和程度，尿道断裂时有造影剂外渗。

(三)治疗要点

其原则是有效引流尿液，恢复尿道连续性，控制和预防感染，预防并发症。尿道挫伤和轻度裂伤，一般可以自愈，不需治疗。

尿道损伤排尿困难，安置导尿管成功者，作为治疗支架并引流尿液，留置导尿10～14日。尿道撕裂伤，不能插入导尿管者，可行膀胱穿刺造瘘术。尿道断裂伴有骨盆骨折等复合外伤，前尿道损伤采用尿道修补术或尿道吻合术；后尿道损伤则采用尿道复位手术，若后期有狭窄，定期扩张尿道。

（四）护理措施

1. 一般护理

采取平卧位，骨盆骨折患者睡硬板床，不得随意搬动患者，以免加重损伤。患者应避免排尿，防止尿外渗。能经口进食的患者，鼓励其多饮水，饮食宜给予高热量、高蛋白质、易消化食物。

2. 病情观察

（1）伤后及术后 2 日内，定时测生命体征，注意有无休克症状发生。观察体温及白细胞变化，及时发现感染征象。

（2）尿外渗做多处切开引流者，观察伤口敷料渗出情况，引流物的量、色、性状及气味。若发现敷料有污染及时更换敷料，以免发生感染。

3. 留置导尿管及膀胱造疼管护理

（1）带有留置尿管或膀胱造瘘管的患者，应 24 小时观察尿的颜色、性状和尿量，保持引流管通畅，避免扭曲、折叠，防止引流管脱落。

（2）带有留置尿管者，做尿道口周围清洁 2 次/日；未行膀胱穿刺造瘘术或无膀胱破裂者，冲洗膀胱 1～2 次/日，预防泌尿系统感染。

（3）留置尿管 2 周左右可以拔除，拔管后根据排尿通畅情况，适时扩张尿道。带有造瘘管的患者 2 周左右拔管，拔管时先夹闭造瘘管，如自行排尿顺利则予以拔管。造瘘口以无菌敷料覆盖，5～7 日自行愈合。

（4）保持手术切口清洁干燥，有渗出及时更换敷料，用抗生素治疗预防感染。

4. 尿道扩张护理

行后期尿道扩张时，根据患者尿道情况选择大小合适的尿道扩张器，适时定期进行尿道扩张，扩张时严格无菌操作，防止感染，动作轻缓，防止损伤、出血。

5. 心理护理

采取心理疏导、解释、安慰、鼓励等方法，告诉患者要面对现实，有信心战胜疾病。尤其亲属及好友给患者精神鼓励和物质支持，可有利于解除患者的后顾之忧。

（五）健康教育

1. 向患者说明多饮水、进食易消化食物的意义，告诉患者在卧床，活动时的注意事项，卧床期间防止压疮发生。

2. 解释留置导尿管及膀胱造瘘管的意义，患者后期尿道扩张时，配合医师做好尿道扩张术，以免尿道狭窄或加重。

第三节　前列腺癌

前列腺癌的发病率有明显的地理和种族差异。世界范围内，前列腺癌发病率在男性所有恶性肿瘤中位居第二。在美国前列腺癌的发病率已经超过肺癌，成为第一位危害男性健康的肿瘤。亚洲前列腺癌的发病率远远低于欧美国家，但近年来呈现上升趋势。我国癌症中心的最新数据显示，前列腺癌自 2008 年起已成为泌尿系统中发病率最高的肿瘤。在我国，城市人口前列腺癌的发病率要高于农村人口。

一、病因

前列腺癌的病因尚未明确，可能与以下方面有关。

（一）年龄、遗传和种族

前列腺癌患者主要是老年男性，随着年龄的增长，发病率也明显升高。有前列腺癌家族史的人群有较高的患病风险。约有 9%的前列腺癌患者有家族病史。与此同时，前列腺癌的发病率有着明显的地区和种族差异，澳大利亚、新西兰、加勒比海及斯堪的维亚地区最高，亚洲及北非地区较低。

(二)性激素

前列腺分泌功能受雄激素睾丸酮的调节，促性腺激素的黄体生成素发挥间接作用。幼年阉割者不发生前列腺癌。

(三)饮食与环境

长期摄入较多的高动物脂肪是一个重要的危险因素。其他危险因素还包括维生素 E、硒、木脂素类、异黄酮的摄入不足；而多食番茄、多晒太阳、多饮绿茶可能成为前列腺癌发病的预防因子。但是，目前尚无足够的证据证实生活方式的改变(如降低动物脂肪摄入量及增加水果、谷类、蔬菜、红酒的摄入量)会降低发病风险。

二、临床表现

(一)症状

早期一般无明显症状，进展期肿瘤生长阻塞尿道或直接侵犯膀胱颈部、三角区时，患者可出现排尿困难、膀胱刺激症状；骨转移患者可以出现骨痛、病理性骨折、脊髓压迫症状、排便失禁等。

(二)体征

直肠指诊可触及前列腺结节。发生淋巴转移时，患者可出现下肢水肿。发生骨转移脊髓受压时可出现下肢痛、无力等表现。

三、辅助检查

(一)前列腺特异性抗原检查

前列腺特异性抗原(prostate specificantigenPSA)检查作为前列腺癌的标记物在临床上有很重要的作用。

正常男性的血清 PSA 浓度应<4ng/mL。PSA 检查应在前列腺的直肠指诊后 1 周，膀胱镜检查、导尿等操作 48 小时后，射精 24 小时后，前列腺穿刺 1 个月后进行。PSA 检测时应无急性前列腺炎、尿潴留等疾病。

(二)直肠指检

在前列腺癌的早期诊断中极为重要。考虑到直肠指检可能影响 PSA 值，直肠指检应在抽血查 PSA 之后进行。

(三)影像学检查

1.经直肠超声检查

可以初步判断肿瘤的大小。

2.CT 检查

目的主要是协助临床医生进行肿瘤的临床分期，了解前列腺邻近组织和器官有无肿瘤侵犯及盆腔内有无肿大的淋巴结。

3.MRI 检查

可以显示前列腺包膜的完整性、肿瘤是否侵犯前列腺周围组织及器官，还可以显示盆腔淋巴结受侵犯的情况及骨转移的病灶，在临床分期上也有较重要的作用。

4.全身核素骨显像检查(ECT)

前列腺癌的最常见远处转移部位是骨骼。一旦前列腺癌诊断成立，建议进行 ECT 检查。

(四)前列腺穿刺活检

前列腺穿刺活检是诊断前列腺癌最可靠的检查，推荐经直肠、B 超引导下的前列腺穿刺。但是，前列腺穿刺出血可能影响影像学临床分期，因此，应在 MRI 之后进行。

四、治疗

前列腺癌的病理分级推荐使用 Gleason 评分系统，前列腺癌分期推荐使用 2002 年 AJCC 的 TNM 分期系统。根据血清 PSA、Gleason 评分和临床分期将前列腺癌分为低、中、高危三个等级，以便指导治疗和判断预后。

(一)观察、等待

1.观察

适用于不愿意或体弱不适合接受主动治疗的前列腺癌患者，通过密切观察、随诊，直到出现局部或系统症状(下尿路梗阻、疼痛等)，才对其采取一些姑息性治疗(如下尿路梗阻的微创手术、内分泌治疗、放疗)来缓解转移病灶症状的保守治疗方法。

2.主动监测

对已明确但又不愿即刻进行主动治疗的前列腺癌患者，选择严密随访，积极监测疾病发展，在达到预先设定的疾病进展阈值时再给予治疗。

(二)前列腺癌根治性手术治疗

根治性前列腺切除术是治愈局限性前列腺癌最有效的方法。主要术式有传统的开放性经会阴、经耻骨后前列腺癌根治术及近年发展的腹腔镜前列腺癌根治术和机器人辅助前列腺癌根治术。

(三)前列腺癌的外放射治疗

外放射治疗可以应用于局限期和局部进展期的前列腺癌患者，也可用于术后辅助治疗。对于转移性前列腺癌的患者，可以延长生存时间，提高生活质量。与手术治疗相比，外放射治疗的毒副作用如性功能障碍、尿路狭窄、尿失禁的发生率较低，但放射线有二次致癌的风险，可增加患直肠癌和膀胱癌的风险。

(四)前列腺癌近距离照射治疗

前列腺癌近距离照射治疗即放射性粒子的组织间种植治疗。它是通过三维治疗计划系统的准确定位，将放射性粒子植入到前列腺内，提高前列腺的局部剂量，而减少直肠和膀胱的放射剂量。

(五)试验性前列腺癌局部治疗

1.前列腺癌的冷冻治疗(CSAP)。

2.前列腺癌的高能聚焦超声(HIFU)治疗。

3.组织内肿瘤射频消融(RITA)。

(六)前列腺内分泌治疗

任何去除雄激素和抑制雄激素活性的治疗均可称为内分泌治疗。内分泌治疗途径如下。

1.去势

通过手术或药物去除产生睾酮的器官或抑制产生睾酮器官的功能。

2.阻断雄激素与受体结合

(1)应用药物与雄激素竞争，阻断雄激素与前列腺细胞上雄激素受体的结合。

(2)应用药物抑制来源于肾上腺的雄激素和抑制睾酮转化为双氢睾酮。

(3)应用药物抑制雄激素合成(雄激素生物合成抑制剂：醋酸阿比特龙)。

(七)前列腺癌的化疗

转移性前列腺癌往往在内分泌治疗中位缓解时间 18 个月后逐渐对激素产生非依赖性，而发展为去势抵抗性前列腺癌(castration resistant prostate cancer, CRPC)。化疗是去势抵抗性前列腺癌的重要治疗手段，通过化疗可以延长 CRPC 患者的生存时间，控制疼痛，减轻乏力，提高生活质量。

常用的化疗药物有紫杉类、米托蒽醌、环磷酰胺等。

五、腹腔镜根治性前列腺切除术护理

(一)术前护理

1.心理护理

患者因为担心手术的安全性，惧怕手术疼痛、出血或出现意外，顾虑疾病预后以及术后可能会出现性功能障碍、尿失禁等并发症影响日常生活质量，因此而产生恐惧、焦虑等情绪。我们要在护理工作中，做好心理疏导，鼓励患者向家人和医护人员说出自己的忧虑和对于疾病治疗效果的顾虑，耐心倾听患者的倾诉，给予理解、同情和安慰。做好耐心解释工作，指导减轻术后尿失禁的训练方法，讲解手术的大致过程，告知患者腹腔镜的优势，鼓励患者积极配合治疗，提高战胜疾病的信心。

2.了解患者的排尿形态，对于留置膀胱造瘘管或保留导尿管的患者，术前应嘱患者每日饮水 2000mL 以上。

3.肠道的准备

术前 3 天开始肠道准备。

4.盆底肌训练

术前指导患者进行盆底肌锻炼，告知患者进行盆底肌训练的意义。

(二)术后护理

1.病情观察

严密监测生命体征的变化。

2.管路的护理

(1)导尿管：手术后由于尿道重建，创面渗血，术后早期需要牵拉固定尿管以压迫止血，注意观察固定部位的皮肤，预防发生皮肤损伤。保持尿管通畅，妥善固定防止脱落，避免打折、弯曲受压。观察尿液颜色、性质和量的变化，并做好记录，如尿中出现粪渣有可能是术中损伤了直肠导致的，应立即通知医生并协助处理。术后导尿管保留时间较长，约 3 周，以利于尿道连续性的恢复，防止吻合口狭窄。注意会阴部及尿道口的清洁，预防泌尿系感染。

(2)伤口引流管：注意保持引流管的通畅，并妥善固定，避免打折。观察引流液的颜色、性质和量的变化，并做好记录。若引流管在较短时间内流出大量鲜红色引流液，患者伴有腹胀、腹痛、腹膜刺激征等症状，则考虑有出血发生，应及时报告医生妥善处置。若引流管引流量大且引流液颜色清亮，则多提示尿瘘或淋巴瘘。同时要注意在无菌操作下，定时更换引流袋。

3.饮食及活动指导

术后 6h 可取半卧位并指导患者床上活动。术后 24～36h 遵医嘱协助患者下床活动。待患者排气后鼓励患者多饮水，每天 2000mL 以上，之后从流食开始逐渐过渡到普食。

4.疼痛的护理

评估患者疼痛的原因，给予排除，必要时遵医嘱给予解痉镇痛药。

5.盆底肌锻炼

遵医嘱指导患者于术后 1～3 周开始进行盆底肌训练，持续 4～8 周，老年人可能需更长时间，叮嘱患者不可随意停止盆底肌训练，切记坚持训练才能起到有效的效果。及时反馈患者锻炼感受及效果。

6.并发症的观察

(1)术后出血：监测生命体征，观察伤口引流液的颜色、性质和量的变化，并做好记录。如患者出现血压持续降低、面色苍白、脉搏细速等症状，可能有活动性出血，应立即通知医生给予处理。

(2)尿瘘：早期发生多与膀胱尿道吻合欠佳或导尿管引流不畅有关，晚期多与吻合口感染、愈合不良有关。因此，保持各引流管通畅性及对引流液的观察，可早发现、早治疗。

（3）直肠损伤：术前做好肠道准备，术后注意引流液及尿液的颜色和性质是否有异常，一旦发生直肠损伤多需要结肠造口，之后再行二期修补。

（4）尿失禁：是前列腺癌术后的最常见并发症，将会影响患者的生活质量。尿失禁主要是因为尿道外括约肌的损伤或牵拉而出现的永久性尿失禁或暂时性尿失禁，临床上以暂时性尿失禁居多，一般术后1年内尿失禁可自愈。要注意观察患者的排尿情况，并正确指导患者进行盆底肌训练。一旦发生尿失禁的患者，应告知患者注意个人卫生，保持会阴部及床单位的干燥。必要时可在阴茎部佩戴尿套或者使用成人纸尿裤，也可在夜间使用尿垫等方法，并指导患者继续进行盆底肌的训练，还可采取生物反馈治疗等措施进行改善。

（5）勃起功能障碍：也是术后常见的并发症，术中保留勃起神经可以降低患者术后性功能障碍的发生率。对于已发生勃起功能障碍的患者，遵医嘱使用西地那非（万艾可）治疗，期间注意观察有无心血管并发症。

（三）出院指导

1.嘱患者注意观察排尿情况，如出现异常及时到门诊就诊。

2.生活习惯与饮食指导

多饮水，每日饮水2000mL以上，以起到内冲洗的作用；注意休息，适当运动；应多进食当季新鲜蔬菜水果、大豆及豆制品。保持大便通畅，切忌用力排便，必要时可遵医嘱服用缓泻剂。术后3个月内避免剧烈活动，禁止骑车，防止出血。术后2个月内禁止性生活，避免久坐、久站，以免腹内压增高引起出血。尿失禁的患者出院后继续进行盆底肌的锻炼。

3.门诊随诊

告知患者定期复查PSA的意义。2年之内每1~3个月复查1次，2年以后每3~6个月复查1次，5年以后每年复查1次，并需要定期复查B超，如出现排尿困难、骨痛等不适症状及时就诊。

4.建立留置尿管患者登记本，出院1~2周对患者进行访问，了解患者有无漏尿、憋尿等现象，并给予相关指导。提醒患者尿管拔除及复查时间，嘱患者拔除尿管时可携带成人纸尿裤，以消除尿管拔除后发生尿失禁带来的不适。

六、放射性粒子植入术护理

（一）术前护理

前列腺癌多为老年患者，应向其耐心讲解植入的放射性粒子与全身放射性治疗的不同，使其消除放射性物质会对身体造成很大损伤的错误认识，树立战胜疾病的信心。

（二）术后护理

1.病情观察

定时监测意识状态及生命体征，如有异常及时通知医生。

2.饮食及活动指导

术后6小时可行床上活动，术后2天内不要剧烈活动。术后6小时进少量流食，多食粗纤维、易消化的食物，忌饮酒及辛辣刺激性食物。

3.环境的准备

术后患者佩戴铅制防护围裙；粒子治疗后1~2个月，孕妇、儿童和小动物与患者保持1m以上的距离。

4.并发症的观察与护理

尿道刺激症状、放射性直肠炎、尿失禁为主要并发症，可给予相应护理。

5.尿液的观察

确保尿管引流通畅，并观察引流管尿液颜色的变化，有无血凝块等。在拔除尿管后第一次排尿时，嘱患者将尿排到固定的容器中，以防止粒子丢失，如发现粒子，及时用镊子夹起，放入备用的铅罐中，送医院放疗科处理。

6.医护人员的防护

操作前应穿好防护设备，操作过程中动作熟练、准确、敏捷；近距离治疗、护理时，患者也应佩戴铅制防护围裙；在不影响治疗的情况下，尽量避开粒子植入部位，以减少与放射线接触的时间。

7.其他

术后进行盆腔X线平片检查，观察粒子数目、分布情况，有无粒子移位、丢失等。

（三）出院指导

1.性生活指导

术后1个月可恢复性生活，但建议使用安全套。

2.生育指导

粒子植入治疗可能损伤生育能力，最好在手术之前储存精子。

3.家庭护理指导

在粒子植入后4个月内，与患者接触时需采取一定的防护措施，儿童、孕妇避免与患者同住一个房间。患者在术后半年内死亡应与医院取得联系，及时收回粒子，避免造成周围环境污染。

4.病情观察指导

出院时继续让患者观察排尿和大便情况，观察远期并发症。如有不适症状及时就诊。

5.术后随访

患者应终生随诊。定期进行胸部X线检查，以排除放射性粒子是否通过前列腺外周静脉丛进入肺内；定期进行前列腺CT扫描，以检查每个粒子在前列腺的精确位置；检查还包括普通的数字型直肠检查(DRE)和复查PSA，以观察疗效。

第七章 骨科疾病的护理

第一节 颈椎骨折

一、概述

在颈椎骨折中，约80%好发于第4～6颈椎节。急性外伤性椎间盘突出，则好发与第3～4。第2颈椎以上的颈椎部分属上颈椎，不仅解剖关系特殊，临床症状复杂，且损伤后的现场及入院前死亡率高，其中寰枕关节及齿状突骨折各占40%，而下颈椎仅占10%左右。第3颈椎至第7颈椎称为下颈椎，发生骨折脱位较上颈椎多见。

（一）病因

颈椎由于强力过度屈曲、伸展、压缩引起骨折或脱位，常累及颈脊髓而造成高位截瘫。

1. 寰枢椎骨折与脱位

在颈椎屈曲型损伤时，寰椎横韧带断裂，寰椎向前脱位，也可枢椎齿突基底部发生骨折、寰椎向前脱位。两种情况均可引起脊髓损伤。枢椎齿突基底部骨折时，也可能因当时寰椎移位不明显，而被忽视，骨折未能及时固定而不愈合或延迟愈合，患者开始活动时，可发生寰椎迟发性脱位或截瘫。寰枢椎亦可发生伸展型骨折-脱位，暴力垂直向下击于头部，挤压侧块，寰椎前、后弓较薄弱，可发生骨折。

2. Hangman骨折

暴力方向多来自下颌部，以致引起颈椎后仰、并于第2颈椎椎弓根部形成强大的剪应力，超过局部承载负荷时则发生该部位骨折。目前主要见于高速公路上的交通事故（急刹车时颈部过伸）及跳水意外。

3. 颈椎半脱位

比较多见。可因汽车急刹车，乘客头部受惯性作用，猛向前倾引起。这种损伤易被忽视，可引起截瘫。

4. 颈椎椎体骨折

多发生于第5～7颈椎体，由于强力过度屈曲引起。常合并脱位及椎间盘急性突出，引起脊髓损伤。

5. 颈椎脱位

多由屈曲性损伤引起。下一椎体的前缘被压缩后，脱位之椎体向前移位，一侧或两侧椎间小关节可发生交锁，脊髓常被挫伤或压迫。

（二）分类

上颈椎骨折与脱位大体分为枕颈关节损伤，寰椎骨折，寰枢脱位，齿状突骨折，Hangman骨折。下颈椎骨折脱位包括多种损伤：颈椎椎体楔形压缩性骨折、椎体爆裂性骨折、颈椎半脱位、颈椎单侧或双侧小关节脱位、颈椎后脱位及颈椎骨折脱位等。

（三）临床表现

1. 死亡率高

如暴力较强，作用迅猛，易因颈髓高位损伤而死于现场或运送途中。

2. 颈部不稳感

患者自觉头颈如折断似的不稳，不敢坐起或站立，喜用双手托住头部。

3. 被迫体位

如双侧关节均有脱位时，头颈呈前倾斜体位；如一侧关节脱位，头向健侧旋转并向患侧倾斜。这种体位加重了活动受限的程度，包括张口困难。

4.其他

如局部压痛、吞咽困难、发音失常等，脊髓神经受累时，则出现相应的症状及体征。

（四）治疗

及早解除对脊髓的压迫是保证脊髓功能恢复的首要问题。治疗目的是复位并获得脊柱的稳定性；预防未受损神经的功能丧失并促进神经功能的恢复；获得早期的功能恢复。

1.急救搬运

要有专人托扶头部，沿纵轴向上略加牵引，使头、颈随躯干一同滚动。或由伤员自己双手托住头部，缓慢搬移。严禁随便强行搬动头部。睡到木板上后，用沙袋或折好的衣物放在颈的两侧加以固定。

2.手术治疗

无论有无神经损伤，对不稳定的颈椎损伤一般都需手术治疗。手术的目的在于早期获得颈椎的稳定性，并恢复或扩大损伤节段的椎管，防止以后慢性压迫的出现。可通过前路、后路或前后路结合。对陈旧性寰枢椎后脱位且引起脊髓腹侧压迫者，可采用前方经口腔入路手术。

二、护理

（一）术前护理

1.心理护理

由于骨折部位特殊，病情复杂，手术风险大，患者对治疗效果期望较高。部分上颈椎骨折患者术前行颅骨牵引或 Halo-Vest 头-胸环牵引架固定，术后又丧失了寰枢关节的部分运动功能，导致患者头颈活动特别是旋转明显受限。患者及家属对手术安全性、治疗效果有不同程度的担忧。因此术前进行积极、有效的心理护理，帮助建立乐观向上的心态，对于治疗的顺利进行和术后的康复都非常重要。护士首先要注意与患者的沟通取得信任；然后说明牵引和手术治疗的目的、注意事项，取得配合。介绍同种病例的手术效果，给予信心；再请术后恢复期患者介绍对手术过程的体验，以及术后疗效的自我评估，并让患者家属观看牵引治疗和术后护理的实景，打消顾虑。同时要帮助及时解决生活上的各种需求。

2.牵引护理

颈椎骨折脱位一般须进行颈椎牵引复位和制动，维持颈椎保持正常生理前凸，使颈部肌肉松弛减轻疼痛。

（1）牵引前宣教：根据患者对疾病与治疗的认知程度，进行有的放矢的教育，消除顾虑取得配合，宣教内容包括：牵引的必要性和重要性，操作方法及有关配合、注意事项。

（2）保持有效牵引：颅骨牵引重量为体重的 1/10～1/7，枕颌带牵引重量一般为 2～3kg。在患者颈后横放 1 条条形卷巾，使颈椎保持正常的前凸位。头两侧用 2 只沙袋固定，防止头部左右晃动。护士每班检查牵引的体位、重量是否正确，牵引绳的松紧，是否在轴线上。了解患者四肢感觉、运动功能和反射情况；有无胸闷、吞咽困难、食欲、大小便等情况，如有异常及时通知医生处理。

（3）预防感染：颅骨牵引穿针处用乙醇滴入，2 次/天，观察有无渗液、红肿，如有痂皮形成不可自行去除以免造成感染。

（4）皮肤护理：尾骶部和后枕部是主要着力点，也是牵引后易出现皮肤问题的部位。护理中要注意保持床单平整清洁；指导并协助患者作抬臀，枕后可垫波浪形水枕，定时放松枕颌带牵引，对尾骶部、枕后及下颌皮肤进行按摩。并鼓励患者在床上主动活动四肢。

3.术前相关功能训练，

不管是颈前路手术还是颈后路手术，在术中和术后对体位都有特殊要求，因此重视术前相关功能训练可保证手术的正常进行与术后顺利康复。

(1)气管食管推移训练：主要用于颈前路手术。术前3～5天嘱患者本人或家属用右手的第2～4指在皮外插入切口侧的内脏鞘与血管神经鞘间隙处，持续向非手术侧推移，必须将气管推过中线。开始时每次持续5～10分钟，3～4次/天，逐渐增加至每次30°～40°分钟，体胖颈短者则延长时间。由于此动作可引起反射性干咳、恶心等不适，患者常不能自觉完成，护士必须交代清楚，同时强调推移训练重要性，予以指导和监督。

(2)呼吸功能训练：对于这些患者术前进行呼吸功能锻炼非常重要，特别对有慢性肺功能不全的患者，可增加肺活量，促进痰液排出，减少术后并发症。方法：用力吸气后缓慢吐出；练习正确的咳嗽，先深吸气然后声门紧闭，在腹肌、膈肌同时收缩后放开声门，一声将气咳出。

(3)俯卧位训练：主要用于颈后路手术。由于手术时间较长，且易引起呼吸道梗阻，术前必须加以锻炼以使其适应术中体位。方法：在病床上取颈后路手术位，开始每次为20～30分钟，以后逐渐增：加至每次2～4小时。

4.术前准备

按术前常规进行准备外，需特别注意以下4点。

(1)颈后路手术者术前皮肤准备范围从前额发际到肩胛骨下缘，剃光头发，需植骨者应准备取骨区皮肤。

(2)经口咽行寰枢椎脱位手术者应重视口腔准备，及早治疗口咽感染灶，抗生素超声雾化。

(3)对于上颈椎骨折涉及高位脊髓手术者，由于术中单靠头架支撑不够稳定，为防止因体位不稳而出现脊髓损伤造成呼吸骤停。术前应准备头颈胸石膏背心，以保持术中颈椎中立位。术前1日，患者在仰卧位、张口状态下定做腹侧头颈胸石膏背心，开窗显露头面部五官，烘干后在石膏内及边缘垫上棉纸以免擦伤皮肤，试用合适后于次日带至术中用。

(4)物品准备颈椎手术危险性大，随时可能需要抢救，床边常规备沙袋、氧气、吸引器、气管切开包、心电监护仪(含血氧饱和度监测探头)、呼吸皮囊等。

(二)术后护理

1.生命体征监测

术后入复苏室待完全清醒后回病室，持续心电监护72小时，每15～30分钟监测血压、心率、心律、呼吸和血氧饱和度，每小时观察呼吸频率、深浅度及呼吸的音调有无异常，有无憋气、呼吸困难、血氧饱和度下降等症状。重视患者的主诉，夜间加强巡视，警惕呼吸睡眠暂停综合征，当呼吸≤10次/分钟，及时唤醒患者。并要注意创面有无渗血、出血及引流量，记录尿量评估出入量是否平衡，观察患者有无血容量不足早期征象，如面色改变、烦躁、哈欠、头晕等。

2.脊髓神经功能观察

术后要重视观察患者截瘫平面、四肢感觉、运动及肌力情况，评估手术减压效果。多数患者术后脊髓压迫症状有不同程度改善，也有患者术后四肢肌力、感觉、运动有所减退，多与术后脊髓水肿有关。可于术后三天内预防性静脉使用20%甘露醇250mL，2次/天，或用甲基泼尼松龙40mg微泵静推2次/天。如发现有麻木加重、活动障碍及时通知医生，以免脊髓受压过久造成不可逆的损伤。

3.切口引流管的护理

颈椎术后为避免创面渗血对脊髓、气管造成压迫，常规放置引流管行负压引流。引流管一般放置24～48小时。应严密观察切口有无红肿、渗液、渗血等情况，检查切口周围皮肤张力有无增高，当发现张力增高时应通知医生，给予脱水消肿治疗。保持负压引流有效，防止堵管及逆行感染。记录引流物量、颜色和性状，如血性引流液每小时＞100mL、连续 3 小时提示有出血可能，需立即报告医生并去负压引流；如引流物颜色为淡血性或洗肉水样，24 小时引流量超过 500mL，应考虑有脑脊液漏。

4. 体位护理

由于颈椎手术的解剖特殊性，尤其上颈椎减压术后，以及内固定不确切者，术后尤其要重视体位护理。

(1)正确搬运：协助患者佩带颈围，搬运时至少有 3 人以保证头颈中立位。由一名医生专门负责患者头部，其他人员将患者身体水平抬起，同时用力移至病床，取平卧位，两侧头颈沙袋制动。

(2)术后 6 小时内去枕平卧颈部沙袋制动，6 小时后协助仰卧和 45° 半侧卧，每 1～2 小时交替轴向翻身，保持头、颈、胸一直线。术后第 1 天，可摇高床头 15°，或垫薄枕保持颈椎生理前凸。第 2 天拔除颈部伤口引流管，拍片复查内固定位置良好，可予颈围固定，鼓励患者半坐位活动。按照先 90° 坐位→床旁坐位→床旁站立→床周行走→病室内行走的顺序进行。起床活动时必须佩带颈托，确保颈部不扭曲、避免剧烈旋转，以防内固定松动。护士在旁边指导和保护。

(3)支具穿带护理：上颈椎骨折行后路寰枢融合术，虽然固定疗效确切，能明显提高寰枢段前后方向的稳定性，但抗侧弯和抗旋转能力较差。为提高植骨融合率并保证内固定的可靠性，仅依靠颈围保护不能达到固定效果，术后 5 天为患者量身定做头颈胸支具，以确保头颈中立位不前屈不旋转，鼓励患者在支具保护下早期离床活动。穿带支具时必须松紧合宜，并在枕后、下颌、肩胛等骨隆突处加海绵衬垫以免皮肤破损。护士教会患者家属正确的穿带方法。

5. 饮食护理

颈椎前路手术由于术中牵拉气管食管，或麻醉鼻插管引起鼻咽部黏膜损伤水肿，患者可出现一过性咽喉痛及吞咽困难。因此，术后 24～48 小时内指导患者多食冷饮，以减轻咽喉部的充血水肿；进清淡易消化半流质饮食，避免辛辣刺激食物及甜食，以减少患者呛咳和痰液，同时注意食物温度不宜过烫，以免加重咽喉部水肿，待疼痛减轻后进普食。对于进食少和病情危重的患者应给予静脉营养支持。

6. 并发症的护理

(1)颈部血肿：是颈前路手术较危急的并发症，处理不及时可造成患者窒息死亡。主要由于血管结扎不牢固、止血不彻底、术后引流不畅，或患者凝血功能不良所致的创口出血而引起的血肿。因此在手术后 48 小时，尤其是在 12 小时内，除严密观察生命体征外，应密切注意颈部外形是否肿胀，引流管是否通畅和引流量是多少，有无呼吸异常，另外要认真听取患者主诉，严密观察，及时巡视。对有高血压病史者，因为本身血管弹性低下，应注意控制血压，预防和减少创口出血。

(2)喉上、喉返神经损伤：喉返神经位于下颈椎气管、食管沟内，在手术暴露过程中，颈部粗短暴露颈椎间盘较困难，或有些患者本身解剖变异、特殊体质等，因为手术暴露过程误夹、误切、牵拉过久所致。喉上神经损伤表现为术后出现一过性呛咳，不能进水等流质。喉返神经损伤表现为声音嘶哑、憋气。发现患者进流食出现呛咳，应告知患者暂禁食流质，并报告医生给予增加输液量，根据情况给予固体食物，嘱咐慢嚼细吞，一般都能自行恢复。对声音嘶哑者做好解释安慰解除顾虑。

(3)脊髓损伤加重和神经根损伤：多见于手术止血不彻底，血肿压迫引起或减压时操作的震动对脊髓的冲击、基础疾病影响；神经根的损害多源于器械的刺激、直接挫伤或对神经的牵引过度引起。该类手术患者安善安置后，应及时观察四肢的感觉活动及大小便情况，以便及时发现异常，报告医生处理。

(4)脑脊液漏：为后纵韧带与硬膜囊粘连严重，手术分离或切除后纵韧带时损伤硬膜囊所致。发现上述情况后，立即将切口负压引流改普通引流袋引流，去枕平卧，术后采取严格的颈部制动、切口局部用 1kg 沙袋加压。对头晕、呕吐患者，抬高床尾 30°～45°，予头低脚高位。同时报告医生，遵医嘱静脉滴注平衡液，必要时予拔管切口加密缝合。

(5)植骨块部分滑脱：与术后颈椎前屈后伸幅度较大，挤压植骨块向前移位；植骨块过大、重击后嵌入椎间隙；骨块碎裂后易移位；搬运不当、颈部制动控制不严有关。术后回病房在搬运、翻身时要保持脊柱一条直线，避免颈椎前屈、后伸幅度过大。另外选择合适的颈托或颈部外固定支架固定颈部，固定时间为 3 个月。严格限制颈部活动，平卧时颈部两侧用沙袋制动。严密观察，如影响吞咽及时告知医生，必要时行手术治疗。

(6)供骨处感染及血肿：主要与供骨处为松质骨，容易渗血；患者早期剧烈活动；换药无菌观念不强等有关。对于感染患者应加强换药，保持创口敷料的清洁干燥，延长起床活动时间，从 5 天延长至 10 天，以减少活动，指导合理营养。发热者做好发热患者的护理，进行对症处理，遵医嘱全身应用抗生素。血糖偏高者监测血糖，积极进行糖尿病治疗以控制血糖。对于血肿患者，拆除缝线，清除积血并切开引流，积极抗感染治疗。供骨处有引流者要保持引流通畅及遵守无菌操作。

(7)肺部感染：是颈椎前路手术患者死亡的主要原因，特别是截瘫患者该并发症的发生率更高。护理中注意保持呼吸道通畅，及时清除分泌物，予吸氧、雾化吸入，沐舒坦口服或静脉滴注化痰治疗。指导、鼓励患者做深呼吸，有效咳嗽。对于呼吸肌麻痹患者，在患者吸气末用双手从胸廓两侧向内挤压向上推，指导患者此时做咳嗽动作，以协助排痰。同时使用抗生素控制感染。预防肺部感染的最好方法是让患者尽早从床上坐起，如戴好颈围或定制的颈部外固定支架支托坐起，有利于患者呼吸畅通，便于排痰。

(8)睡眠型窒息：是一种罕见并发症，常于术后 48 小时内发生。主要表现为睡眠时出现呼吸障碍，甚至窒息，伴有紧急从睡眠中清醒。其原因为：术中牵拉气管或刺激咽喉部出现水肿，上呼吸道阻力增加所致；另外与悬雍垂、扁桃体肥大引起上呼吸道阻塞或气道壁塌陷有关。术后 48 小时，尤其是 24 小时内要加强巡视，注意观察呼吸变化，确保睡眠安全。加强呼吸道管理，保持呼吸道通畅是十分必要的。

三、健康教育

主要针对有颈髓神经功能受损导致的截瘫患者及家属。

(一)压疮的预防

向患者及家属介绍压疮发生的机制、好发部位及预防知识，了解预防压疮的重要性，主动配合翻身。指导家属掌握翻身的要求、方法、间隔时间。翻身时保持脊柱平直，头、脊柱、下肢成直线，以防翻身不当造成不应有的损伤。保持床单干净、平整、无渣屑。使用便器时，注意不要擦伤皮肤。无感觉部位禁用冷、热敷，防止冻伤和烫伤。

(二)泌尿系感染的预防

指导患者及家属参与制订导尿管的开放时间。受伤 2 周内保持导尿管持续开放，以使膀胱内不积存尿液，减少膀胱壁受损。2 周后改为间歇性开放。鼓励患者每日饮水 2000mL 以上。指导家属掌握预防尿路感染的措施，学习用按压法训练反射性排尿功能。

(三)肺部感染的预防

患者因咳嗽无力、排痰困难、呼吸道分泌物潴留而引起肺内感染。要鼓励患者深呼吸，有效咳嗽、咳痰。翻身时，叩击背部，有助痰液排出。教会家属叩击背部的方法和要求。

(四)肌肉萎缩的预防

向患者及家属讲解功能锻炼的重要性，指导患者进行关节主动或被动活动、肌肉按摩，鼓励做力所能及的生活自理工作，以预防关节僵硬和肌肉萎缩。

（五）出院指导

告知患者出院后 3 个月内起床活动时需佩带颈托或穿带支具，避免颈部前屈、左右旋转。平卧睡眠时头颈两侧仍需用 2kg 沙袋或米袋制动，以防内固定松动。于术后 3、6、12 个月拍片复查随访，了解内固定效果和植骨融合程度。

第二节　腰椎间盘突出症

一、概述

腰椎间盘突出症又称腰椎间盘纤维环破裂症或腰椎间盘髓核突出症，是指腰部椎间盘变性，纤维环破裂，髓核组织突出压迫和刺激相应水平的神经根、尾神经所表现的一种综合征。腰椎间盘突出症是骨科的常见病和多发病，也是引起腰腿痛最常见的原因，患者痛苦大，有马尾神经损害者可伴有大小便功能障碍，严重者可致截瘫，对患者的生活、工作和劳动均可造成严重影响。

腰椎间盘突出症好发于 20～50 岁的青壮年，因为这个年龄段的活动强度较大，而老年人则发病较少。男性多于女性，男女比约为 10：1。由于腰骶部活动度大，承受的压力最大，因此腰 4～5 及腰 5 骶 1，椎间盘发病率最高。据文献报道，国外以腰 5 骶 1，椎间盘突出症为最多，国内则以腰 4～5 椎间盘突出为最多。从种族上看，印第安人、爱斯基摩人及非洲黑种人发病率要比其他民族的发病率低。

二、病因和发病机制

一般认为导致椎间盘突出的最主要原因是椎间盘的退行性改变。椎间盘由纤维环、髓核和透明软骨板构成。①纤维环：由纤维软组织组成，纤维排列成同心的环层。腰椎纤维环前厚后薄，前方有宽阔坚韧的前纵韧带加强，而后纵韧带较薄弱。②髓核：为胶样物质，含水量可达 80%，随着年龄的增加含水量逐渐减少。③透明软骨板：与椎体高度的增长有关，它有防止髓核突入椎体松质骨的作用。正常的椎间盘富有弹性和韧性，具有强大的抗压能力，但是 20 岁以后椎间盘逐渐发生退行性变化。髓核中硫酸软骨素和含水量逐渐减少，膨胀力和弹性均减退，容易压缩。纤维环由于长期反复承受挤压、屈曲和扭转等负荷，因此很容易在纤维环的后部产生裂隙甚至断裂。在此基础上，一次较重的外伤，或反复多次的轻度外伤，甚至一些日常活动均可促使退变的纤维环进一步破裂。变性的髓核组织便可从破裂处膨出或脱出，压迫和刺激相应水平的坐骨神经根，从而引起一系列的症状和体征。

诱发腰椎间盘突出的因素有：①过度负荷：长期从事重体力劳动和举重运动的人可因过度负荷造成椎间盘的早期退变。另外长期从事弯腰工作的人如建筑工人、煤矿工人、纺织工人等，由于需要经常弯腰提取重物，腰部负荷过度，因此亦容易诱发腰椎间盘突出。②急性损伤：外伤如腰背扭伤，并不能引起腰椎间盘突出，只是引起腰椎间盘突出的诱因。③妊娠：妊娠期间整个韧带系统处于松弛状态，后纵韧带在原先退变的基础上可致椎间盘膨出。有调查显示，多次妊娠的妇女腰椎间盘突出发病率高。④吸烟：椎间盘的营养依靠椎间盘周围血管提供，长期吸烟可使椎间盘营养不良，促进椎间盘的退变。⑤受寒与受湿：寒冷和潮湿可引起小血管收缩及肌肉痉挛，使椎间盘的压力增加，从而导致髓核的破裂。

三、病理

腰椎间盘突出症的病理变化过程，大致分为三个阶段：

（一）突出前期

此期髓核因退变和损伤可变成碎块状物，或呈瘢痕样结缔组织。变性的纤维环可因反复损伤而变薄变软或产生裂隙。此期患者可有腰部不适或疼痛，但无放射性下肢痛。

（二）椎间盘突出

外伤或正常的活动使椎间盘的压力增加，髓核从纤维环薄弱处或破裂处突出，突出物刺激或压迫神经根即发生放射性下肢痛，或压迫马尾神经而出现尿、便排出障碍。髓核突出的病理形态，可有三种类型：

1. 膨隆型

纤维环部分破裂，表层完整，退变的髓核经薄弱处突出，突出物多呈半球状隆起，表面光滑完整。因后纵韧带和部分纤维环完整，突出物常可自行还纳，或经非手术疗法而还纳，临床表现呈间歇性发作。

2. 突出型

纤维环已完全破裂，退变和破碎的髓核由纤维环的裂口突出，突出物多不规则，多呈菜花状或碎片状，常需手术治疗。

3. 脱垂游离型

纤维环完全破裂，髓核经纤维环破口脱出，游离于后纵韧带之下，进入椎管内，造成广泛的神经根和马尾神经的损害，非手术治疗往往无效。

（三）突出晚期

腰椎间盘突出后，椎间盘本身和其他邻近结构可发生各种继发性病理改变：①椎间盘突出物纤维化：突出物可发生纤维化呈瘢痕样硬块，并和神经根、硬膜及周围组织紧密粘连。②椎间盘整个变性：椎间隙变窄，椎体上下面骨质硬化，边缘骨质增生，形成骨赘。③神经根损害：由于椎间盘突出物的刺激压迫，受累神经根在早期发生急性创伤性炎症反应，神经根充血、水肿、变粗和极度敏感，任何轻微刺激均可产生剧烈疼痛。后期神经根可发生粘连、变性和萎缩。④黄韧带肥厚：腰椎间盘突出症时，腰椎生理前凸往往消失或呈后凸畸形，使黄韧带经常处于紧张状态，张力和应力增加。侧方的增厚黄韧带，可造成侧隐窝狭窄，压迫神经根。⑤椎间关节退变与增生：因椎间盘突出及退变，椎间隙变窄，椎间关节代偿性负荷增加，可逐渐发生骨性关节炎。关节边缘骨质增生，可导致侧隐窝或椎间孔变窄，从而加重对神经根的压迫。

四、护理评估

（一）健康史

评估患者的年龄、身高及体重。询问患者的职业及工作体位，是否长期从事重体力劳动或从事经常弯腰的工作。评估患者有无腰部急性或慢性损伤。评估患者有无其他疾病史，如糖尿病等。

（二）身体评估

1. 腰部疼痛

是本病重要的症状，多数患者先有腰痛，过一段时间后才出现腿痛。疼痛范围较广泛，但主要在下腰部及腰骶部，以持续性的钝痛最为常见。疼痛程度差别很大，轻者可坚持工作，但不能从事重体力劳动，重者疼痛难忍，卧床不起，翻身困难。平卧时疼痛减轻，久站后疼痛加剧。疼痛的主要原因是椎间盘突出后刺激了邻近组织的神经纤维。

2. 坐骨神经痛

典型坐骨神经痛是从下腰部向臀部、大腿后方、小腿外侧至足跟部或足背，呈放射性刺痛。患者为了减轻疼痛被迫采取腰部前屈、屈髋位，以松弛坐骨神经的紧张。当弯腰、咳嗽、打喷嚏、用力大小便，甚至大笑或大声说话时，可使疼痛加重。

3. 马尾神经受压

向正后方突出的髓核或脱垂、游离椎间盘组织可压迫马尾神经，出现大小便障碍，鞍区感觉异常。

4. 体征

(1)腰部压痛及放射性痛：压痛点常在病变棘突旁1cm，其特点在于不但有压痛还会向下肢放射。

(2)一侧或两侧腰肌痉挛，同时脊柱腰段生理性前凸减小或消失，严重者可有后凸畸形，此外约有65%的患者有脊柱侧弯畸形。由于腰肌痉挛，脊柱前屈、后伸活动均可受限。

(3)直腿抬高试验和加强试验：患者取仰卧位，检查者站在患者右侧身旁，一手握患者踝下方，另一手置于股前方保持膝关节伸直，然后将下肢徐徐抬高到一定角度，如患者直腿抬高在60°以内即可出现坐骨神经痛，称为直腿抬高试验阳性。其阳性率约90%。在直腿抬高试验阳性时，缓慢降低患肢高度，待放射痛消失，这时再被动背屈患肢踝关节以牵拉坐骨神经，如又出现放射痛称为加强试验阳性。

(4)神经系统表现

1)感觉异常：80%患者有感觉异常。腰5神经根受累者，小腿前外侧及足内侧的痛、触觉减退；骶1神经根受累者，外踝附近及足外侧痛、触觉减退。

2)肌力下降：约70%~75%患者肌力下降。腰5神经根受累者，踝及趾背伸力下降；骶1神经根受累者，趾及足跖屈力减弱。

3)反射异常：约71%患者出现反射异常；踝反射减弱或消失表示骶神经根受累；如马尾神经受压，则为肛门括约肌张力下降及肛门反射减弱或消失。

(三)辅助检查

1. 影像学检查

腰椎X线平片正位片可见脊柱侧弯畸形，椎间隙左右宽度不一致；侧位片可见腰椎生理前凸减小或消失，严重者甚至后凸，椎间隙表现为前窄后宽。另外可见椎体前、后上下缘骨质增生，呈唇样突出。CT可清楚地显示椎间盘突出的部位、大小、形态和神经根、硬脊膜囊受压移位的情况。并可同时显示椎板及黄韧带肥厚、小关节增生肥大、椎管及侧隐窝狭窄等情况。

2. 腰椎穿刺及脑脊液检查

多数腰椎间盘突出症患者脑脊液无异常变化，少数严重的中央型突出患者蛛网膜下腔可有部分梗阻而出现脑脊液蛋白含量轻度增高。

3. 肌电图检查

在肌电图检查中，通过测定神经根所支配肌肉出现失神经波来判定受损的神经根的范围和程度，进而推断腰椎间盘突出及其部位。

(四)心理-社会评估

应注意评估患者对疾病的反应、采取的态度及应对能力。对于病程反复的慢性患者来说，由于疼痛会给日常生活带来不便，有时患者会因此产生自责及自卑等心理。

五、计划与实施

腰椎间盘突出症的治疗主要分为非手术治疗和手术治疗两种。多数患者能以非手术治疗使症状缓解。腰椎间盘突出症的总体治疗目标是患者能够主诉疼痛减轻至无痛，主诉焦虑减轻，没有手术并发症出现，能进行日常基本生活及活动。

(一)非手术治疗与护理

非手术治疗的指征是初次发病、病程较短或病程虽较长，但症状较轻，或年龄较大者，且X线片无椎管狭窄者。

1. 绝对卧床休息

当症状初次发作时，立即卧床休息。卧床休息是最好的非手术治疗方法，通过卧床可使肌肉、韧带、关节囊松弛，关节间隙增大，使局部的充血、水肿获得改善，进而减轻对神经根的压迫和刺激。护士应告诉患者即便是大小便也应在床上完成。卧床3周后可戴腰围起床活动，3个月内不可做弯腰持物动作。

2. 佩戴腰围

佩戴腰围的主要的目的就是制动，也就是限制腰椎的屈曲活动，以达到损伤的腰椎间盘可以局部充分休息，为患者机体恢复创造良好的条件。使用腰围时护士应指导患者注意以下几点：

(1)腰围的规格应与患者自身的腰长度及周径相适应，腰围的上缘需达肋下缘，腰围下缘至臀裂。腰围后侧不宜过分前凸，一般以平坦或略向前凸为宜。

(2)腰围佩戴的时间要根据病情适当掌握，在腰部症状过重时，如无不适感觉应经常佩戴，不要随意取下。病情较轻的患者，可在外出时，尤其是要较久站立或较长时间坐立时佩戴。应注意过长时间的使用腰围，可以使肌肉及关节活动大幅度降低，从而继发肌肉失用性萎缩以及腰椎各关节不同程度的强直，因此佩戴腰围的时间最长不应超过3个月。

(3)佩戴腰围后仍要注意避免腰部过度活动，一般以完成正常的日常活动及工作的活动为适度。

3. 药物治疗

可使用非甾体类抗炎药，此类药物主要作用为解热、镇痛、抗炎作用。常用的代表性药物有阿司匹林、布洛芬、保泰松等。非甾体类抗炎药的不良反应主要为胃肠不适，少数可引起溃疡；其他较少见的有头痛、头晕，肝、肾损伤，血细胞减少，水肿，高血压，过敏反应等。护士应指导患者在用药过程中注意监测药物不良反应。

4. 其他治疗

(1)推拿疗法：推拿疗法是利用牵、抖、斜扳等手法起到疏通经络、调和气血、解除肌肉痉挛和关节粘连。但应注意手法要轻柔，避免加重损伤。对神经损害严重者，如广泛感觉减退、肌肉瘫痪，尤其是有大小便排泄功能障碍者，不宜做推拿。对伴有椎管狭窄者，推拿效果差，有时推拿反而使症状加剧，故不宜采用推拿疗法。

(2)封闭治疗：硬脊膜外注射类固醇药物可抑制椎间盘破裂口和神经根所发生的炎症反应，具体方法是在椎间盘突出的间隙进针，向患侧徐徐注入醋酸泼尼松加2%普鲁卡因。

(3)髓核化学溶解疗法：此法是将木瓜凝乳蛋白酶等注入髓核，使髓核的主要成分软骨黏多糖蛋白解聚，释放硫酸软骨素，从而溶解髓核，解除对神经根的压迫。

(二)手术治疗及护理

已经确诊的腰椎间盘突出症患者，经严格非手术治疗无效，或马尾神经受压者可考虑手术治疗。常用的手术方式有髓核摘除术、半椎板或全椎板减压椎间盘摘除术。

1. 术前护理

(1)心理护理：腰椎间盘突出症患者由于病程较长，反复发作，需手术治疗者往往症状较重，要求手术尽快解除痛苦，但对手术后的效果及术后需长时间卧床，生活不能完全自理而顾虑重重。因此，术前护士应对患者寄同情，以真诚同情之心对待患者，对患者的疑问要给予及时解答，向患者解释手术的重要性、手术后的效果等。鼓励患者消除顾虑，增强战胜疾病的信心，以取得患者对医护人员的充分信任，积极配合医护人员渡过手术关。

(2)了解病情，评估患者的临床症状，如疼痛性质、范围、感觉丧失区域及肢体麻木程度等，并做详细的记录，以便于术后作比较。

(3)训练患者翻身和正确地上下床，为术后下地活动增强信心。下床法：患者俯卧在床的一侧，保持腰椎平直放松，屈双肘前臂与肩同宽，双腿先后着地，肘及前臂稍用力撑床抬起上身，双手撑床站立。上床法：患者站在床一侧，双腿屈膝，两手扶床，上身俯卧床上，双腿先后上床。

（4）指导患者床上平卧位大小便，避免术后排便、排尿困难。

2.术后护理

（1）卧床休息：术后先采取硬板床平卧位6h，然后每隔2～3h协助患者翻身。翻身时护士应采取轴线翻身的原则，即一手扶住患者的肩胛部，另一手扶住患者的臀部，协助患者慢慢转动成侧卧位。

（2）引流管护理：护士应注意观察引流液的颜色、性质及量，定期处理引流物，保持管道通畅。术后第2天，如果引流量小于50mL，则可拔除引流管。如引流物颜色变清亮，引流量突然增多应及时通知医师。

（3）观察生命体征及神经功能：患者返回病房后，应每1～2h测量体温、脉搏、呼吸、血压各一次，24h平稳后改为每6h测量一次。观察伤口敷料有无渗血以及渗血的范围。术后24h内严密观察患者双下肢及会阴部神经功能的恢复情况，并与术前进行对比，如出现神经受压症状并进行性加重者，应立即报告医师。

（4）术后并发症的观察：①椎间隙感染：椎间隙感染是手术的严重并发症，护士应严密注意观察。若患者于术后1～3d突然出现腰部剧烈疼痛或下肢疼痛，活动加剧，不敢翻身并有低热、白细胞增多等，应考虑到术后椎间隙感染，立即报告医师。②神经根水肿、粘连：如术后出现原麻木区和疼痛不消失或较前加重，应想到神经根水肿、粘连的可能。③尿潴留：大多数患者术后发生尿潴留与不习惯卧位排尿、麻醉时药物对骶神经阻滞或术中对马尾神经的牵拉有关。护士应先诱导患者排尿，如让患者听水声，用热水袋敷下腹部或轻按摩下腹部等，若经上述各种方法仍不能排尿而膀胱明显充盈，应采用导尿术。

（5）功能锻炼：术后功能锻炼是腰椎间盘突出症患者巩固疗效极为重要的措施，具体的锻炼方法及原则为：

1）待麻醉作用消失后，协助患者直腿抬高，每次抬高30°～70°。术后第2天引流管拔除后应鼓励患者主动直腿抬高，协助患者屈膝屈髋等被动活动。下肢的屈伸移动可牵拉神经根，并使神经根有1cm范围的移动，因此可防止神经根的粘连。

2）卧床期间坚持每日活动四肢，以防失用性肌萎缩、肌力减退等，活动踝关节、膝关节以免影响日后下地行走。嘱患者做扩胸、深呼吸，以增加肺活量，促进换气功能，预防肺部并发症。教会患者自行按摩腹部，以增加腹肌的张力，减少腹胀、尿潴留及便秘的发生。

3）术后第7天开始锻炼腰背部肌肉，其目的在于增强腰背肌肌力，使肌肉韧带的弹性恢复，保持腰椎生理前凸，以增强脊柱的稳定性。具体锻炼的方法为五点支撑法：仰卧位先屈肘伸肩，而后屈膝伸髋，同时收缩背伸肌，以双脚双肘及头部为支点，使腰离开床面，每日坚持锻炼数十次。1～2周后改为三点支撑法，即双肘屈曲贴胸，以双脚及头枕为三支点，使整个身体离开床面，坚持每日数十次，最少坚持4～6周。

（三）健康指导

出院前护士应叮嘱患者术后需要定期复查，如发现腰背部疼痛、下肢疼痛、麻木、感觉异常等及时与医师联系。另外，护士应明确患者和家属的需求，给予患者相关指导，主要为活动指导及日常生活中应注意的事项：

1.活动指导

患者出院后的一切活动要严格遵照医师及护士的要求。术后第一个星期，患者可做短距离散步，可以坐车，但不可驾车。应避免举重物，不可爬楼梯，可自行淋浴，但不可参加运动。术后第2个星期，患者可坐、站、散步等，但如感觉疲倦，需稍作休息，这一时期患者仍不可参加运动。术后第3～8个星期，患者能从事一些轻松的工作，但应避免弯腰、举重物、腰部旋转等。术后第12个星期，可逐渐恢复以往的工作量，但仍需注意避免由高处搬重物。术后半年到一年，仍避免腰部的过度劳累，以防手术后肌肉未痊愈前，再受到损伤而造成疾病复发或脊椎的伤害。

2.日常生活中应注意的事项

(1)采取正确的站立体位：膝关节微屈，缩紧腹部肌肉以缩拢臀部，尽量使下背部平直。需长时间站立时，可两腿交替活动以减少髋部及脊椎的负重。

(2)坐姿与坐具的选择：坐位时应尽量保持上身的平直，最好使用有靠背的椅子，这样使腰背部有所依靠，以减轻其负担。坐具应以高矮合适并有适当后倾角的靠背为佳，椅子的靠背以后倾100°左右，高为20～25cm为宜。椅子的高度以能使患者膝部屈曲90°～100°，两足能平放地面为宜。

(3)床的选择：睡床应保证患者在仰卧位时能保持腰椎生理前凸，侧卧位时不使脊柱侧弯为宜。硬板床最好，绷紧的床次之。软钢丝床由于在患者仰卧位时可使脊柱呈弧形，易使腰部肌肉、韧带、骨关节等疲劳，因而不宜使用。

(4)弯腰搬物体：弯腰搬物时，较为适宜的姿势是先将身体尽可能靠近物体，屈曲膝关节和髋关节，充分下蹲后，将物体拾起，然后挺直胸、腰部将物体搬运起来。错误的搬运姿势是：直腿站立，在不屈曲膝关节和髋关节的情况下弯腰搬取物体。

(5)加强劳动保护及防护：如若在寒冷潮湿的环境中工作后，应坚持洗热水澡以驱寒除湿，消除疲劳。另外，勿穿拖鞋及高跟鞋，以使身体重心平衡。

(6)指导患者继续加强背肌锻炼：主要目的是加强患者腰背部肌肉的力量。

六、预期结果与评价

经过治疗和护理患者达到：主诉疼痛或不适减轻；主诉焦虑减轻；没有手术并发症出现；能进行日常基本生活及活动。

第三节　骨与关节结核

一、脊柱结核患者的护理

脊柱结核是结核杆菌侵犯脊柱的一种继发性病变，占全身骨与关节结核的首位。其中椎体结核为99%，是由于椎体负重大、劳损多；椎体上肌肉附着少，椎体内松质成分多，椎体营养动脉多为终末动脉所致。在整个脊柱中，又以腰椎发病率最高，胸椎次之，胸腰段居第三位。本病以儿童多见。

(一)病情评估

1.病史

(1)了解患者有无肺结核或其他结核病史，了解结核病的发病时间、药物治疗情况及痰菌结果。

(2)了解患者有无与结核患者的接触史、生活史及其他疾病史。

(3)了解患者有无药物过敏史。

(4)了解患者肝、肾、心、肺功能，评估患者对手术的耐受力。

2.身体状况

(1)观察患者的体温、脉搏、呼吸、血压，注意有无全身中毒症状。

(2)观察脊柱生理曲度，有无后凸畸形以及其部位、程度。

(3)观察脓肿的部位、流向及与病椎的关系。

(4)评估感觉、运动及括约肌功能，了解有无压迫脊髓。

(5)观察患者用药后效果，以及药物的毒副作用。

(6)评估患者的营养状态及饮食情况，有无食欲不佳、体重下降或贫血。

3.心理及认知状况

对疾病缺乏正确认识，担心预后不佳或复发，合并截瘫，以及因治疗康复时间长而影响生活及工作等因素易导致患者出现消极的情绪反应，因而需观察患者的心理反应；评估患者的心理状况、评估患者对疾病的认知程度；了解患者经济承受能力及家庭对患者的支持程度。

4.临床特点

(1)全身症状：患者常有午后低热、食欲不佳、消瘦、盗汗、疲乏无力等症状。

(2)局部症状

1)疼痛：多为轻微钝痛，活动后加重，休息后减轻。在受累脊椎的棘突有压痛及叩击痛。脊髓及神经根受压时常有神经的放射痛。

2)姿势异常：因病变部位不同，患者所采取的姿势也不同。颈椎结核患者常有头前倾、颈缩短、双手托住头部的姿势；腰椎结核患者站立、行走时头向后仰，腰部僵直如板，拾物时不敢弯腰而取屈髋、屈膝位，以防腰背疼痛，称为拾物试验阳性。

3)脊柱畸形：脊柱结核最常见的畸形是后凸畸形，侧弯不常见。后凸畸形严重者，胸骨向前突出呈"鸡胸"畸形。

4)活动受限：由于病椎周围肌群保护性痉挛，导致受累脊柱活动受限。

5)寒性脓肿及窦道：脓肿可在局部扩散为椎旁脓肿，颈椎结核脓肿可汇聚于咽后壁及颈两侧，腰椎结核其脓肿可沿腰大肌向下引流到下腹部，成为腰大肌脓肿。脓肿破溃后可出现窦道，经久不愈。

6)脊髓压迫症状：当脓肿及病灶压迫脊髓时，患者可出现不同程度的感觉、运动、反射、括约肌功能障碍。

5.辅助检查

X线片可显示骨质破坏，椎间隙变窄或消失，椎体塌陷、空洞、死骨和软组织阴影等征象。CT、MRI检查能显示病椎与脊髓的关系、受累的程度及范围。

(二)护理问题

1.焦虑

与病程长、对疾病预后担忧有关。

2.自理能力缺陷

与截瘫或牵引、石膏等医疗限制有关。

3.营养失调——低于机体需要量

与代谢需要增加有关。

4.疼痛

与炎症化学刺激有关。

5.体温升高

与感染有关。

6.有皮肤完整性受损的危险

与局部长期受压、体液刺激、机体营养状况不良等有关。

7.潜在并发症

气胸、截瘫。

8.知识缺乏

缺乏治疗及康复知识。

(三)护理目标

1.患者焦虑减轻或消失。

2.患者卧床期间生活需要能得到满足，患者能达到病情允许下最大限度的自理能力。

3.维持营养及体液平衡。

4.患者疼痛减轻，舒适感增加。

5. 患者生命体征平稳。

6. 患者皮肤完整无破损。

7. 预防或减少并发症的发生。

8. 患者及家属获得疾病治疗及康复知识。

(四)护理措施

1. 手术治疗及术前护理

(1)心理护理：脊柱结核系慢性病，病程长，抗结核药应用时间可长达2年，用药过程中可出现毒副作用，加之患者体质弱，生活自理能力下降甚至丧失，而且大部分患者发病前生活即处于贫困状态，发病后则是"雪上加霜"，容易产生悲观厌世情绪。医护人员应深入病房，耐心解释病情及预后，解除顾虑，取得患者及家属的支持与配合，调动其主观能动性，配合治疗，对治疗充满信心。

(2)饮食：告知患者及家属，充足的营养是促进结核病治愈的重要措施之一。鼓励进食高蛋白、高热量、富含维生素的食物，如牛奶、鸡蛋、瘦肉、豆类、鱼、麦片、新鲜蔬菜和水果。同时注意饮食的多样化及色、香、味、形等，以促进消化液的分泌，增加食欲。保证总热量在8368～12552kJ/d，其中蛋白质1.5～2.0g/(kg·d)。对肝功能和消化功能差的患者，给予低脂、优质蛋白、清淡的膳食，以减轻胃肠及肝脏的负担。

(3)体位：脊柱结核患者需卧硬板床休息。但患者往往难以遵守，需督促执行，并反复向患者及家属强调卧床休息的必要性；预防瘫痪或瘫痪加重，降低机体代谢，减少消耗；对病变处于静止期，脊柱仍不够稳定的患者，可用颈托、腰围或石膏背心保护。

(4)皮肤护理：脊柱结核患者由于长期卧床，营养低下，活动无耐力，极易出现皮肤破损。应经常为患者擦浴，按摩受压部位及骨隆突处；保持床单清洁、平整、干燥；鼓励患者在床上充分活动肢体，必要时协助翻身；当寒性脓肿向体外穿破形成窦道时，应及时更换敷料，防止脓液侵蚀局部皮肤引起溃烂。

(5)用药护理

1)大多数抗结核药物对肝脏都有一定的毒性作用，应定时进行肝功能监测。

2)若出现指、趾末端疼痛、麻木等症状，系异烟肼引起的周围神经炎，可予以维生素B_6加以防治。

3)若出现耳鸣、耳聋、眩晕症状，系链霉素、卡那霉素对听神经的损害，应及时停药。

4)若视力有改变，系乙胺丁醇对视神经的损害，应及时停药。

5)若出现胃肠道反应而影响食欲，系对氨基水杨酸钠引起，可使用碳酸氢钠减轻不良反应。

(6)病情观察

1)体温和脉搏：患者入院后不管体温、脉搏正常与否，均应每日测3次且应准确，以便观察其变化，从而判断抗结核药物的疗效及选择手术时机，为医生制定下一步的治疗方案提供客观的依据。

2)肢体及排便功能：观察患者四肢活动、感觉有无减退或消失，大、小便是否障碍等，从而判断病情是否好转或加重，以便医生调整治疗方案。

(7)备皮：手术前，根据手术方式给予相应的备皮。如颈椎前路手术需刮胡须，后路手术则需剃头；胸、腰椎前路手术需剃胸毛，后路手术则需准备整个背部的皮肤；需植骨时，备会阴部皮肤。

2. 术后护理

(1)体位：根据麻醉方式选择体位。颈椎结核术后需用颈托或沙袋固定颈部，以防颈部扭曲引起植骨块松动、内置物断裂。腰椎结核前路术后需用沙袋压迫伤口，以防病灶处渗血及无效腔形成。根据手术部位与方式决定卧床时间，一般为3～6个月。

（2）潜在并发症的观察与护理

1）休克：由于脊柱结核患者病程长，存在不同程度的营养不良，手术创面大，术后可能出现低血容量性休克。加之手术常使用全身麻醉，因此，术后3小时内需每30分钟测量1次脉搏、呼吸、血压，病情平稳后24小时内每1～2小时测量1次，同时观察肢端温度、皮肤弹性、皮肤及口唇色泽，毛细血管回流反应、尿量等，谨防低血容量性休克。一旦出现，应及时报告医生，加大氧气流量，加快输液速度或输血。

2）窒息：颈椎结核并有咽后壁脓肿或全身麻醉术后未清醒时可出现窒息。应向患者及家属说明：颈椎结核出现咽后壁脓肿时可导致吞咽困难，应根据吞咽程度选择易消化的、高营养的流食、半流食、软食，进食速度慢而均匀，防止食物呛入气管而窒息；全身麻醉术后患者在清醒前去枕平卧，头偏向一侧，并有专人守护，避免呕吐物误吸。一旦出现窒息，迅速吸出异物，必要时气管切开。

3）瘫痪：当体位不当致脊髓受压或手术后脊髓水肿等均有可能引起瘫痪或使原有瘫痪加重。应观察患者的双下肢运动、感觉、大小便等情况，若功能改善，表示已解除脊髓受压；若功能变差，则可能为脊髓水肿等，应立即报告医生做相应处理。

4）气胸：由于胸椎结核病灶清除术过程中易致胸膜破裂而出现呼吸困难等，不必惊慌。少量积气，可自行吸收；积气量较大时，出现呼吸音减低、呼吸短促、胸闷等缺氧症状，应及时报告医生，并协助做闭式抽气；合并有血气胸时，应做胸腔闭式引流，并给予高流量吸氧。

（3）功能锻炼：鼓励卧床患者翻身，坐起或下床活动；合并截瘫或脊柱不稳者，做抬头、扩胸、深呼吸、咳嗽和上肢运动，同时进行被动活动并按摩下肢各关节，以防止关节粘连、强直。进行功能锻炼时应注意：

1）活动时间：术后1～2日内并有发热时不宜锻炼，以免引起疼痛，加重心脏负担，使病情恶化。

2）活动量：根据患者耐受能力而定，以不感到疲劳为宜，且应循序渐进，持之以恒。

3）观察反应：锻炼过程中，如出现活动后精神不振、疲乏无力、疼痛加剧、病情加重等，应暂停锻炼。

（五）康复与健康指导

1.由于骨与关节结核患者治疗时间长，且需采取综合措施才能彻底治愈，必须取得家属的重视与支持以及患者的配合，出院指导尤为重要。

2.适当休息，保证营养供给。

（1）服药：在医生指导下连续服用抗结核药2年左右，不可间断并注意观察药物的毒副作用，每月检查血常规、血沉、肝功能和听力等。

（2）了解痊愈标准：①全身情况良好，体温正常，食欲好，连续3次血沉正常，②局部症状消失，无疼痛，窦道闭合；③X线显示：脓肿缩小乃至消失，或已钙化；④无死骨，病灶边缘轮廓清晰；⑤起床活动已1年，仍能保持上述4项指标。符合上述标准可停止抗结核治疗，但仍需定期复查。

二、髋关节结核患者的护理

髋关节结核占骨关节结核的20%～30%，发病率仅次于脊柱结核及膝关节结核，多发生于10岁以下儿童。髋关节结核中以单纯滑膜结核较多见，其次为单纯骨结核和晚期全关节结核。

（一）病情评估

1.病史

了解患者有无结核病史或接触史，询问结核病的发病时间、治疗情况。了解患者有无其他疾病史及药物过敏史。

2.身心状况

(1)评估患者有无结核病的全身中毒症状。

(2)局部症状:观察疼痛的部位、性质及程度,儿童有无夜啼现象。观察有无关节肿胀、畸形、肢体短缩变形。评估患肢关节功能,有无活动受限。观察有无窦道形成,评估 X 线检查结果,观察药物治疗效果及不良反应,评估患者心理状态及对疾病的认知程度。

3.临床特点

(1)全身症状:有低热、食欲不振、消瘦、贫血等结核病全身表现。

(2)局部症状

1)疼痛:早期多为偶发的髋关节疼痛,逐渐发展为经常性疼痛,并有压痛,活动时加重。疼痛随病变的发展而加重,可沿闭孔神经向膝部放射。儿童在夜间熟睡时,由于保护性肌肉痉挛消失,翻身或关节活动时可引起疼痛,常有惊哭现象,称为"夜啼"。

2)功能受限:由于活动时关节疼痛可引起肌肉痉挛,起到保护性的制动作用。肌肉痉挛导致髋关节活动受限,可引起关节强直或股四头肌、臀肌失用性肌肉萎缩。

3)畸形:髋关节发生屈曲内收挛缩畸形。患者取仰卧位,将下肢伸直时,腰椎产生代偿性前凸加大;将腰放平时出现曲髋畸形,称为 Thomas 征阳性。由于股骨头、髋臼进行性破坏和屈曲内收挛缩,可引起髋关节病理性脱位或肢体短缩。儿童因有骨骺生长受影响,肢体短缩更明显。由于疼痛、骨质破坏、畸形和肢体变短、患者有不同程度的跛行,甚至不能走路。

5)肿胀及脓肿:晚期可见髋部肿胀,常有寒性脓肿或窦道形成,大多出现在大腿上外侧或前外侧、髋关节内侧,常有混合感染。

(3)辅助检查

1)X 线检查:应拍摄骨盆正位片,以便对照。一般 X 线表现骨质破坏、死骨、空洞、骨质疏松、关节间隙增宽或狭窄。关节囊肿张,闭孔变小。

2)其他:明确诊断应依靠病理学和细菌学检查。

(二)护理问题

1.疼痛

与关节结核有关。

2.舒适的改变

与肢体活动受限有关。

3.营养失调——低于机体需要量

与机体消耗代谢增加有关。

4.体温升高

与感染有关。

5.皮肤完整性受损的危险

与肢体固定、局部皮肤长期受压有关。

6.潜在并发症

关节病理性脱位、废用综合征。

7.知识缺乏

缺乏疾病及康复知识。

(三)护理目标

1.患者疼痛减轻或疼痛被控制。

2.患者能接受规定的卧位,患者自诉舒适感增加。

3.患者体重在正常范围

4.患者生命体征正常。

5.患者皮肤完整清洁无破损。

6.未发生并发症或及时发现并处理。

7.患者了解疾病及康复相关知识。

(四)护理措施

1.一般护理

(1)发热护理:因结核患者长期低热、盗汗,应及时擦洗皮肤,更换清洁干燥的衣裤、床单,使患者舒适。若退热过程中患者大量出汗,体液丢失过多,要鼓励患者多饮水,适当给予静脉补液,维持水、电解质平衡,防止发生虚脱。若体温超过39℃,应每4小时测量体温1次,并采用物理降温措施,如温水擦浴、乙醇擦浴、冰敷等,必要时给予药物降温,防止惊厥、谵妄等发生。

(2)休息及饮食护理:保持病室空气新鲜,适当调节室温及光线,使患者得到良好的休息,可降低机体代谢,减少消耗,有利于机体康复。指导患者进食高蛋白、高热量、高维生素、粗纤维食物,必要时静脉补充氨基酸、白蛋白、新鲜血,以提高机体抵抗力。

(3)疼痛护理:观察疼痛的部位、性质及程度,消除诱发疼痛的因素。应用松弛疗法减轻患者的不舒适感。限制患肢活动,使用支架、皮牵引或石膏固定患肢于功能位,可以缓解肌肉痉挛,减轻疼痛,防止关节畸形。疼痛剧烈时,遵医嘱适当给予镇痛剂。在进行护理操作过程中动作应轻柔,以免增加患者的痛苦。

(4)给药护理:遵医嘱使用抗结核药,合理安排给药时间及控制药物浓度,在用药过程中,注意观察药物的用药效果及毒副作用,定期复查肝肾功能,若发现恶心、呕吐、耳鸣、听力下降、肝肾功能损害等症状,应及时告诉医生以便采取相应措施,或更换药物。

(5)牵引护理:保持牵引的有效性,观察牵引装置是否起到有效的牵引作用。注意牵引肢体的肢端血液循环,包括皮肤颜色、温度、感觉、运动、足背动脉搏动及患者的主诉,出现异常及时处理。

2.术前护理

(1)心理护理:耐心倾听患者主诉,了解患者的心理状况。积极与患者沟通,关心、安慰患者,介绍手术相关知识,解除其思想顾虑,使患者情绪稳定,积极配合治疗及护理。

(2)术前准备:完成手术区皮肤准备,交叉配血试验,药物过敏试验及常规禁食水。

3.术后护理

(1)病情观察:观察生命体征变化,每2小时监测体温、脉搏、呼吸、血压,及时防治休克。观察伤口渗血情况,保持敷料清洁干燥,避免大小便污染,有渗液、渗血应及时更换敷料。

(2)引流管护理:妥善固定引流管,防止扭曲、滑脱。经常捏挤引流管以保持引流通畅,观察并记录引流液的量及性状。

(3)预防并发症:加强皮肤护理,勤擦洗及按摩受压部位,保持床单清洁、干燥、平整,防止压疮发生;经常翻身拍背,鼓励患者咯痰,避免着凉,防止坠积性肺炎发生;留置尿管者,鼓励饮水,每日做膀胱冲洗,训练膀胱功能,尽早拔管,防止泌尿系感染。

(4)功能锻炼按摩患肢,指导患者做患肢股四头肌等长收缩运动以及病变以外关节的全方位运动,预防肌肉废用性萎缩及关节僵硬的发生。拆除石膏后,鼓励患者积极主动地进行患肢关节锻炼,学会扶拐行走,逐渐进行患肢的负重练习。

(五)康复与健康指导

1.向患者讲解疾病的防治方法,指导患者定期复查,及早发现疾病复发的征象。

2.向患者及家属讲解长期治疗的重要性,出院后坚持服用抗结核药并观察药物的不良反应。膝、髋关节的用药时间一般为1～2年。

3. 指导患者增加营养，多进食高热量、高蛋白、高维生素食物，提高机体抵抗力，预防结核复发。

4. 讲解功能锻炼的重要性，指导患者有计划的进行功能锻炼。

三、膝关节结核患者的护理

膝关节结核膝关节结核临床上较常见，仅次于脊柱结核，占全身骨关节结核的第二位。因膝关节滑膜丰富，故多发滑漠结核。

(一)病情评估

1. 病史

了解患者有无结核病史或接触史，询问结核病的发病时间、治疗情况。了解患者有无其他疾病史及药物过敏史。

2. 身心状况评估

(1)评估患者有无结核病的全身中毒症状。

(2)局部症状：观察疼痛的部位、性质及程度，儿童有无夜啼现象；观察有无关节肿胀、畸形、肢体短缩变形；评估患肢关节功能，有无活动受限；观察有无窦道形成。

(3)评估 X 线检查结果。

(4)观察药物治疗效果及不良反应。

(5)评估患者心理状态及对疾病的认知程度。

3. 临床特点

(1)全身症状：起病缓慢，全身表现有消瘦、食欲减退、盗汗发热、血沉增快等。

(2)局部症状：膝部疼痛和跛行：关节间隙处压痛明显，儿童也可出现"夜啼"现象。单纯滑膜结核和单纯骨结核疼痛多不明显，具有活动后加重，休息后减轻的特点，局部压痛；发展为全关节结核时，疼痛加重。单纯滑膜结核和单纯骨结核跛行不明显，全关节结核或局部严重畸形时，跛行严重，甚至不能行走。

(3)肿胀与脓肿：膝关节呈梭形肿胀，出现保护性肌肉痉挛，导致关节活动受限。单纯骨结核肿胀多局限病变一侧；单纯滑膜结核肿胀范围普遍；肿胀形成后在关节周围呈现局限性隆起。

(4)局部畸形：常见关节屈曲畸形，晚期因膝关节交叉韧带破坏，膝关节发生后脱位，形成膝关节屈曲挛缩、小腿向后方移位并外旋畸形。

(5)肌肉萎缩：股四头肌萎缩最明显。

(二)护理问题

1. 疼痛

与关节结核有关。

2. 舒适的改变

与肢体活动受限有关。

3. 营养失调——低于机体需要量

与机体消耗代谢增加有关。

4. 体温升高

与感染有关。

5. 皮肤完整性受损的危险

与肢体固定、局部皮肤长期受压有关。

6. 潜在并发症

关节病理性脱位、废用综合征。

7. 知识缺乏

缺乏疾病及康复知识缺乏

（三）护理目标

1.患者疼痛减轻或疼痛被控制。

2.患者能接受规定的卧位，患者自诉舒适感增加。

3.患者体重在正常范围。

4.患者生命体征正常。

5.患者皮肤完整清洁无破损。

6.未发生并发症或及时发现并处理。

7.患者了解疾病及康复相关知识。

（四）护理措施

1.一般护理

（1）发热护理：因结核患者长期低热、盗汗，应及时擦洗皮肤，更换清洁干燥的衣裤、床单，使患者舒适。若退热过程中患者大量出汗，体液丢失过多，要鼓励患者多饮水，适当给予静脉补液，维持水、电解质平衡，防止发生虚脱。若体温超过 39℃，应每 4 小时测量体温 1 次，并采用物理降温措施，如温水擦浴、酒精擦浴、冰敷等，必要时给予药物降温，防止惊厥、谵妄等发生。

（2）休息及饮食护理：保持病室空气新鲜，适当调节室温及光线，使患者得到良好的休息，可降低机体代谢，减少消耗，有利于机体康复。指导患者进食高蛋白、高热量、高维生素、粗纤维食物，必要时静脉补充氨基酸、清（白）蛋白、新鲜血，以提高机体抵抗力。

（3）疼痛护理：观察疼痛的部位、性质及程度，消除诱发疼痛的因素。应用松弛疗法减轻患者的不舒适感。限制患肢活动，使用支架、皮牵引或石膏固定患肢于功能位，可以缓解肌肉痉挛，减轻疼痛，防止关节畸形。疼痛剧烈时，遵医嘱适当给予镇痛剂。在进行护理操作过程中动作应轻柔，以免增加患者的痛苦。

（4）给药护理：遵医嘱使用抗结核药，合理安排给药时间及控制药物浓度，在用药过程中，注意观察药物的用药效果及毒副作用，定期复查肝肾功能，若发现恶心、呕吐、耳鸣、听力下降、肝肾功能损害等症状，应及时通知医生以便采取相应措施，或更换药物。

（5）牵引护理：保持牵引的有效性，观察牵引装置是否起到有效的牵引作用。注意牵引肢体的肢端血液循环，包括皮肤颜色、温度、感觉、运动、足背动脉搏动及患者的主诉，出现异常及时处理。

2.术前护理

（1）心理护理：耐心倾听患者主诉，了解患者的心理状况。积极与患者沟通，关心、安慰患者，介绍手术相关知识，解除其思想顾虑，使患者情绪稳定，积极配合治疗及护理。

（2）术前准备：完成手术区皮肤准备，交叉配血试验，药物过敏试验及常规禁食水。

3.术后护理

（1）病情观察：观察生命体征变化，每 2 小时监测体温、脉搏、呼吸、血压，及时防治休克。观察伤口渗血情况，保持敷料清洁干燥，避免大小便污染，有渗液、渗血应及时更换敷料。

（2）引流管护理：妥善固定引流管，防止扭曲、滑脱。经常捏挤引流管以保持引流通畅，观察并记录引流液的量及性状。

（3）预防并发症：加强皮肤护理，勤擦洗及按摩受压部位，保持床单清洁、干燥、平整，防止压疮发生；经常翻身拍背，鼓励患者咯痰，避免着凉，防止坠积性肺炎发生；留置尿管者，鼓励饮水，每日做膀胱冲洗，训练膀胱功能，尽早拔管，防止泌尿系感染。

（4）功能锻炼：按摩患肢，指导患者做患肢股四头肌等长收缩运动以及病变以外关节的全方位运动，预防肌肉废用性萎缩及关节僵硬的发生。拆除石膏后，鼓励患者积极主动地进行患肢关节锻炼，学会扶拐行走，逐渐进行患肢的负重练习。

（五）康复与健康指导

1. 向患者讲解疾病的防治方法，指导患者定期复查，及早发现疾病复发的征象。

2. 向患者及家属讲解长期治疗的重要性，出院后坚持服用抗结核药并观察药物的不良反应。膝、髋关节的用药时间一般为1~2年。

3. 指导患者增加营养，多进食高热量、高蛋白、高维生素食物，提高机体抵抗力，预防结核复发。

4. 讲解功能锻炼的重要性，指导患者有计划地进行功能锻炼。

第八章　肿瘤外科疾病的护理

第一节　颅内肿瘤

一、概述

颅内肿瘤即各种脑肿瘤，是常见的神经系统疾病之一。一般分为原发和继发两大类。原发性颅内肿瘤可发生于脑组织、脑膜、脑神经、垂体、血管残余胚胎组织等；继发性颅内肿瘤由身体其他部位如肺、子宫、乳腺、消化道、肝脏等的恶性肿瘤转移至脑部，或由邻近器官的恶性肿瘤由颅底侵入颅内。

据统计，就全身肿瘤的发病率而论，颅内肿瘤居第五位(6.31%)，仅低于胃、子宫、乳腺、食管肿瘤。颅内肿瘤可发生于任何年龄，以成人多见，其发病年龄、好发部位与肿瘤类型存在相互关联。少儿多发生在幕下及脑的中线部位，主要为髓母细胞瘤、颅咽管瘤及室管膜瘤；成人以大脑半球胶质瘤为最多见，如星形细胞瘤、胶质母细胞瘤、室管膜瘤等，其次为脑膜瘤、垂体瘤及颅咽管瘤、神经纤维瘤海绵状血管瘤等；老年人以多形性胶质母细胞瘤、脑膜瘤、转移瘤等居多。

(一)病因

颅内肿瘤和其他肿瘤一样，病因尚不完全清楚，可能与以下几种因素有关。

1. 遗传因素

据报道，神经纤维瘤、血管网状细胞瘤和视网膜母细胞瘤等有明显家庭发病倾向，这些肿瘤常在一个家庭中的几代人出现。胚胎原始细胞在颅内残留和异位生长也是颅内肿瘤形成的一个重要原因，如颅咽管瘤、脊索瘤、皮样囊肿、表皮样囊肿及畸胎瘤。

2. 电离辐射

目前已经肯定，X线及非离子射线的电离辐射能增加颅内肿瘤发病率。颅脑放射(即使是小剂量)可使脑膜瘤发病率增加10%，胶质瘤发病率增加3%~7%；潜伏期长，可达放射后10~20年以上。

3. 外伤

创伤一直被认为是脑膜瘤或胶质细胞瘤发生的可能因素。文献报道在头颅外伤的局部骨折或瘢痕处出现脑膜瘤的生长。

4. 化学因素

亚硝胺类化合物、致瘤病毒、甲基胆蒽、二苯蒽等都能诱发脑瘤。

(二)临床表现

1. 一般的症状和体征

脑瘤患者颅内压增高症状约占90%以上。

(1)头痛、恶心、呕吐：头痛多位于前额及颞部，开始为阵发性头痛渐进性加重，后期为持续性头痛阵发性加剧，早晨头痛更重，间歇期正常。颅后窝肿瘤可致枕颈部疼痛并向眼眶放射。幼儿因颅缝未闭或颅缝分离可没有头痛只有头昏。呕吐呈喷射性，多伴有恶心，在头痛剧烈时出现。由于延髓呕吐中枢、前庭、迷走神经受到刺激，故幕下肿瘤出现呕吐要比幕上肿瘤较早而且严重。

(2)视神经乳头水肿及视力减退：是颅内高压的重要客观体征。颅内压增高到一定时期后可出现视神经乳头水肿。它的出现和发展与脑肿瘤的部位、性质、病程缓急有关，如颅后窝肿瘤出现较早且严重，大脑半球肿瘤较颅后窝者出现较晚而相对要轻，而恶性肿瘤一般出现较早，发展迅速并较严重。早期无视力障碍，随着时间的延长，病情的发展，出现视野向心性缩小，晚期视神经继发性萎缩则视力迅速下降，这也是与视神经炎所致的假性视神经乳头水肿相区分的要点。

(3)精神及意识障碍及其他症状：可出现头晕、复视、一过性黑、猝倒、意识模糊、精神不安或淡漠等症状，甚至可发生癫痫、昏迷。

(4)生命体征变化：颅内压呈缓慢增高者，生命体征多无变化。中度与重度急性颅内压增高时，常引起呼吸、脉搏减慢，血压升高。

2.局灶性症状和体征

局灶性症状是指脑肿瘤引起的局部神经功能紊乱。主要取决于肿瘤生长的部位，因此可以根据患者特有的症状和体征作出肿瘤的定位诊断。

(1)大脑半球肿瘤的临床症状：肿瘤位于半球的不同部位可产生不同定位症状和体征。①精神症状：常见于额叶肿瘤，多表现为反应迟钝，生活懒散，近期记忆力减退，甚至丧失，严重时丧失自知力及判断力，亦可表现为脾气暴躁，易激动或欣快。②癫痫发作：额叶肿瘤较易出现，其次为颞叶、顶叶肿瘤多见。包括全身大发作和局限性发作，有的病例抽搐前有先兆，如颞叶肿瘤，癫痫发作前常有幻想、眩晕等先兆，顶叶肿瘤发作前可有肢体麻木等异常感觉。

(2)锥体束损害症状：表现为肿瘤对侧半身或单一肢体力弱或瘫痪病理征阳性。

(3)感觉障碍：为顶叶的常见症状，表现为肿瘤对侧肢体的位置觉、两点分辨觉、图形觉、质料觉、失算、失明、左右不分、手指失认，实体觉的障碍。

(4)失语症：见于优势大脑半球肿瘤，分为运动性和感觉性失语。

(5)视野改变：枕叶及颞叶深部肿瘤因累及视辐射，表现为视野缺损，同向性偏盲及闪光、颜色等幻视。

3.蝶鞍区肿瘤的临床症状

早期就出现视力、视野改变及内分泌功能紊乱等症状，颅内压增高症状较少见。

(1)视觉障碍：肿瘤向蝶鞍区上发展压迫视交叉引起视力减退及视野缺损，蝶鞍肿瘤患者常因此原因前来就诊，眼底检查可发现原发性视神经萎缩和不同类型的视野缺损。

(2)内分泌功能紊乱：如性腺功能低下，女性表现为月经期延长或闭经，男性表现为阳痿、性欲减退及发育迟缓。

生长激素分泌过盛在发育成熟前可导致巨人症，如相应激素分泌过多，则发育成熟后表现为肢端肥大症。

4.颅后窝肿瘤的临床症状

(1)小脑半球肿瘤：主要表现为患侧肢体协调动作障碍，可出现患侧肌张力减弱或无张力，膝腱反射迟钝，眼球水平震颤，有时也可出现垂直或旋转性震颤。

(2)小脑蚓部肿瘤：主要表现为躯干性和下肢远端的共济失调，行走时步态不稳，步态蹒跚，或左右摇晃如醉汉，站立时向后倾倒。

(3)脑干肿瘤：临床表现为出现交叉性麻痹，如中脑病变，表现为病变侧动眼神经麻痹；脑桥病变，可表现为病变侧眼球外展及面肌麻痹，同侧面部感觉障碍以及听觉障碍；延髓病变，可出现同侧舌肌麻痹、咽喉麻痹、舌后1/3味觉消失等。

(4)小脑脑桥角肿瘤：表现为耳鸣、眩晕、进行性听力减退、颜面麻木、面肌抽搐、面肌麻痹以及声音嘶哑、食水呛咳、病侧共济失调及眼球震颤。

5.松果体区肿瘤临床症状

(1)四叠体受压征：即瞳孔反应障碍、垂直凝视麻痹和耳鸣、耳聋是其特征性体征。

(2)两侧锥体束征：即尿崩症、嗜睡、肥胖、全身发育停顿，男性可见性早熟。

（三）治疗

颅内肿瘤治疗可通过手术治疗、化疗、放疗、分子靶向治疗及免疫治疗等方法。目前，综合治疗对大部分中枢神经系统肿瘤来讲，是较为合适的治疗方案。

1. 手术治疗

原则是凡良性肿瘤应力争全切除以达到治愈的效果；凡恶性肿瘤或位于重要功能区的良性肿瘤，应根据患者情况和技术条件予以大部切除或部分切除，以达到减压的目的。

2. 放射治疗

凡恶性肿瘤或未能全切除而对放射线敏感的良性肿瘤，术后均应进行放射治疗。目前包括常规放射治疗、立体定位放射外科治疗及放射性核素内放射治疗。如肿瘤位于要害部位，无法施行手术切除，而药物治疗效果不好时，可行脑脊液分流术、颞肌下减压术、枕肌下减压术或去骨瓣减压术等姑息性手术。

3. 化学治疗

恶性肿瘤，特别是胶质瘤和转移瘤，术后除放射治疗外，尚可通过不同途径和方式给予化学药物治疗。但是由于血脑屏障的存在，颅内肿瘤不同于其他部位的肿瘤，某些化疗药物难以到达颅内肿瘤细胞而起到杀伤作用。故化疗药物应与减弱血脑屏障的药物联合应用。

4. 免疫治疗

颅内肿瘤抗原的免疫原性弱，不易引起强烈的免疫反应，又由于血脑屏障的存在，抗癌免疫反应不易落实至脑内。这方面有一些实验研究与药物临床试验，如应用免疫核糖核酸治疗胶质瘤取得一定效果，但尚需进一步观察、总结与发展。

5. 对症治疗

（1）抗癫痫治疗：幕上脑膜瘤、转移瘤等开颅手术后发生癫痫的概率较高。术前有癫痫史或术后出现癫痫者，应连续服用抗癫痫药，癫痫停止发作6个月后可以缓慢停药。

（2）降低颅内压：对于发生颅内高压的患者，应使用脱水药、糖皮质激素、冬眠疗法等手段减轻脑组织损伤。

颅内肿瘤患者的预后与肿瘤的性质及生长部位有关。良性肿瘤如能彻底摘除可得到根治；恶性肿瘤预后较差，绝大多数肿瘤在经过综合治疗后仍有可能复发。

二、护理

（一）心理护理

面对肿瘤的威胁，患者通常要经过一个对疾病理解并接受治疗的复杂心理适应过程。护士通过为患者提供关于肿瘤和治疗信息，运用交流技巧，给患者以心理支持，可以促进患者对这一紧张状态的调整适应过程。同时，护士一定要在精神上经常地给予其安慰和鼓励，耐心解释治疗的安全性和有效性，以解除患者的焦虑和不安，这种心理上的支持，会使患者情绪稳定、乐观，有助于减轻治疗反应，使治疗顺利完成。

（二）头痛的护理

（1）密切观察患者病情，包括神志、瞳孔、生命体征的变化。对于躁动的患者需加床栏保护。

（2）给予脱水等对症治疗。

（3）环境要安静，室内光线要柔和。

（4）心理护理：多与患者交流，了解思想状况，进行细致的解释和安慰，同时与家属共同体贴关心患者，减轻患者的精神压力，以利患者积极配合治疗。

（5）指导患者卧床休息，可通过看报纸、听轻柔的音乐等方式分散注意力以减轻疼痛。

（6）饮食护理：指导患者进食清淡，易消化的软食，可食新鲜的蔬菜、水果，保持大便的通畅，若便秘应指导患者勿用力解大便，以免腹压增高引起颅内压增高。

（三）癫痫的护理

（1）应尽量为其创造安静环境，以避免任何不良刺激，如疼痛、紧张、高热、外伤、过度疲劳、强烈的情绪波动（急躁、发怒）等。另外饮酒、食用刺激和油腻食物等也可诱发癫痫发作，应尽量避免其接触。

（2）仔细观察了解癫痫发作的诱因，及时发现发作前的预兆。当患者出现前驱症状时，预示其可能在数小时或数8内出现癫痫发作，这时要做好患者的心理护理，帮助其稳定情绪，同时与医师联系，在医师指导下调整癫痫药物的剂量和（或）种类，预防癫痫发作。

（3）癫痫发作时的护理，及时移开身边硬物迅速让患者平卧，如来不及上述安排，发现患者有摔倒危险时应迅速扶住患者让其顺势倒下，严防患者忽然倒地摔伤头部或肢体造成骨折。如果癫痫发作时患者的口是张开的，应迅速用缠裹无菌纱布的压舌板或筷子等物品垫在患者嘴巴一侧的上、下牙之间，以防其咬伤舌头。如患者已经咬紧牙关，则使用开口器从臼齿处插入，避免使用坚硬物品，以免其牙齿脱落，阻塞呼吸道。发作时呼吸道的分泌物较多，可造成呼吸道的阻塞或误吸窒息而危及生命，应让其头侧向一方使分泌物流出，同时解开衣领及腰带保持呼吸通畅。通知医师，给予对症处理。

（四）预防跌倒的护理

评估患者易致跌倒的因素，创造良好的病室安全环境，地面保持干净无水迹，走廊整洁、畅通、无障碍物、光线明亮。

定时巡视患者，严密观察患者的生命体征及病情变化，使用床栏并合理安排陪护。加强与患者及其家属的交流沟通，关注患者的心理需求。给予必要的生活帮助和护理。对使用床栏的患者需告之下床前放下床栏，勿翻越。呼叫器、便器等常用物品放在患者易取处；对患者及其家属进行安全宣教。

（五）放射治疗的护理

1.做好放疗前的健康宣教

告知患者放疗的相关知识及不良反应，耐心细致地向患者解释，消除患者对放疗的恐惧感。

2.颅内压增高的观察和护理

当照射剂量达到1000～1500cGy时，脑组织由于受到放射线的损伤，细胞膜的通透性发生改变，导致脑水肿而引起颅内压增高。

因此，需密切观察患者的意识、瞳孔及血压的变化，如出现剧烈头痛或频繁呕吐，则有脑疝发生的可能，应立即通知医师，做好降压抢救处理。

3.饮食护理

由于放疗后患者表现食欲差，饮食要保持色、香味美以刺激食欲。鼓励患者进高蛋白、高维生素、高纤维的饮食，忌食过热、过冷、油煎及过硬食物。

4.口腔护理

放射治疗期间保持口腔卫生，积极防治放射性口腔炎。加强口腔护理，每天用软毛牙刷刷牙，每次进食后用清水漱口。放疗期间以及放疗后3年禁止拔牙，如确须拔牙应加强抗感染治疗，以防放疗后牙床血管萎缩诱发牙槽炎、下颌骨坏死、骨髓炎。

5.照射野皮肤的护理

放疗中保持照射野部位清洁、干燥，指导患者局部避免搔抓，避免刺激，禁用碘酒、乙醇、胶布，忌用皂类擦洗，夏天外出可戴透气性好的太阳帽或打遮阳伞，防止日光对皮肤的直接照射引起损伤。

6.观察体温及血象的变化

体温38℃以上者，报告医师暂停放疗，观察血象的变化，结合全身情况配合医师做好抗感染治疗。

三、健康教育

1.注意营养均衡，多吃蔬菜、水果、粗纤维食物及易消化的食物，多饮水，保持大便通畅。

2.注意休息，避免重体力劳动。

3.放疗患者出院后一个月内应注意保护照射野皮肤。

4.定期复查。

第二节　乳腺癌

一、疾病概述

(一)概念

乳腺癌是女性最常见的恶性肿瘤之一，占我国女性恶性肿瘤发病率的第 1 位。我国虽然是乳腺癌低发地区，但近年来年发病率呈 3%的趋势上升，且发病年龄逐渐年轻化，严重危害我国女性的身心健康。由于早期诊断和医疗方式的改进，乳腺癌的死亡率有所下降。

(二)相关病理生理

1.病理分型

乳腺癌的病理分型。

(1)非浸润性癌：又称原位癌。指癌细胞局限在导管壁基底膜内的肿瘤。包括导管内癌、小叶原位癌及不伴发浸润性癌的乳头湿疹样乳腺癌。

(2)早期浸润性癌：指癌组织突破导管壁基底膜，开始向间质浸润的阶段。包括早期浸润性导管癌、早期浸润性小叶癌。此型仍属早期，预后较好。

(3)浸润性特殊癌：指癌组织向间质内广泛浸润。包括乳头状癌、髓样癌(伴有大量淋巴细胞浸润)、小管癌(高分化癌)、腺样囊性癌、黏液腺癌、鳞状细胞癌等。此型一般分化高，预后尚好。

(4)浸润性非特殊癌：包括浸润性小叶癌、浸润性导管癌、硬癌、髓样癌(无大量淋巴细胞浸润者)、单纯癌、腺癌等。此型一般分化程度低，预后较上述类型差，是乳腺癌最常见的类型。

(5)其他罕见癌：如炎性乳腺癌和乳头湿疹样癌。

2.转移途径

(1)直接浸润：直接浸润皮肤、胸筋膜、胸肌等周围组织。癌细胞沿导管或筋膜间隙蔓延，继而侵及 Cooper 韧带和皮肤。

(2)淋巴转移：主要途径有：①沿胸大肌外侧缘淋巴管侵入同侧腋窝淋巴结，进一步则侵入锁骨下淋巴结、锁骨上淋巴结，进入血液循环向远处转移。②向内则侵入胸骨旁淋巴结，继而达到锁骨上淋巴结，进入血液循环。癌细胞淋巴转移以第 1 种途径为主，但也可通过逆行途径转移到对侧腋窝或腹股沟淋巴结。

(3)血运转移：乳腺癌是一种全身性疾病，早期乳腺癌亦可发生血运转移，最常见远处转移部位依次为肺、骨、肝。

(三)病因与诱因

乳腺癌的病因至今尚不明确，但研究发现其发病与许多因素有关，主要危险因素包括以下几点。

1.年龄

乳腺癌是激素依赖型肿瘤，主要与体内雌酮和雌二醇的水平直接相关，随着年龄的增加乳腺癌的发病率逐渐上升。

2.月经史及婚育史

月经初潮早于12岁，月经周期短，绝经晚于50岁，未婚、未哺乳及初产年龄35岁以上发病率高。

3.遗传因素

一级亲属中有乳腺癌患病史者，其发病危险性是普通人群的2～3倍。若一级亲属在绝经前患双侧乳腺癌，其相对危险度便高达9倍。

4.地区因素

欧美国家多，亚洲国家少。北美、北欧地区乳腺癌的发病率是亚、非、拉美地区的4倍，而低发地区居民移居至高发地区后，第二、三代移民的乳腺癌发病率逐渐上升，提示地区环境因素及早期生活经历与乳腺癌的发病有一定的关系。

5.不良的饮食习惯

首先，营养过剩、肥胖、长期高能量高脂饮食可加强和延长雌激素对乳腺上皮细胞的刺激，从而增加发病机会；其次，服用含有激素的美容保健品，也可增加患病危险度；还有，每天饮酒3次以上的妇女患乳腺癌的危险度增加50%～70%。

6.乳腺疾病史

某些乳腺良性疾病，如乳腺炎、乳腺导管扩张、乳腺囊肿及乳腺纤维腺瘤等与乳腺癌的发病有一定的关系。

7.药物因素

停经后长时间(≥5年)采用激素替代疗法的女性患乳腺癌危险度增高。

8.社会心理因素

社会心理应激(如夫妻关系不和、离异、丧偶、重大事故)造成的长期精神压力大、精神创伤、长期抑郁均增加患病风险。

9.其他因素

未成年时经过胸部放疗的人群成年后乳腺癌发病风险增加，暴露于放射线的年龄越小则危险性越大；从事美容业、药物制造等职业的妇女乳腺癌的危险性升高。

(四)临床表现

1.肿块

绝大多数就诊的患者表现为无意中发现的无痛、单发的小肿块，多位于乳房外上象限，质硬、不光滑，与周围组织边界不易分清，不易推动。当癌肿侵入胸膜和胸肌时，固定于胸壁不易推动。

2.皮肤改变

乳腺癌可引起乳房皮肤的多种改变，常见的有"酒窝征""橘皮征""卫星结节""铠甲胸"。当癌肿侵入Cooper韧带后可使韧带收缩而失去弹性，导致皮肤凹陷，形成"酒窝征"；癌细胞阻塞淋巴管可引起局部淋巴回流障碍，出现真皮水肿，呈现"橘皮征"；晚期癌细胞浸润皮肤，皮肤表面出现多个坚硬小结，形成"卫星结节"；乳腺癌晚期，癌细胞侵入背部、对侧胸壁，可限制呼吸，称"铠甲胸"；晚期癌肿侵犯皮肤时，可出现菜花样有恶臭味的皮肤溃疡；快速生长的肿瘤压迫乳房表皮使皮肤变薄，可产生乳房浅表静脉曲张。

3.乳头改变

癌肿侵入乳管使之收缩将乳头牵向患侧，使乳头出现扁平、回缩、内陷。乳腺癌患者乳头的溢液可呈血性、浆液性或水样，以血性溢液多见，但并非出现乳头血性溢液就一定是乳腺癌。

4.区域淋巴结肿大

乳腺癌淋巴结转移最初多见于腋窝。患侧肿大淋巴结肿大最初为散在、少数、质硬、无痛、可活动的肿块，逐渐数量增多、粘连成团，甚至与皮肤粘连而固定，不易推动。大量癌细胞堵塞腋窝淋巴管可导致上肢淋巴水肿；胸骨旁淋巴结肿大，位置深，手术时才易被发现。晚期锁骨上淋巴结增大、变硬。少数出现对侧腋窝淋巴结转移。有少数乳腺癌患者仅表现为腋窝淋巴结肿大而摸不到乳腺肿块，称为隐匿性乳腺癌。

5.乳房疼痛

约1/3乳腺癌患者伴有乳房疼痛，除癌肿直接侵犯神经外其他原因不明了，而且疼痛的强度与分期及病理类型等无明显相关性。

6.全身改变

血运转移至肺、骨、肝时，出现相应症状。如肺转移可出现胸痛、气急，骨转移可出现局部疼痛，肝转移可出现肝大、黄疸。

7.特殊乳腺癌表现

(1)炎性乳腺癌：少见，多发生于妊娠和哺乳期的年轻女性，发展迅速，转移快，预后极差。表现为：乳房增大，局部皮肤红、肿、热、痛，似急性炎症，开始时比较局限，迅速扩展到乳房大部分皮肤，皮肤发红、水肿、增厚、粗糙、表面温度升高。触诊时整个乳房肿大、发硬，无明显局限性肿块。

(2)乳头湿疹样乳腺癌(Paget病)：少见，恶性程度低，发展慢。发生在乳头区大乳管内，随病情进展发展到乳头。表现为：乳头刺痒、灼痛，湿疹样改变，慢慢出现乳头、乳晕脱屑、糜烂、瘙痒，进而形成溃疡，有时覆盖黄褐色鳞屑样痂皮，病变继续发展则乳头内陷、破损。淋巴转移晚，常被误诊为湿疹而延误治疗。

(五)辅助检查

1.钼靶X线

早期诊断乳腺癌的影像学诊断方法。适宜于35岁以上女性，每年1次。

2.B超检查

主要用于鉴别肿块的性质是囊性或实性。

3.MRI检查

近年来兴起，敏感性高，但是费用昂贵及特异性较低。浸润癌表现为形状不规则的星芒状、蟹足样阴影，与周围组织间分界不清，边缘有毛刺。

4.全身放射性核素扫描(ECT)适用于骨转移可能性较大的乳腺癌患者。

5.三大常规(血常规、尿常规、血生化)、肝肾功能、凝血功能、心电图等检查是判断患者能否耐受术后及后续治疗的重要参考指标。

6.乳腺肿瘤标志物的检测：有利于综合评价病情变化。

7.乳腺病灶活组织检查术：确诊的重要依据，在完成超声、钼靶和磁共振检查后进行。最常见的方法是B超定位下空芯穿刺，具有简便、快捷、准确的优点。穿刺前行普鲁卡因皮试，皮试阴性者才能接受穿刺术。

(六)治疗原则

以手术为主，辅以化学药物、放射、内分泌、生物治疗等综合治疗。

1.手术治疗

手术治疗是最根本的治疗方法。适应证为0、Ⅰ、Ⅱ期及部分Ⅲ期患者。已有远处转移、全身情况差、主要脏器有严重疾病不能耐受手术者属于手术禁忌。早年以局部切除及全乳房切除术治疗乳腺癌，但是治疗结果并不理想，随着手术方式不断演化，直至Fisher首次提出乳腺癌是1个全身性疾病，手术范围的扩大并不能降低死亡率，主张缩小手术范围，并加强术后综合辅助治疗。目前我国国内以改良根治术为主，国外推广保乳术，取得了良好效果，保乳术将成为未来我国乳腺癌手术发展的趋势。

(1)乳腺癌根治术：手术范围包括整个乳房、胸大肌、胸小肌、腋窝及锁骨下淋巴结。

该术式可清除腋下组(胸小肌外侧)、腋中组(胸小肌深面)及腋上组(胸小肌内侧)3组淋巴结,手术创伤较大,现在已很少应用。

(2)乳腺癌扩大根治术:即在清除腋下、腋中、腋上3组淋巴结的基础上,同时切除胸廓内动、静脉及其周围的淋巴结(即胸骨旁淋巴结)。

(3)乳腺癌改良根治术:有两种术式。一种是保留胸大肌,切除胸小肌;一种是保留胸大、小肌。前者淋巴结清除范围与根治术相仿,后者不能清除腋上组淋巴结。大量临床观察研究发现Ⅰ、Ⅱ期乳腺癌患者应用根治术与改良根治术的生存率无明显差异,且后者保留了胸肌,更易被患者接受,目前已成为常用术式。

(4)全乳房切除术:切除整个乳腺,包括腋尾部及胸大肌筋膜。该术式适宜于原位癌、微小癌及年迈体弱不易做改良根治术者。

(5)保留乳房的乳腺癌切除术:手术包括完整切除肿块及腋淋巴结清扫。肿块切除时要求肿块周围包裹适量正常乳腺组织,确保切除标本的边缘无肿瘤细胞浸润。术后辅以放疗、化疗,全球范围内的大量临床随机对照试验证明,保乳术联合术后辅助治疗,与传统根治术或改良根治术相比,在总生存率上无统计学差异,现已被欧美国家广泛接受。

(6)前哨淋巴活检术:前哨淋巴是原发肿瘤发生淋巴结转移所必经的第1个淋巴结,通过前哨淋巴结活检,可以预测腋淋巴结是否转移的准确性已达95%~98%。目前多采用注射染料和放射性核素作为前哨淋巴结活检的两种示踪剂,若活检为阴性,则可避免不必要的腋淋巴结清扫,进一步减少手术带来的并发症和上肢功能障碍。

(7)乳腺癌术后的乳房重建术:又称乳房再造术,指利用自身组织移植或乳房假体来重建因患乳房疾病行乳房切除术后的胸壁畸形和乳房缺损。乳房重建术根据重建的时间可分为一期重建和二期重建。一期重建术是指在实施乳腺癌根治术的同时进行乳房重建;二期重建是指患者乳腺癌切除术后1~2年,已完成术后放疗且无复发迹象者进行的乳房重建术。

关于手术方式的选择目前尚有分歧,但没有任何一种术式适用于所有情况的乳腺癌,手术方式选择还应根据病理分型、疾病分期、手术医师的习惯及辅助治疗的条件而定。总之,改良乳腺癌根治术是目前的应用较为广泛的术式,有胸骨旁淋巴结转移时行扩大根治术;晚期乳腺癌行乳腺癌姑息性切除。

2.化学药物治疗

(1)辅助化疗:乳腺癌是实体肿瘤中应用化疗最有效的肿瘤之一。化疗是必要的全身性辅助治疗方式,可降低术后复发率,提高生存率,一般在术后早期应用,采用联合化疗方式,治疗期以6个月左右为宜。常用方案有:CMF方案(环磷酰胺、甲氨蝶呤、氟尿嘧啶)和CEF方案(环磷酰胺、表柔比星、氟尿嘧啶)。根据病情术后尽早用药,化疗前患者应无明显骨髓抑制,白细胞>4×10⁹/L,血红蛋白>80g/L,血小板>50×10⁹/L,化疗期间定期检查肝、肾功能,每次化疗前查白细胞计数,若白细胞计数<3×10⁹/L,应延长用药间隔时间。表柔比星的心脏毒性和骨髓抑制作用较多柔比星低,因而其应用更为广泛。尽管如此,仍应定期心电图检查。其他效果好的有紫杉醇、多西紫杉醇、长春瑞滨和卡培他滨等。

(2)新辅助化疗:多用于由于肿物过大或已经转移导致不能手术的Ⅲ期患者,通过化疗使肿物缩小。化疗方案同辅助化疗,疗程根据个人疗效而定。

3.内分泌疗法

乳腺是雌激素靶器官,癌肿细胞中雌激素受体(ER)含量高者,称激素依赖性肿瘤,对内分泌治疗有效;ER含量低者,称激素非依赖型肿瘤,对内分泌治疗效果差。因此,针对乳腺癌患者还应测定雌激素受体和孕激素受体,以选择辅助治疗方案及判断预后。

(1)他莫昔芬:又名三苯氧胺,是内分泌治疗常用药物,可降低乳腺癌术后复发及转移,同时可减少对侧乳腺癌的发生率;适用于雌激素受体(ER)阳性的绝经妇女。他莫昔芬的用量为每天20mg,服用5年。该药的主要不良反应有潮热、恶心呕吐、静脉栓塞形成、眼部不良反应、阴道干燥或分泌物增多。他莫昔芬的第二代药物是托瑞米芬(法乐通)。

(2)芳香化酶抑制剂(AI、如来曲唑等)：新近发展的药物，能抑制肾上腺分泌的雄激素转变为雌激素过程中的芳香化环节，从而降低雌二醇，达到治疗乳腺癌的目的。适用于绝经后的患者，效果优于他莫昔芬，一般建议单独使用此类药物或他莫昔芬序贯芳香化酶抑制剂辅助治疗。目前临床上AI已代替他莫昔芬成为绝经后乳腺癌患者的一线治疗药物。

(3)卵巢去势治疗：包括药物、手术或放射去势，目前临床少用。

4. 放疗

可在术前、术后采用，是乳腺癌局部治疗的手段之一。术前杀灭癌肿周围癌细胞，术后减少扩散及复发，提高5年生存率。一般在术后2~3周，在锁骨上、胸骨旁以及腋窝等区域进行照射。此外，骨转移灶及局部复发灶照射，可缓解症状。在保乳术后，放疗是重要组成部分；单纯乳房切除术后根据患者具体情况而定；根治术后一般不做常规放疗，但对于高危复发患者，放疗可降低局部复发率。

5. 生物治疗

(1)曲妥珠单抗：近年来临床上推广应用的注射液，系通过转基因技术，对CerB-2过度表达的乳腺癌患者有一定效果。对于HER2基因扩增或过度表达的乳腺癌患者，曲妥珠单抗联合化疗的疗效显著优于单用化疗。

(2)拉帕替尼：是一种口服的小分子表皮生长因子酪氨酸激酶抑制剂，与曲妥珠单抗无交叉耐药，与其不同的是能够透过血-脑屏障，对乳腺癌脑转移有一定的治疗作用。

(3)贝伐单抗：是一种针对血管内皮生长因子的重组人源化单克隆抗体，联合其他化疗药物是晚期转移性乳腺癌的标准治疗方案之一。

二、护理评估

(一)一般评估

1. 生命体征(T、P、R、BP)

乳腺癌患者乳房皮肤破溃有发炎感染者可有体温升高，癌肿深入浸润侵及肺部时可有呼吸加快。术后由于麻醉剂的作用或卧床太久没有活动，评估患者是否有短暂性的血压降低。术后3天内患者可出现手术吸收热，一般不超过38.5℃，高热时可有脉搏、呼吸加快。

2. 患者主诉

(1)现病史：是否触及肿块，肿块发生时间、增长速度，随月经周期肿块大小有无变化，有无乳头溢液及乳头溢液的性质治疗情况；有无疼痛，疼痛的位置、程度、性质、持续时间；有无高血压、糖尿病等其他系统的疾病。

(2)过去史：了解患者的月经及婚育情况：初潮年龄、初产年龄、绝经年龄、月经周期、怀孕及生育次数，是否哺乳；绝经后是否应用激素替代疗法，是否患子宫及甲状腺功能性疾病。

(3)家族史：家族中是否有恶性肿瘤尤其是乳腺癌的患者。

(4)心理社会史：了解患者有无遇到社会心理应激(如夫妻关系不和、离异、丧偶、重大事故)，是否长期心理压抑。

(5)日常生活习惯：有无高脂、高糖、高热量饮食习惯，有无长期饮酒，有无长期使用激素类美容化妆品或药物。

(6)有无过敏史。

3. 相关记录

术后记录每天引流液的量、色、性质。心电监护患者的血压、脉搏、呼吸、血氧饱和度。

(二)身体评估

1. 术前一般情况

有无高血压、糖尿病、脑血管史等其他系统疾病，近期有无服用阿司匹林等药物，入院后睡眠情况。

2.术前专科情况

(1)检查方法

1)视诊：面对镜子，两手叉腰，观察乳房的外形，然后将双臂高举过头，仔细观察：①两侧乳房的大小、形状、高低是否对称，如有差异，需询问是先天发育异常还是近期发生的或渐进性发生的。②乳房皮肤有无红肿、皮疹、皮肤褶皱、橘皮样改变、浅表静脉扩张等异常。③观察乳头是否在同一水平上，是否有抬高、回缩、凹陷，有无异常分泌物自乳头溢出，乳晕颜色是否有改变。

2)触诊：①触诊乳房：仰卧，先查健侧，再查患侧。检查侧的手臂高举过头，在检查侧肩下垫一小枕头，使乳房变平。然后将对侧手四指并拢，用指端掌面检查乳房各部位是否有肿块或其他变化。依次从乳房外上、外下、内下、内上象限及中央区作全面检查。上至锁骨，下到肋弓边缘，内侧到胸骨旁，外侧到腋中线。然后用同样方法检查对侧乳房，最后用拇指和食指轻轻挤捏乳头，观察有无乳头溢液。注意腋窝有无肿块，对较小或深部的病灶，可再用指尖进行触诊。②触诊腋窝淋巴结：患者取坐位，检查右侧腋下时，以右手托住患者右臂，使胸大肌松弛，用左手自胸壁外侧向腋顶部、胸肌外侧及肩胛下逐步触诊，如触及肿大淋巴结，注意其部位、大小、形状、数量、硬度、表面是否光滑、有无压痛、边界是否清楚以及活动度：与周围组织间及淋巴结间有无粘连。检查左侧腋下时，方法同前。检查锁骨上淋巴结时可站在患者背后，乳腺癌锁骨上淋巴结转移多发生于胸锁乳突肌锁骨头外侧缘处，检查时可沿锁骨上和胸锁乳突肌外缘向左右和上下触诊，如触及肿大淋巴结，记录其特点。

(2)检查的内容。①肿块的大小、部位、形状、数量、质地、表面光滑度、有无压痛、与周围组织是否粘连、边界是否清楚及活动度。②乳房外形有无改变，双侧是否对称，乳头有无抬高、内陷，皮肤有无橘皮样改变，有无破溃，血性分泌物是否恶臭。③是否有乳头溢液，分泌物性质、量、气味等。④是否有腋窝淋巴结肿大，淋巴结肿大早期为散在、质硬、无痛、可以推动结节，后期则互相粘连融合，甚至与皮肤或深部组织粘连。

3.术后身体评估

(1)术后评估患者生命体征意识状态、精神状态，有无烦躁、面色苍白、皮肤湿冷、呼吸急促、脉快等异常表现。评估患者的早期下床活动能力，有无体位性低血压，四肢活动能力如何。评估患者疼痛的部位、性质、评分、持续时间、伴随症状。评估患者拔除尿管后有无尿潴留。

(2)评估患肢水肿的程度：根据水肿的范围和程度可分为三度：Ⅰ度：上臂体积增加<10%，一般不明显，肉眼不易观察出，多发生在上臂近段内后区域；Ⅱ度：上臂体积增加为10%～80%，肿胀明显，但一般不影响上肢活动；Ⅲ度：上臂体积增加>80%，肿胀显著，累及范围广，可影响整个上肢，并有严重的上肢活动障碍。可对比健侧与患侧上肢是否相同，测量不同点的臂围，手指按压。

(三)心理-社会评估

入院后当患者被确诊为乳腺癌时，常表现为怀疑、不接受现实、焦虑，甚至恐惧。充分了解患者对疾病认识情况，是否接受手术。了解患者对疾病预后、拟采取手术方案及手术后康复知识的了解程度。了解患者家属的心理状态、家庭对手术的经济承受能力。术后评估患者对自身形象的接受度，是否有抑郁表现，能否良好适应自身的变化。

(四)辅助检查阳性结果评估

1.乳腺钼靶检查

临床上主要采用 BI-RADS 分期，世界上权威的钼靶检查报告分期标准为以下几点。

BI-RADS 0 级：需要结合其他检查。

BI-RADS 1 级：阴性。

BI-RADS 2级：良性。

BI-RADS 3级：良性可能，需短期随访。

BI-RADS 4级：可疑恶性，建议活检。

4A：低度可疑。

4B：中度可疑。

4C：高度可疑但不确定。

BI-RADS 5级：高度恶性。

BI-RADS 6级：已经病理证实恶性。

2.三大常规

(1)血常规：血红蛋白指数是贫血的诊断依据；血小板是判断凝血功能的重要因素。

(2)尿常规：判断有无泌尿系统感染。

(3)生化检查：检查肝肾功能是否正常。

(五)治疗效果的评估

1.非手术治疗评估要点

(1)评估接受新辅助化疗患者的乳房肿块有无缩小或变大。

(2)化疗患者的评估要点：有无肝肾功能不正常；有无出血性膀胱炎；有无贫血或白细胞过低；心电图检查有无异常；有无大量呕吐导致电解质紊乱，是否需要补液；有无化疗药变态反应的发生，如胸闷、呼吸急促。

(3)放疗患者的评估要点：患者有无贫血或白细胞过低；放疗区域皮肤有无发红、皮疹。

2.手术治疗评估要点

评估患者手术后患肢水肿的程度、切口愈合情况、有无患侧上肢活动障碍、有无自我形象紊乱。

三、主要护理问题

(一)焦虑恐惧

与不适应住院环境，担心预后、手术影响女性形象及今后家庭、工作有关。

(二)有组织完整性受损的危险

与留置引流管、患侧上肢淋巴引流不畅有关。

(三)知识缺乏

与缺乏术前准备、术后注意事项、术后康复锻炼的知识有关。

(四)睡眠障碍

与不适应环境改变及担心手术有关。

(五)皮肤完整性受损

与手术有关。

(六)身体活动障碍

与手术影响患者活动有关。

(七)自我形象紊乱

与乳房或邻近组织切除及瘢痕形成有关。

(八)潜在并发症

皮下积液、皮瓣坏死、上肢水肿。

四、主要护理措施

(一)正确对待手术引起的自我形象改变

1.做好患者的心理护理

向患者和家属耐心解释手术的必要性和重要性，鼓励患者表达自己的想法与感受，介绍相同经历的已重塑自我形象的病友与之交流。告知患者今后行乳房重建的可能，鼓励其战胜疾病的信心。

2.取得其配偶的理解和支持

对已婚患者，同时对其配偶进行心理辅导，鼓励夫妻双方坦诚交流，使配偶理解关心其术后身体状况，接受身体形象的改变。

(二)术前护理

1.心理护理

护理人员关注患者的心理状态，从入院起即做好宣教工作，减轻环境不适应带来的焦虑，随之给予各项检查及治疗的宣教及解释。认识乳腺癌患者确诊后的心理历程，针对性的给予心理疏导。允许并鼓励患者参与到自身基本治疗方式的选择，以符合患者的社会地位、经济情况、文化水平、家庭关系及个人隐私方面的需求，使患者达到心理平衡。可让术后恢复患者现身讲解，解除顾虑，使患者得到全方位的心理支持，树立战胜疾病的信心，提高应对技巧和生活质量。

2.完善术前准备

(1)做好术前检查的有关宣教，满足患者了解疾病相关知识的需求。

(2)术前做好皮肤准备，剃去腋毛，以便于术中淋巴结清扫。对手术范围大、需要植皮的患者，除常规备皮外，同时做好供皮区(如腹部或同侧大腿)的皮肤准备。

(3)乳房皮肤破溃者，术前每天换药至创面好转。

(4)乳头凹陷者，应提起乳头，以松节油擦干净，再以75%酒精擦洗。

(5)术前教会患者腹式呼吸、咳痰、变换体位及床上大小便的具体方法，手术晨留置尿管。

(6)从术前8～12小时开始禁食、禁水，以防因麻醉或手术过程中的呕吐而引起窒息或吸入性肺炎。

(7)手术晨全面检查术前准备情况，测量生命体征，若发现患者有体温、血压升高或女性患者月经来潮时，及时通知医师，必要时延期手术。

(8)乳腺肿瘤如继发感染、破溃或出血。应给予抗感染和消炎止血治疗，在局部炎症水肿消退、皮肤状况好转后再手术。

(9)对于哺乳期患者应采用药物断奶回乳，以免术后发生乳瘘。

(三)术后护理

1.体位及饮食的护理

全麻或硬膜外麻醉后术后6小时内去枕平卧位，禁食禁水，头偏一侧，注意防止体位性低血压、呕吐及误吸。6小时后，若患者生命体征平稳，可取半卧位或平卧位，保持患肢自然内收。术后6小时后，先试饮少量水，无不适后，可进流质饮食，少量多餐，次日可进高热量、高蛋白的普食。

2.病情观察

术后连续6小时，每1小时测T、P、BP、R，并观察患者精神状态，心电监护患者需记录每小时血氧饱和度。注意观察呼吸，有胸闷、呼吸困难时，注意是否伴发气胸，必要时进行胸部X线检查。其他导致呼吸困难的因素有胸带过紧、体位。观察患者精神状态，有无烦躁、面色苍白、皮肤湿冷、呼吸急促、脉快等异常表现和由于出血而导致的休克和窒息。观察敷料是否固定完好及渗血情况。

3.疼痛护理

倾听患者疼痛的感受、部位、发生时间，判断疼痛的强度、阵发性还是持续性，有心血管疾病和心脏疾病的患者注意其伤口疼痛与心绞痛区分。严密观察患者的疼痛情况，判断产生的原因是心理作用、伤口导致、体位压迫还是其他疾病伴发。指导患者疼痛时避免下床活动，学会分散注意力，给予患者疾病相关的知识宣教，告知避免患肢长时间下垂，肩关节制动。按医嘱指导患者正确用药，观察药物疗效和不良反应。

4. 加强伤口护理

(1)注意伤口敷料情况，用胸带加压包扎，使皮瓣与胸壁贴合紧密，注意松紧度以容纳一手指、能维持正常血运，不影响患者呼吸为宜。

(2)观察患侧上肢远端血运循环情况，若手指发麻、皮肤发绀、皮温下降、脉搏摸不清，提示腋窝部血管受压，应及时调整绷带松紧度。

(3)绷带加压包扎一般维持7～10日，包扎期间告知患者不能自行松紧绷带，瘙痒时不能将手指伸入敷料下抓挠。若绷带松脱，及时重新加压包扎。观察切口敷料渗血、渗液情况，并记录。

5. 做好引流管的护理

(1)做好宣教：引流管贴明标识，告知患者及家属引流管放置的目的是及时引流皮瓣下的渗血、渗液和积气，使皮瓣紧贴创面，促进皮瓣愈合。翻身及下床活动时防止引流管扭曲、折叠和受压。告知患者不要急于想要拔掉引流管，引流管放置时间一般在2周左右，连续3天每天引流量小于10mL，创面与皮肤紧贴，手指按压伤口周围皮肤无空虚感，即可考虑拔管。

(2)维持有效负压：注意负压引流管连接固定，负压维持在200～400mmHg(26.6～53.2kPa)，保持有效负压及引流管通畅。护士在更换引流瓶时发现局部积液、皮瓣不能紧贴胸壁且有波动感，报告医师及时处理。

(3)加强观察：注意引流液的量、色、性质并记录。术后1～2日，每天引流血性液约50～200mL，以后逐渐颜色变淡、减少。若术后短时间内引流出大量鲜红色液体(>100mL/h)或24小时引流量>500mL，则为活动性出血，需及时通知医师，并遵医嘱处理。随时观察引流管是否通畅、固定，防止患者下床时引流管扭曲打折，保证有效引流。观察患者术后拔除尿管后能否顺利排尿，术后6小时仍未排尿者需判断有无尿潴留。观察患者术后能否顺利排便，术后3～5天患者仍未排便，观察有无腹胀。

6. 指导患者做上肢功能锻炼

(1)告知功能锻炼的目的：术后进行适时、适当地功能锻炼有利于术后上肢静脉回流，预防上肢水肿。同时又减少瘢痕挛缩的发生，促进患侧上肢功能恢复及自理能力的重建，增强患者恢复的信心，提高生活质量。

(2)功能锻炼的时机与方法：乳腺癌术后过早、过大范围进行患侧上肢和胸部活动，会影响切口愈合，并且会显著增加创面渗血量，容易出现皮瓣坏死和积液。但如果活动过晚、活动范围不够，又会影响上肢的运动功能，容易造成肌力下降和活动范围受限。妥善掌握活动的时机和限度，目前普遍推荐，术后早期肩部适当制动，外展、前伸和后伸动作范围都不应超过40°，内旋和外旋动作不受限制。待伤口逐渐愈合，逐步增加活动的量和范围。术后手、腕部、前臂、肘部活动不受限制。依据患者所处的不同术后康复阶段，指导其相应的功能锻炼：术后24小时患肢内收、制动，只做手关节、腕关节、肘关节的屈曲、伸展运动，避免患肢外展、上举。术后24小时鼓励患者早期下床活动，渐进式床上坐起、床边坐位、床边站立各30秒，无头晕不适后，可在床旁适当活动。引流管拔除后开始肩部活动，循序渐进地增加强度与频率来锻炼肩关节的前摆、后伸，逐步尝试用患肢刷牙、梳头、洗脸等。同时每天开始进行手指爬墙运动。待伤口愈合拆线后，患肢逐渐外展联系，鼓励患者结合之前的锻炼内容学习康复操，全方位活动锻炼患肢关节。

(3)注意事项：①正确进行功能锻炼，遵循循序渐进的原则，逐步活动手、腕、肘、肩部关节。②不可动作过大，也不可惧怕疼痛不敢运动，以不感到疼痛为宜。③早期下床活动时，不可用患肢撑床，防止家属用力扶患肢，以免造成腋窝皮瓣滑动影响愈合。④若出现腋下积液，应延迟肩关节活动时间，减少活动量，待伤口愈合，积液消失，再开始锻炼计划。

7.患肢水肿的护理

(1)原因：患侧上肢肿胀主要与患侧淋巴结切除后上肢淋巴回流不畅、上肢静脉回流不畅有关，此外局部积液或感染等也会导致患肢肿胀。淋巴回流不畅引起的水肿通常发生在1～2个月甚至数月后，静脉回流不畅则在术后短时间内出现。

(2)避免患肢肿胀的措施：①术后用一软枕垫高患肢，使之高于心脏 10～15cm，直至伤口愈合拆线。②严禁在患侧测血压、静脉输液、注射、抽血、提重物等，以免回流障碍引起水肿。③术后 24 小时开始进行适当的功能锻炼。④向心性局部按摩：让患者抬高患肢，按摩者用双手扣成环形自腕部向肩部用一定压力推移，每次 15 分钟以上，一天 3 次。⑤局部感染者，及时应用抗生素治疗。

(四)健康教育

1.术后近期避免患肢提取重物，继续进行功能锻炼。

2.术后 5 年内尽量避免妊娠，因为妊娠可加重患者及其家属的精神压力和经济上的双重负担。避孕不宜使用激素类避孕药，以免刺激癌细胞生长；可使用避孕套、上环等方法或请教妇科医师。

3.放疗及化疗的自我护理

放疗期间注意保护皮肤，出现放射性皮炎时及时就诊。化疗期间应定期检查肝、肾功能，每次化疗前 1 天或当天查白细胞计数，化疗后 5～7 天复查白细胞计数，若白细胞数$<3\times10^9$/L，需及时就诊。放化疗期间应少去公共场所，以减少感染机会；加强营养，多食高蛋白、高维生素、低脂肪的食物，以增强机体抵抗力，饮食要均衡，不宜过多忌口。

4.提供患者改善形象的方法

介绍假体的作用和应用；可通过佩戴合适的假发、义乳改善自我形象；根治术后 3 个月可行乳房再造术，但有肿瘤转移或乳腺炎者禁忌；避免衣着过度紧身。

5.饮食指导

①术后一般不必忌口，但对某些含有雌激素成分的食品或保健品，如蜂乳、阿胶等应少食。②限制脂肪含量高，特别是动物性脂肪含量高的食物，尽量选择脱脂牛奶，避免油炸或其他脂肪含量高的食物。③选择富含各种蔬菜、水果和豆类的植物性膳食，并多食用粗加工的谷类。④建议不饮酒，尤其禁饮烈性酒类。⑤控制肉摄入量，特别是红肉，最好选择鱼、禽肉取代红肉(牛、羊、猪肉)。⑥限制腌制食物和食盐摄入量。⑦避免食用被真菌毒素污染而在室温长期储藏的食物。⑧少喝咖啡，因其含有较高的咖啡因，可促使乳腺增生。⑨注意均衡饮食，适当的体力活动，避免体重过重。

6.告知患者乳房自检的正确方法和时间。乳房自检应经常进行，20 岁以上女性每月自检一次，一般在月经干净后 5～7 天左右。此时雌激素对乳腺的影响最小，乳腺处于相对静止状态，容易发现病变。对于已绝经妇女，检查时间可固定于每月的某一天。40 岁以上的妇女、乳腺癌术后的患者每年行钼靶 X 线摄片检查，以便早期发现乳腺癌或乳腺癌复发征象。

7.正确面对术后性生活

性生活是人类最基本的生理和心理需求。特别是年轻的乳腺癌患者术后，由于手术瘢痕、脱发等对于性及生殖方面会产生一系列问题，甚至认为自己不再是 1 个完整的女性，对性表达失去信心，同时配偶因担心性生活会影响对方的康复，甚至担心可能因此病情恶化，也对性避而不谈。事实上，单纯从乳房的手术或者放疗的角度而言，并不会降低女性的性欲，也不会影响性生活时的身心反应。同时，正常的性生活也对预防疾病的复发有很大益处。

8.患侧肢体的护理

教会患者患侧肢体功能锻炼的方法，强调锻炼的必要性及重要性，术后 1 年如上肢功能障碍不能恢复，以后就很难再恢复正常。锻炼要循序渐进，不能急于求成，贵在坚持。

五、肿瘤化疗患者的生理病理特点

（一）肿瘤化疗患者免疫系统功能特点

细胞毒药物以2种方式诱导免疫系统。一种是直接诱导特异的细胞免疫反应，导致肿瘤细胞死亡；另一种是诱导短暂的淋巴细胞削减，然后刺激免疫效应分子产生，解除受抑制的免疫反应。一些细胞毒药物直接或间接杀死免疫效应细胞，导致免疫系统功能低下或免疫无能。增加患者病毒和细菌感染的可能性。化疗药物可通过3种方式一本身性质（如烷化剂和糖皮质激素）、作用模式（如肿瘤细胞的死亡出现在细胞应激之前）或剂量/给药方式对免疫系统进行损害。

（二）肿瘤化疗患者器官功能特点

抗肿瘤药物不仅杀伤肿瘤细胞，而且会影响正常细胞，特别是对靶器官，如造血系统、肝、肾功能有很大的影响，可产生骨髓抑制肝肾功能损害等毒性反应或不良反应。化疗患者造血系统、肝、肾功能的改变，决定着能否化疗或是否需要调整化疗药物的剂量，因此化疗前需要常规测定血常规、肝、肾功能等。化疗中监测各项指标的动态变化，确保化疗过程的安全性。

（三）肿瘤化疗患者营养状态特点

化疗过程和患者的营养状况是相互联系的。首先，化疗过程中的毒性，尤其是消化道反应中极为常见的恶心、呕吐、消化道黏膜炎症破损、腹泻、便秘等症状，会严重削弱患者的食欲或影响进食过程。在肿瘤引起的代谢异常的基础上进一步加重营养不足。

其次，营养不足会降低患者对化疗的耐受程度，影响中性粒细胞的水平，致使患者无法完成化疗计划，化疗提前终止，从而影响患者的抗肿瘤治疗的效果。因此，要重视化疗给肿瘤患者带来的营养风险，积极评估，及早应对，维持患者的营养水平，为化疗提供良好的代谢环境。

六、肿瘤静脉化疗患者的护理特点

（一）肿瘤化疗患者静脉选择原则

理想的静脉注射应该是选择一条粗直的浅表静脉或者选择深静脉置管[如经外周深静脉置管（PICC）或静脉输液港]。避免瘀青、炎症的部位；避免在循环不良的肢体上注射，如乳腺癌切除术后的患肢，有淋巴水肿、血栓性静脉炎、创伤的肢体，以及有不可移动骨折的肢体等。上腔静脉阻塞的患者应从下肢静脉给药，当注射强刺激化疗药物时，外周静脉输液避免使用肘窝部位。

（二）肿瘤化疗患者穿刺工具的选择特点

1.直接单次注射可使用留置针（视患者使用的化疗药性质来决定），留置针宜选用24号，因为导管越细，对静脉的伤害就越小，而且有较多的血流经过导管旁，还可以减少具有刺激性的药物在血管壁的停留时间，使化学性静脉炎发生率降低。

2.连续多天静脉滴注且多疗程注射时最好应用PICC或静脉输液港，能更好地保护静脉，防止外渗。

（三）化疗期间肿瘤患者的健康教育

1.输液前向患者讲解细胞毒药物渗出的临床表现，如果出现局部隆起、疼痛或输液不通畅，及时呼叫护士，尽量减少化疗药物的渗出量。一旦发生药物渗出，应及时报告护士处理，切勿自行热敷。

2.向患者详细介绍PICC的优越性，连续静脉输注细胞毒药物时尽量说服患者采取PICC输液，并向患者说明PICC的用途，简单介绍操作流程。

3.输注需慢滴的药物如伊立替康、紫杉醇等，应向患者说明输液速度的重要性，不可自行调节输液速度。

4.鼓励患者进食，宜清淡易消化饮食，少量多餐。

5.化疗期间注意口腔卫生，保持清洁和湿润，每天饭前后用生理盐水漱口，睡前和晨起用软毛牙刷清洁口腔，动作轻柔，避免损伤口腔黏膜和牙龈。

6.化疗前和化疗期间嘱患者多饮水，使尿量维持在每天 2000～3000mL 或以上，以减轻肾脏毒性。教会患者观察尿液的性状，准确记录出入量，如出现任何不适及时报告。

七、乳腺癌的辅助化疗的护理

(一)健康教育与心理护理

要获得较好的治疗效果，大部分乳腺癌患者要经过较长时间的化疗和连续治疗与护理，每个治疗阶段的反应都各有不同，要建立全程分期教育模式。从患者入院、化疗前、化疗中、化疗后和出院前 5 个阶段分别采用不同的方法给予指导，帮助患者顺利度过各阶段。

1.入院阶段

主要让化疗患者尽快熟悉医院环境，讲解有关疾病知识和医疗进展，介绍治疗成功的病例，以减轻其焦虑、悲观绝望的心理，唤起对化疗的信心，建立良好的遵医行为。

2.化疗前阶段

教育应重点向患者介绍治疗方案、给药途径、药物的作用和效果，可能出现的不良反应及对策，消除患者对化疗的紧张恐惧心理，建立治疗信心。化疗中应让患者掌握配合的方法、注意事项，明确配合治疗的意义，提高配合治疗的能力，减轻化疗不良反应和并发症。

3.化疗中、化疗后阶段

面对化疗期的严重反应，会出现心理障碍、悲观失望、焦虑忧郁，失去生存的勇气，做出许多失常的举动，通过沟通思想、心理疏导方式，给予更多的鼓励与帮助，为患者提供如何应对和减轻化疗反应减少不适等信息和知识，并积极处理化疗反应。

4.出院阶段

给予全面的指导，如养成自觉的遵医行为、坚持化疗以及如何处理和应对化疗反应、定期复查，保持愉快的心情、合适的体力劳动及锻炼、合理的饮食、良好的生活习惯等。

(二)输液护理

乳腺癌的化疗是 1 个比较漫长的过程，每位患者在化疗期间要接受数十次甚至上百次的穿刺痛苦，由于乳腺癌术中患侧血管、淋巴管被结扎导致患侧不能输液，下肢静脉由于静脉瓣较多，化疗时更易发生静脉炎，通常只能在健侧上肢输液或化疗。同时，由于化疗药对血管的毒性作用很大，在浅静脉化疗时容易发生静脉炎、输液外渗时导致局部的炎症坏死，发生后处理很困难，疗程长，有的甚至需要外科植皮，给患者造成很大的痛苦和额外的经济负担。因此，乳腺癌患者化疗时对血管的要求就很高，在血管的选择方面应注意尽量对患者产生最小的不良作用和痛苦，选用粗大直的血管，有条件的现在一般主张使用深静脉。使用中心静脉置管并发症多且风险大，而经外周深静脉置管(PICC)因其操作简便、痛苦小、留置时间长、并发症相对少等优点在临床广泛使用。

在使用外周浅静脉时，要注意化疗前根据药物的性质选择适当的注射部位，血管穿刺尽量由远端向近端，选择强度好、粗、直的静脉，避免同一部位同一条静脉反复穿刺。拔针时用无菌棉签轻轻压住，抬高穿刺侧肢体，以避免血液反流，防止针眼局部淤血影响下次穿刺。同时，还要严格执行无菌技术操作规程，熟练掌握静脉穿刺技术。

PICC 置管的护理主要包括相关健康教育，如向患者和家属宣传介绍 PICC 的有关知识，讲解管道的优越性、置管方法、置管前后注意事项。还包括正确地进行管道护理：无菌管理、保持通畅、正确封管等。

为避免静脉炎的发生，护理人员需掌握化疗药物的性质和输液浓度，化疗前、后和输入不同化疗药物时，要用生理盐水 50～100mL 冲洗静脉，以减少药物在血管内的停留，降低静脉炎的发生率。

（三）并发症的护理

1. 胃肠道反应的护理

胃肠道黏膜上皮细胞增殖旺盛，对化学药物极为敏感，恶心、呕吐是化疗药物引起的最常见的毒性反应，可能使患者拒绝有效的化疗。所以需做好充分的准备工作，创造良好的治疗环境，消除房间异味。指导患者合理饮食，不在餐饮后或空腹时化疗，一般在饭后 2～3 小时应用化疗药物最佳；化疗期间不宜食过饱或过油腻的食物。化疗前应用止吐药物预防和减轻胃肠道反应。化疗中巡视病房，多与患者交谈，分散其注意力。加强营养，注意均衡饮食，尤其是优质蛋白质、牛奶的摄入，忌辛辣和刺激性食物。可少量多餐，多饮水，可减轻药物对消化道黏膜的刺激，并有利于毒物排出。多食水果、蔬菜，摄入足够纤维素，养成排便习惯，必要时给胃肠动力药或缓泻剂、灌肠。

2. 骨髓抑制的护理

大多数化疗药物可致骨髓抑制，其特征为白细胞总数和中性粒细胞减少，继而血小板减少，严重者全血减少。因此患者需定时进行血象检查，当 Hb≤60g/L、WBC≤2.0×10⁹/L、中性粒细胞≤1.0×10⁹/L，PLT≤50×10⁹/L 时应停止化疗，给予保护性隔离，并采取预防并发症的措施。为避免感染，可设立单人病室，减少探视，严格执行各种无菌技术操作规程，防止交叉感染。观察有无出血、感染，如牙龈、皮肤斑，静脉穿刺时慎用止血带，严防利器损伤患者皮肤。

3. 变态反应的护理

植物类抗肿瘤药物，如紫杉醇可引起变态反应，在滴注过程中安置心电监护，详细记录，观察有无呼吸困难、胸闷等情况，一旦发生严重过敏应立即停药抢救。预防性用药是预防过敏的最有效措施，使用紫杉醇前 12 小时口服地塞米松 3mg，或地塞米松 5mg 静脉滴注，也可用苯海拉明 20mg 肌内注射。

4. 心脏毒性反应的护理

蒽环类及紫杉醇类化疗药物的心脏毒性反应表现为心率（律）改变，无症状的短时间心动过缓、低血压，故化疗开始即予心电、血压、血氧饱和度持续监测，每 15 分钟观察并记录 1 次。

5. 口腔护理

化疗往往引起口腔黏膜损坏，破坏口腔组织和免疫机制，主要表现为口腔干燥、牙龈炎、口腔溃疡等。因此，做好患者的口腔护理，如嘱其多饮水，常用淡盐水漱口，一旦出现口腔溃疡，要用软毛牙刷刷牙，可采用茶多酚漱口液、呋喃西林液，过氧化氢溶液含漱冲洗，并结合用抗口炎甘油，疗效较好。

6. 静脉炎的护理

化疗药物刺激性大，使用周围静脉输液时容易发生静脉炎，如药液渗出或局部疼痛时立即停止用药。对局部肿胀明显、皮肤发红者，在 24 小时内用 0.2%利多卡因加地塞米松加生理盐水做环形封闭，或用高渗溶液与维生素 B₁₂ 注射液混合后外敷局部，可降低化疗药物毒性，且具有止痛及对细胞修复的作用。如果药物外渗较少，药物刺激性较弱，可用 50%硫酸镁冷湿敷（禁用热敷），使局部血管收缩，减轻药物扩散。受损部位还可涂多磺酸黏多糖乳膏（喜疗妥软膏），促进肿胀消失和局部组织修复，减少炎症反应。

7. 泌尿系统不良反应的护理

化疗药物所致泌尿系统损伤，表现为高尿酸血症、出血性膀胱炎及肾功能损害。应鼓励患者多饮水，保证每天入量≥4000mL，尿量≥3000mL 以上，必要时给予利尿剂，并根据患者尿液 pH 的变化，增加碱性药物用量。对应用环磷酰胺的患者，应重点观察有无膀胱刺激征、排尿困难及血尿。

8.皮肤毒性的护理

化疗前告之患者可能出现皮炎、脱发、色素沉着等，发生皮炎的患者不可用手抓挠患处，可用温水轻轻擦洗，局部用醋酸氟轻松软膏涂擦。

9.脱发的护理

化疗前告知患者可能出现脱发，但化疗间歇期头发会重新生长。帮助患者准备假发或用头巾、帽子遮挡，改善患者自我形象，增加其自信。睡眠时戴发网或帽子，防止头发掉在床上，并注意在晨晚间护理时，扫净床上的脱发，减少对患者的不良心理刺激。另外，有报道表明，给药前 10 分钟用冰帽，10 分钟后头发温度降至 23～24℃，持续至停药后 30 分钟止，有一定的预防作用。一旦发生脱发，注意头部防晒，避免用刺激性洗发液。

八、乳腺癌的局部辅助放疗的护理

(一)一般护理

1.心理护理

除常规心理护理以外，重点针对放疗进行教育，运用恰当的医学知识，向患者及其家属介绍放疗的目的、放射线的种类、放疗可能带来的问题，放疗中的注意事项，尤其应强调放疗的价值，帮助患者获取积极的认识和一定的放疗知识，以愉快的心情接受放疗。

2.生活护理

放疗期间，嘱患者穿宽松、便于穿脱的衣服，内衣以棉衣为宜。

3.饮食护理

保持足够和营养平衡的饮食，少食多餐。

4.定期检查血常规

每周进行血常规检查 1 次。当外周白细胞<$4.0×10^9$/L 时，应及时通知医师，同时预防性应用升高白细胞药物。

(二)并发症的护理

1.急性放射性皮炎

大剂量照射或照射易损部位可能会发生一定程度的皮肤反应，包括早期的局部红斑、干性脱屑、瘙痒、局部渗出、湿性脱屑、暂时或永久性腋毛脱失等放疗反应。后期反应可为早期反应的延续，如色素沉着、色斑、皮肤薄、花斑、毛细血管扩张、皮肤纤维化、淋巴回流障碍等。

早期的皮肤反应即放射性皮炎可进行治疗，晚期反应多为不可逆改变。一旦出现放射性皮炎，皮肤修复功能会明显下降，因此照射区皮肤护理格外重要。放疗前应洗澡，照射区切口痊愈后方可放疗。照射区皮肤保持清洁干燥，禁贴胶布，禁涂红汞、碘酊及化妆品等，清洗时勿用肥皂，标志线如有褪色及时补描。禁用刺激性软膏、乳膏、洗剂或粉剂等。避免照射区皮肤在阳光下暴晒和各种机械性刺激、冷热刺激。局部皮肤瘙痒时可轻拍或用薄荷止痒水，如有结痂，可待其自然脱落，不易剥脱，防止破溃形成。

2.大面积皮损感染

出现湿性脱屑应停止放疗，对症处理，合并感染时需抗炎，保持创面清洁干燥，以利于愈合。

3.全身反应护理

在放疗中易引起乏力、头晕、失眠或嗜睡，以及食欲缺乏、恶心、呕吐等消化道反应。多与患者的身体状况、放疗前的治疗情况、个体差异、心理因素等有关。对患者进行饮食调解，合理休息后，多能耐受放疗。白细胞降低至接近正常值时，一般不必中止治疗，可预防性应用升高白细胞药物以帮助患者增加耐受性。

4.急性放射性食管炎

行内乳区或锁骨上区放疗可出现不同程度的食管炎，表现为吞咽疼痛或不适，多数为一过性放射反应。应做好生活护理，尤其是饮食护理，给予稀软、温冷、清淡食物，多食新鲜蔬菜、水果，忌食辛辣刺激性食物。有报道对于症状较重的患者，餐前 15 分钟含服 2%利多卡因 20mL＋地塞米松 5mg＋庆大霉素 32 万 U＋生理盐水 100mL，每次 10mL，3 次/天，一般 5～7 天会消失，期间保证充足睡眠，适当锻炼。进食困难者给予半流质或流质饮食，必要时可暂停放疗。

5.放射性肺炎或纵隔纤维化

保乳患者行切线放疗或全胸壁放疗可造成不同程度的肺部损伤，根治性乳房切除术后行内乳区及锁骨上区照射时，可造成肺尖及纵隔的损伤。早期表现为放射性肺炎，晚期为肺或纵隔纤维化。虽然在现代放射技术和设备的条件下放射性肺炎的发生率较低，但放射性肺纤维化多为不可逆损伤。因此，要正确评估患者的状况而准确地计划放射剂量，并在放疗过程中密切观察呼吸状况，发现症状及时处理。可减少放射剂量，症状明显者可对症处理，应用激素及抗生素治疗，必要时可暂停放疗。

6.上肢水肿

腋窝清扫术后可不同程度地出现上肢水肿、上臂内侧的疼痛麻木等。放疗可加重上述表现，照射期间适当的上肢功能锻炼可有效预防水肿的发生或加重。

7.肋骨骨折或肋骨炎

放疗所致的肋骨骨折及肋骨炎的发生率为 3%～7%，多无症状，一般无需处理。

8.乳房纤维化

保乳患者行全乳照射剂量＞60Gy 时，多有不同程度的乳房纤维化，且无有效的补救措施，重在预防，现采用三维适形调强放疗技术多可避免其发生。

九、护理效果评估

1.患者情绪稳定，有充足的睡眠时间，积极配合医疗护理工作。

2.患者手术前满足营养需要，增强机体免疫力、耐受力。

3.患者充分做好术前准备，使术后并发症的危险降到最低限度。

4.患者未出现感染、窒息等并发症，或能够及时发现并发症，并积极地预防与处理。手术创面愈合良好、患侧上肢肿胀减轻或消失。

5.患者能自主应对自我形象的变化。

6.患者能表现出良好的生活适应能力，建立自理意识。

7.患者能注意保护患侧手臂，并正确进行功能锻炼。

8.患者能复述术后恢复期的注意事项，并能正确进行乳房自我检查。

第九章　急诊科疾病的护理

第一节　急诊科预检分诊

一、急诊就诊护理常规

（一）接诊

医护人员对到达急诊科的急症患者，以最短的时间，用最精炼的医学技巧，迅速对患者的病情作出一个较明确的判断。

（二）分诊

根据患者主诉及主要症状和体征，分清疾病的轻、重、缓、急及隶属专科，进行初步诊断，安排救治程序及分配专科就诊。

（三）急诊处理

1. 一般患者急诊处理

①由分诊护士安排到相关专科就诊，病情复杂难以确定科别的，需按首诊负责制处理。②需要临时化验、治疗的患者到急诊治疗室进行处置。需要留观察的可安排在观察区进行观察护理。③由"120"转入的患者，分诊护士应立即接诊，迅速安置。因交通事故、吸毒、自杀等涉及法律问题者，应立即通知有关单位。

2. 危重患者急诊处理

①由分诊护士送入抢救室进行紧急处理，尔后再办理就诊手续。在医生到达前，抢救护士可酌情予以急救处理，如吸氧、建立静脉通道、心肺复苏术、吸痰、止血等。②凡是抢救患者都应有详细的病历和抢救记录。病情平稳允许移动时，可转入病房；不稳定者可入监护室继续抢救。③需要手术者，应通知手术室做好手术准备。不能搬动又急需手术者，应在急诊手术室进行急诊手术，术后留监护室继续抢救治疗。④患者转运要由抢救医护人员负责，并将患者病情及处理经过向相关科室医护人员做好交班。

3. 患者的血、尿、便、痰检查均统一由专人送检。需做 X 线、B 超、CT 等检查应有专人护送。

7. 病情需要可请专家会诊，遇有成批伤员就诊及需要多专科合作抢救的患者，应通知上级部门，协助调配医护人员参加抢救。复合伤患者涉及两个专科以上的，应由病情最严重的科室首先负责处理，其他科室密切配合。

8. 严格执行床边交接班制度、查对制度、口头医嘱复述制度、伤情疫情报告制度。

二、预检分诊护理常规

分诊时，分诊护士不需要对患者进行明确的诊断及治疗，只需对患者主诉及体征进行初步分析，采集患者既往史、现病史，评估患者的病情轻重，判断其是否应优先治疗，安排到合适的专科诊治。

（一）分诊评估内容

1. 患者的活动方式

能否走动，不能走动者是坐轮椅还是卧床。

2. 患者主诉

事故/现有症状。

3. 患者意识水平

瞳孔大小和对光反射，进行格拉斯哥评分。

4. 循环情况

包括脉搏是否能触及(无/微弱)、速度(快/慢/不规则)、有无出血征象，面色是否苍白。

5. 呼吸情况

气道是否通畅，有无液/固体异物阻塞，有无喘鸣音，发音时嘴、脸是否变形；呼吸的有效性，有无自主呼吸、呼吸暂停、呼吸困难和发绀。

6. 其他

包括血糖监测、12 导联心电图和 SpO_2 监测。

（二）资料收集

分诊主要是通过问诊、视诊、听诊和触诊等方法快速全面评估患者的病情，区分病情轻重缓急及隶属专科，因此，对患者进行分诊时间不应超过 5min。

1. 问诊

可用提问的方式判断患者意识及其反应，如"你叫什么名字？""你现在在哪里？"等，如患者对答切题即可判断其意识清醒。除倾听患者主诉或家属代诉外，应系统询问其既往史及现病史，了解发病情况及经过，初步确定患者首诊专科。

2. 视诊

问诊过程中认真细致地观察患者面色、表情、皮肤黏膜，注意有无呼吸困难、有无发绀黄染、有无水肿，步态是否正常等。

3. 听诊

听诊心音有无异常杂音；听呼吸、咳嗽声音，判断有无气道痉挛、痰液堵塞或气管内异物等情况存在。

4. 触诊

腹痛患者要了解疼痛部位、性质，有无压痛、反跳痛、腹肌紧张等；如有肾区叩击痛，可能是肾绞痛。

5. 辅助检查

对于不明原因昏迷患者，尤其是有糖尿病病史，可做微量血糖测定来排除昏迷是否由糖尿病引起。有条件医院可在分诊处配备血氧饱和度监测仪及心电图机，以帮助分诊护士及时做出准确判断，以免延误患者的救治时机。

（三）分诊记录

1. 患者来诊方式，就诊时间，具体到分钟。

2. 患者的意识状态。

3. 患者的生命体征包括体温、脉搏、呼吸、血压、血氧饱和度。

4. 根据患者情况，必要时行心电图和血糖监测，并做好记录。

5. 根据患者主诉及主要症状和体征，初步确定所属专科及分类，护士签名。

（四）识别危重患者并采取急救措施

1. 护士在主、客观资料收集过程中，应边收集资料，边进行筛选，对有意义的资料进行综合、分析，以确定患者病情严重程度，对是否需要优先处理做出分类。如有生命危险，应立即安置于抢救室进行急救处理，以确保得到及时救治，提高抢救成功率。

2. 由于分诊任务重，分诊人员必须与医疗护理人员协调一致。当就诊患者明显增多时应及时增配人力，加快分诊速度，以便及时识别和救治危重患者。

（五）注意事项

1. 先抢救后补挂号

在多人等候分诊时，分诊护士应先为危重患者分诊，可先抢救后挂号。医生未到达之前可给予相应急救措施，如心肺复苏、止血包扎、吸氧、开通静脉通道等。

2.动态评估候诊患者

定时评估候诊区患者，及时发现并处理病情恶化的患者。

3.做好分诊记录

记录内容包括生命体征、分诊时间、所做检测结果等。

4.保持高度警惕性

注意及时发现随时可能出现病情变化的患者，适时进行二次评估。

5.关注特殊患者

护士对于年老体弱、年幼患者的病情评估不可掉以轻心，即便不能安排优先就诊，也要加强巡视，以及时发现病情变化。

三、急腹症鉴别分科

(一)收集资料

1.倾听主诉

起病情况、腹痛的诱发因素、腹痛的部位、性质、钝痛、锐痛、绞痛，持续性或阵发性，有无放射病及转移痛、有无伴随症状等。

2.迅速观察

症状、体征、体位。如不明原因肠腹痛，伴四肢湿冷或呼吸困难者，结合性别、年龄、病史，考虑是否为心肌梗死或肺栓塞。

3.必要的腹部检查

压痛、反跳痛、腹肌紧张情况，以及包块、肿物、叩击痛等。

(二)询问病史

1.腹痛发病方式

(1)突然发病，若无先兆的突然腹痛应警惕脏器穿孔、破裂、结石、炎症的情况。

(2)急性发病，提示可能是急性炎、梗阻、结石等。

(3)慢性腹痛，起病缓慢，病程长提示慢性炎性疾病，如慢性胆囊炎、慢性盆腔炎、溃疡病、肿瘤等。

2.伴随症状

(1)休克者，警惕腹腔脏器穿孔或破裂、内出血、严重感染、急性心肌梗死等。

(2)先有发冷发热而后又腹痛者，多提示有腹内有炎症。

(3)呕吐、腹胀者，警惕肠梗阻、肿瘤、积液、卵巢囊肿蒂扭转等。

(4)腹泻者，警惕肠道感染。

(5)血尿者，警惕泌尿系结石、肾挫裂伤。

3.腹痛诱因及加重因素

(1)有不洁饮食史警惕急性胃肠炎。

(2)饱食、酗酒、高脂肪餐后疼痛者，警惕急性胰腺炎、胆囊炎、胆管炎。

(3)饭后痛者，警惕胃溃疡。

(4)空腹痛者，警惕十二指肠溃疡。

(5)深呼吸、咳嗽体位改变时加重者，警惕胃肠穿孔、出血性胰腺炎、病变累及腹膜壁层。

4.检查、用药、治疗情况

(1)X线、B超、CT、内镜检查、实验室检查等结果。

(2)制酸药、镇痛药等用药使用情况，外院诊断、处理情况。

(三)分诊体查

生命体征、腹部有无压痛、反跳痛、腹肌紧张等。

（四）观察及处理

1. 须紧急处理情况

意识改变、休克或伴胸前区不适、剧烈疼痛者。

2. 紧急的处理

(1) 绝对卧床，吸氧，监测生命体征，开通静脉通道。

(2) 急查心电图，以明确是否为心源性休克。

(3) 配合医生对外伤患者进行诊断性腹腔穿刺，明确是否出血性休克。

(4) 遵医嘱使用镇痛、镇静药，观察用药后的疗效。

四、昏迷鉴别分科

昏迷是由于脑功能发生高度抑制的病理状态，主要特征是意识障碍，随意运动丧失，对外界刺激无反应或出现病态的反射活动。

病因包括：①颅内病变如颅内感染、脑血管病、颅占位性病变、颅脑外伤、癫痫等；②全身性疾病如全身重症感染、代谢障碍疾病、心源性昏迷；③某些药物、化学物中毒；④物理因素如高温、触电。

（一）收集资料

快速观察患者呼吸、循环、意识，判断是否昏迷以及昏迷程度，有无颅内高压，呼吸梗阻，休克等危及生命的情况。

（二）询问病史

1. 昏迷的起病方式

(1) 急性起病，常见急性脑血管病、急性中毒、脑外伤、癫痫等疾病。

(2) 亚急性起病，常见颅内感染，代谢性疾病。

(3) 渐进性起病，常见颅内占位性病变、代谢障碍与内分泌疾病所致的昏迷。

(4) 阵发性起病，常见高血压脑病，肝性脑病。

2. 伴随症状

(1) 若发热，先发热后昏迷，常见于重型感染性疾病；先昏迷后发热，常见于脑出血，蛛网膜下腔出血。

(2) 若抽搐，常见高血压脑病、癫痫。

(3) 若头痛、呕吐（昏迷前），常见脑出血、蛛网膜下腔出血。

(4) 若眩晕（昏迷前），常见脑出血、基底动脉血栓形成。

3. 昏迷前的主观和客观情况

(1) 客观情况，如高温，不通风警惕有无中暑；可疑气味警惕有无中毒；有残余、毒物、药物警惕是否自杀。

(2) 主观因素，包括慢性病史、社会家庭背景及人际关系，异常心理、行为。

4. 检查、用药及治疗情况

(1) 脑电图、头颅 CT、MRI 结果，实验室检查结果。

(2) 降压药、降糖药的使用情况。

(3) 外院诊断、处理经过。

（三）分诊体查

1. 生命体征是否平稳。

2. 瞳孔的大小、对光反射。

3. 皮肤黏膜的颜色、温湿度，有无出血点、伤口。

4. 呼出气体、呕吐物气味。

5. 神经系统检查如角膜反射、四肢肌力、肌张力。

（四）观察与处理

1. 病情观察

监测生命体征，密切观察意识、瞳孔变化，瞳孔不等大时警惕脑疝形成，随时做好急救准备。

2. 呼吸道管理

(1)呼吸道阻塞者用压舌板、喉镜、吸引管清除呼吸道异物。

(2)舌头后坠者取去枕头仰位或放置口咽通气管。

(3)自主呼吸微弱或血氧饱和度进行性下降者及早协助医生做气管插管行机械通气。

(4)持续低流量吸氧。

3. 治疗护理

(1)开通静脉通道，遵医嘱使用脱水药等药物，注意用药后的效果。

(2)遵医嘱行心电图检查，测微量血糖。

4. 安全护理

躁动患者适当约束四肢，遵医嘱酌情使用镇静药。

第二节　各种急诊穿刺技术

一、环甲膜穿刺术

情况十分紧急时，可在院前条件下用粗针头，甚至任何管状锐器经环甲膜直接刺入声门下区气道内暂时减轻喉阻塞症状，以获得宝贵的抢救时间。

（一）适应证

1. 急性的严重喉梗阻，严重呼吸困难，来不及做或不具备做气管切开术条件时。

2. 临时性气管内给药。

3. 气管插管失败者，需紧急建立气道者。

4. 12 岁以下的儿童需要紧急建立气道维持短时间通气者。

（二）禁忌证

一般无绝对禁忌证。

（三）手术步骤

1. 如果病情允许，患者应尽量取仰卧位，垫肩，头后仰。不能耐受上述体位者，可取半卧位。

2. 颈中线甲状软骨下缘与环状软骨弓上缘之间即为环甲膜穿刺点。

3. 用碘酒，乙醇进行常规皮肤消毒。

4. 戴无菌手套，检查穿刺针是否通畅。

5. 穿刺部位局部用 2%普鲁卡因麻醉。危急情况下可不用麻醉。

6. 以左手固定穿刺部位皮肤，右手持 18 号穿刺针垂直刺入，注意勿用力过猛，出现落空感即表示针尖已进入喉腔。接 10mL 注射器，回抽应有空气；或用棉花纤维在穿刺针尾测试，应可见纤维随呼吸摆动，确定无疑后，适当固定穿刺针。

7. 术后处理

①可经穿刺针接氧气管给患者输氧。②患者情况稳定后。尽早行普通气管切开。

（四）并发症

1. 出血。因此对于凝血功能障碍的患者宜慎重考虑。

2. 假道形成。

3. 食管穿孔。食管位于气管的后端，若穿刺时用力过大过猛，或没掌握好进针深度，均可穿破食管，形成食管-气管瘘。

4.皮下或纵隔气肿。

（五）注意事项

1.穿刺不可过深，一旦抽出气体应即刻停止向前推进穿刺针，以免损伤气管后壁。

2.不可反复更换穿刺部位和方向，以免损伤局部组织引起皮下气肿和血肿。穿刺出血时可压迫止血或缝扎止血。

（六）护理措施

1.心理护理患者看到从喉部进针，多感恐惧害怕，护士应详细介绍操作的目的，多做解释工作，消除患者的顾虑，使之配合操作，操作时动作要轻柔，多关心、体贴患者。

2.饮食护理给予高蛋白、高维生素易消化的食物。

3.局部严格消毒，以免感染，针头应垂直进入以减少皮下组织损伤。如皮下静脉被刺破，可稍加压迫，出血多时应拔除针头，另选穿刺部位，进针后患者如出现呛咳，应嘱其轻轻呼吸，并注意固定针头。

二、胸腔穿刺术

胸腔穿刺术是对胸腔内积液或积气等通过穿刺进行病因诊断和治疗的一种常用技术。引起胸腔积液的疾病可波及内科、外科、妇产科等多科，因此对其鉴别诊断尤为重要。通过胸腔穿刺抽液既能获取标本，达到诊断和治疗目的，又能减少胸膜粘连和缓解症状。此技术已常规用于临床，各级各科医师应严格掌握操作规范。

（一）适应证

1.诊断性穿刺，以确定积液的性质。

2.穿刺抽液或抽气以减轻对肺脏的压迫或抽吸脓液治疗脓胸。

3.胸腔内注射药物。

（二）禁忌证（相对）

1.出血素质或抗凝治疗中，如急需时可用细针穿刺。

2.积液或积气量过少（如卧位 X 片显示胸液厚度＜10mm）。

3.穿刺局部皮肤感染期。

4.可疑包虫病者。

5.精神病患者或不能合作者，如急需穿刺，酌情用镇静剂等，能配合时进行。

（三）术前护理

1.患者准备

（1）让患者及家属了解胸穿的目的和必要性、大致手术过程、术中注意事项及配合方法，以消除顾虑，取得合作。并请患者或其授权者在协议书上签字，做好记录。

（2）如用普鲁卡因作局部麻醉，事先做好普鲁卡因皮试。

（3）穿刺前嘱患者排尿、排便，注意休息，减少疲劳和不适。

（4）有出血倾向者，检查出、凝血时间、血常规、凝血酶原时间等；胸腔积液量少，包裹性积液及存在胸膜粘连者，应在 B 超下或 X 线检查下确定最佳穿刺部位，并做好标记。

2.环境及物品准备

穿刺必须在无菌条件下进行。如在床边进行，应限制室内人员数量，注意无菌操作。

（1）常规消毒用品、治疗盘 1 套。

（2）无菌胸腔穿刺包，内有胸腔穿刺针（三通活栓），5mL、50mL 注射器、7 号针头、血管钳、无菌纱布及洞巾；无菌手套，无菌试管，量杯，标本瓶，玻片等。如为气胸穿刺术，要备好胸腔闭式引流装置。

（3）局麻药，如 2%利多卡因溶液（或 1%普鲁卡因）；抢救药品，如肾上腺素、肝素和氧气等。

（四）术中配合

1. 协助摆体位 最好取直立坐位，协助患者反坐靠背椅上，面向椅背，两前臂平放于椅背上缘，头伏在椅背上；体弱者可取半卧位，举起患侧上肢，置于头顶部，或将患侧上肢上举抱于枕部，从而使肋间隙增宽。

2. 选择穿刺点 取事先标记好的穿刺点或取叩诊浊音最强部位为穿刺点，一般在肩胛下第7～9 肋间隙或腋中线第 6～7 肋间；气胸者取锁骨中线第 2 肋间进针。

3. 穿刺方法 常规消毒穿刺部位皮肤，打开无菌包，术者戴无菌手套，铺洞巾，行局部麻醉。当术者进针时，护士协助患者保持正确体位，避免咳嗽和深大呼吸。穿刺针（针栓胶管用血管钳夹紧）沿局麻处肋骨上缘缓慢刺入胸腔，护士接血管钳，固定穿刺针。在术者用 50mL 注射器抽吸胸水过程中，护士用血管钳协助进行夹紧和放松动作，以达到排液和防止气体进入胸腔的目的。抽液完毕后，按需要留取胸水标本送检。术毕拔出穿刺针，覆盖消毒纱布，用胶布固定。治疗气胸时，可应用"人工气胸抽气箱"或胸腔闭式引流瓶。

4. 注意事项

①整个过程中，密切观察患者面色、呼吸、脉搏等，如有异常，立即报告医生，作出相应处理。②每次抽液，速度不应过快。诊断性抽液 50～100mL 即可，减压性抽液时，首次抽液量不超过 800mL，以后每次不超过 1000mL，以防纵隔复位太快，产生"胸膜反应"，如头晕、面色苍白、出冷汗、心悸、血压下降等。

（五）操作方法

1. 患者体位

患者取坐位，面向椅背，两手前臂平放于椅背上，前额伏于前臂上。不能起床者，可取半坐卧位，患者前臂置于枕部。

2. 穿刺点定位

胸腔穿刺抽液先行胸部叩诊，选择实音明显的部位进行穿刺，穿刺点可用甲紫在皮肤上作标记，常选择：①肩胛下角线 7～9 肋间，②腋后线 7～8 肋间，③腋中线 6～7 肋间，④腋前线 5～6 肋间。包裹性胸腔积液，可结合 X 线及超声波定位进行穿刺。气胸抽气减压：穿刺部位一般选取患侧锁骨中线第 2 肋间或腋中线 4～5 肋间。

3. 消毒

分别用碘酒酒精在穿刺点部位，自内向外进行皮肤消毒，消毒范围直径约 15cm，解开穿刺包，戴无菌手套，检查穿刺包内器械，注意穿刺针是否通畅，铺盖消毒洞巾。

4. 局部麻醉

以 2mL 注射器抽取 2%普鲁卡因 2mL，在肋骨上缘于穿刺点作自皮肤到胸膜壁层的局部麻醉，注药前应回抽，观察无气体、血液、胸水后，方可推注麻醉药。

5. 穿刺

先用止血钳夹住穿刺针后的橡皮胶管，以左手固定穿刺部位局部皮肤，右手持穿刺针（用无菌纱布包裹），沿麻醉部位肋骨上缘垂直缓慢刺入，当针锋抵抗感突然消失后表示针尖已进入胸膜腔，接上 50mL 注射器。由助手松开止血钳夹紧胶管，取下注射器，将液体注入盛器中，计量并送化验检查。

若用三通火栓式穿刺针穿刺，穿刺前先将活栓转到与胸腔关闭处，进入胸腔后接上注射器，转动三通活栓，使注射器与胸腔相通，然后进行抽液。注射器抽满液体后，转动三通活栓，使注射器与外界相通，排出液体。

如需胸腔内注药，在抽液完后，将药液用注射器抽好，接在穿刺针后胶管上，回抽少量胸水稀释，然后缓慢注入胸腔内。

气胸抽气减压治疗，在无特殊抽气设备时，可以按抽液方法，用注射器反复抽气，直至患者呼吸困难缓解为止。若有气胸箱，应采用气胸箱，测压抽气，抽至胸腔内压至0为止。

6.抽液完毕后拔出穿刺针，覆盖无菌纱布，稍用力压迫穿刺部位，以胶布固定，嘱患者静卧休息。观察术后反应，注意并发症，如气胸、肺气肿等。

（六）并发症

1.气胸一般少量无须处理可自行吸收。如肺组织压缩＞20%以上，可抽气或闭式引流。

2.出血如为大最可形成血胸，需及时止血或抽出积血，必要时开胸止血。如刺破肺组织可有咯血，多为少量，应对症止血。

3.胸膜反应穿刺或麻醉过程中出现剧烈胸痛、头晕、出汗、面色苍白，应立即终止抽液，以平卧位观察。

4.胸腔感染多次胸穿时可能发生。

5.复张性肺水肿如长时间大量液体一次抽液过多，肺组织迅速复张时出现剧咳、呼吸增快、烦躁等，应立即停抽。吸氧、密切观察。为防止肺水肿应注意抽液速度不宜过快、量不宜过多；负压吸引不宜过大[不大于0.931kPa(7mmHg)]。

对胸腔积液除抽液外，当前正在日益普及应用"细管引流"方法，或用"锁穿管"或用细塑料(硅胶)导管通过14号针腔内送入胸腔后固定、接通一次性塑料袋，此方法安全、简便患者易接受，尤其危重、体胖、衰竭患者使用方便，并发症少，避免反复穿刺，一次引流较彻底，对脓胸可边冲洗边引流，深受医生、护士及患者欢迎。我院已普及应用。

（七）术后护理

1.注意穿刺点有无渗血或液体漏出。

2.观察患者有无胸痛及呼吸困难加重情况，如有异常改变及时报告医生。

3.嘱患者卧床休息，避免过度活动。

4.胸腔闭式引流者，注意保持管道通畅，避免扭曲、折叠等。

5.做好护理记录。

三、心包穿刺术

通过穿刺抽出心包膜两层之间积液的方法，称为心包穿刺术。

（一）适应证

1.大量积液出现心包填塞症状者，穿刺抽液以解除压迫症状。

2.抽液协助诊断，确定病因。

3.心包腔内注射药物进行治疗。

（二）禁忌证

1.有出血倾向或血小板低于$50×10^9$/L。

2.正在接受抗凝治疗者。

3.患者不能配合。

（三）穿刺部位

1.心前区穿刺点

左侧第5或第6肋间，心浊音界内侧2cm左右。此点穿刺最常用。

2.胸骨下穿刺点

在剑突和左肋弓所形成的夹角内。

3.右侧第4肋间穿刺点

在右侧心浊音界内1～2cm处穿刺，因有损伤右侧胸廓内动脉可能，很少采用此点穿刺。

（四）操作方法

1.向患者说明穿刺目的及配合方法以取得配合，必要时给予适量镇静或镇咳剂。

2.备齐抢救药品和器械。

3. 嘱患者排尿，协助患者取半坐卧位。将盖被折叠至下身，协助患者将左手置于头顶部位，头转向右侧，充分暴露穿刺部位。

4. 术中密切配合医生穿刺，若出现心率加快、头晕、气短、出汗等，立即通知医生停止穿刺。

5. 最常用的穿刺部位是左肋缘与剑突左缘的交角，剑突尖端下 1～2cm 处；其次是左侧第 4 或 5 肋间，心浊音区左缘内 1～2cm 处。

6. 患者取半卧位呈 45° 角，手术在无菌操作技术下进行。取短针、针孔斜面的心包穿刺针，用 1% 普鲁卡因或 2% 利多卡因逐层麻醉。由剑突下穿刺时，穿刺针指向头、背侧及左肩或肩胛区或右肩，与腹壁交角约 30°。穿刺针经过膈肌时有阻力，进入心包腔时，阻力突然降低。由心尖附近刺入时，穿刺针指向脊柱，宜抽注射器针芯造成负压后推进针头，一旦有积液抽出，立即停止进针，助手用血管钳轻轻夹住针头，保持原深度。医生将注射器套于针座的橡皮管上，放松橡皮管上的血管钳，缓慢抽吸液体。抽出液应盛于试管内送检，根据需要作细菌培养、找肿瘤细胞等。

7. 有条件的多采用专门的穿刺探头，用二维超声心动图协助穿刺针定位。如在心电图监护下进行穿刺，多以鲤鱼夹将穿刺针与心电图机的胸前导联相接。当针头触及心室外膜，手术者持针的手可以感到摩擦或心脏搏动，胸前导联心电图 ST 段立即抬高，偶有 QRS 方向颠倒者。如针头触及右心房，则 P-R 段升高，此时必须立即抽出针头少许，ST 段或 P-R 遂恢复到原来水平，表示穿刺针尖已与脏层脱离，从而防止撕裂冠状动脉、心房或心室自由壁。

8. 穿刺针与电压力针相连，如呈右室压力曲线者，说明针尖确已进入心室腔。

9. 从穿刺针注入经过振荡的生理盐水 1～2mL 作超声造影检查，用超声心动图观察云雾样回声，如观察到云雾样回声出现在积液区，表示针头位于心包腔中，证实为心包积液，可继续排液。

10. 可经穿刺针将一导管送入心包腔，留置于其中，而将穿刺针拔出，可以避免积液量减少后穿刺针刺伤室壁或冠状动脉，并可防止心包填塞复发。导管最多保留 48 小时，以免感染心包。穿刺针及导管拔除时，可根据积液性质适当注入不同药物治疗，以防止心包粘连。如疑诊结核性积液，可向心包腔内注气后拍片，观察心包膜有否粘连、钙化。

11. 穿刺结束后，让患者安静，卧床休息，每隔 30 分钟测血压 1 次，至平稳后停止。

12. 记录抽出液体量、颜色、性质等，并将标本送检。

(五)注意事项

1. 严格掌握适应证。

2. 术前行心脏超声检查，确定积液的有无、量的大小、穿刺部位等。在超声指导下穿刺更为准确与安全。

3. 术前向患者做好解释，消除顾虑，术中切勿咳嗽或深呼吸，可用镇静剂。必要时可肌内或静脉注射阿托品，预防穿刺心包时的血管迷走反射(心动过缓、心脏停搏、低血压等)。

4. 第 1 次抽液量不宜超过 100～200mL，以后可渐增至 300～500mL，不可过多过快。

5. 为防止误穿入心腔，可用无菌导线连接穿刺针的金属尾端与心电图的胸导联(心电图机必须接地良好)。穿刺时心电图监测，一旦误穿脏层心包与室壁时，心电图上 ST 段显著上抬；触及心房时，P-R 段显著上抬，此时应立即退针。若抽出鲜血，应立即停止抽吸，密切观察有无心脏压塞症状出现。

6. 术中、术后均应密切观察病人呼吸、血压、脉搏等变化。

(六)并发症

心包穿刺常见的并发症有心律失常、心室纤颤、心跳停止、心腔或冠状动脉撕裂、胸腔积液、气胸或气液胸、向心包腔内注入的空气可误入心腔。操作时细心，动作轻柔可减少并发症发生。

四、腹腔穿刺术

腹腔穿刺术是借助穿刺针直接从腹前壁刺入腹膜腔的一项诊疗技术。确切的名称应该是腹膜腔穿刺术。

(一)适应证

1. 诊断性穿刺

腹部创伤疑有肝脾等实质性脏器或胃肠等空腔脏器破裂者,特别是对有受伤史或伤后昏迷者以及休克难以用其他部位创伤解释者具有鉴别诊断价值。急性腹膜炎疑为胃、十二指肠溃疡急性穿孔,坏疽性阑尾炎穿孔,急性重型胰腺炎,绞窄性肠梗阻,肝癌破裂,宫外孕等诊断不清时。慢性腹腔积液、腹腔积脓需明确其性质及细胞成分者。

2. 治疗性穿刺

膈下、盆腔及肠间积液或积脓的反复穿刺抽除;经腹腔穿刺向腹腔注入抗生素、抗癌药及防止肠管粘连药物等。

(二)禁忌证

1. 广泛腹膜粘连者。

2. 有肝性脑病先兆、包虫病及巨大卵巢囊肿者。

3. 大量腹水伴有严重电解质紊乱者禁忌大量放腹水。

4. 精神异常或不能配合者。

(三)术前准备

1. 患者准备

向患者解释穿刺目的、过程以及注意事项,解除紧张心理以利配合。作普鲁卡因试验,测量腹围、脉搏、血压,以利动态观察病情。并协助患者排尿。签署协议书并记录。

2. 操作室消毒。

3. 核对患者姓名,查阅病历、腹部平片及相关辅助检查资料。

4. 清洁双手(双手喷涂消毒液或洗手)。

5. 做好患者的思想工作,向患者说明穿刺的目的和大致过程,消除患者顾虑,争取充分合作。

6. 测血压、脉搏、最腹围、检查腹部体征。

7. 术前嘱患者排尿,以防刺伤膀胱。

8. 准备好腹腔穿刺包、无菌手套、口罩、帽子、2%利多卡因、5mL 注射器、20mL 注射器、50mL 注射器、消毒用品、胶布、盛器、量杯弯盘、500mL 生理盐水、腹腔内注射所需药品、无菌试管数只(留取常规、生化、细菌、病理标本)、多头腹带、靠背椅等。

9. 戴好帽子、口罩。

10. 引导患者进入操作室。

(四)术中配合

1. 协助患者准备体位,轻症者可坐位,体弱重症者可取半卧位或左侧卧位,暴露腹部,注意保暖。

2. 穿刺部位,可取左下腹脐与髂前上棘连线中外 1/3 交点或取脐与耻骨联合连线中点上方 1.0cm 稍偏左或偏右 1.5cm 处;也可取侧卧位脐水平线与腋前线或腋中线交叉处穿刺。

3. 密切观察患者的反应,如发现有恶心、出汗、头晕、脉搏增快、面色苍白、血压下降等应立即中止放液,并做好对症处理。

4. 大量放液不宜过快、过多,一般 60~80 滴/分,一次放液量以不超过 3000mL 为宜。放液完毕将多头带自上而下逐渐束紧,以防腹内压骤降而发生虚脱或休克。

5. 根据需要留送常规和培养。

（五）操作方法

1.部位选择

（1）脐与耻骨联合上缘间连线的中点上方1cm，偏左或偏右1～2cm，此处无重要器官，穿刺较安全。此处无重要脏器且容易愈合。

（2）左下腹部穿刺点，即脐与左髂前上棘连线的中1/3与外1/3交界处，此处可避免损伤腹壁下动脉，肠管较游离不易损伤。放腹水时通常选用左侧穿刺点，此处不易损伤腹壁动脉。

（3）侧卧位穿刺点，即脐平面与腋前线或腋中线交点处。此处穿刺多适于腹膜腔内少量积液的诊断性穿刺。

2.体位

参考根据病情和需要可取坐位、半卧位、平卧位，并尽量使患者舒服，以便能够耐受较长的操作时间。对疑为腹腔内出血或腹水量少者行实验性穿刺，取侧卧位为宜。

3.穿刺层次

（1）下腹部正中旁穿刺点层次为皮肤、浅筋膜、腹白线或腹直肌内缘（如旁开2cm，也有可能涉及腹直肌鞘前层、腹直肌）、腹横筋膜、腹膜外脂肪、壁腹膜，进入腹膜腔。

（2）左下腹部穿刺点层次为皮肤、浅筋膜、腹外斜肌、腹内斜肌、腹横肌、腹横筋膜、腹膜外脂肪、壁腹膜，进入腹膜腔。

（3）1侧卧位穿刺点层次同左下腹部穿刺点层次。

4.穿刺术

（1）消毒、铺巾：①用碘附在穿刺部位自内向外进行皮肤消毒，消毒范围直径约15cm，待碘附晾干后，再重复消毒一次。②解开腹穿包包扎带，戴无菌手套，打开腹穿包（助手），铺无菌孔巾，并用无菌敷料覆盖孔巾有孔部位。③术前检查腹腔穿刺包物品是否齐全：8或9号带有乳胶管的腹腔穿刺针、小镊子、止血钳输液夹子、纱布孔巾。

（2）局部麻醉：术者核对麻药名称及药物浓度，助手撕开一次性使用注射器包装，术者取出无菌注射器，助手掰开麻药安瓿，术者以5mL，注射器抽取麻药2mL，自皮肤至腹膜壁层以2%利多卡因作局部麻醉。麻醉皮肤局部应有皮丘，注药前应回抽，观察无血液、腹水后，方可推注麻醉药。

（3）穿刺：术者左手固定穿刺部皮肤，右手持针经麻醉处垂直刺入腹壁，待针锋抵抗感突然消失时，示针尖已穿过腹膜壁层，助手戴手套后，用消毒血管钳协助固定针头，术者抽取腹水，并留样送检。诊断性穿刺，可直接用20mL或50mL注射器及适当针头进行。大量放液时，可用8号或9号针头，并于针座接一橡皮管，以输液夹子调整速度，将腹水引入容器中计量并送化验检查。

（4）术后处理：①抽液完毕，拔出穿刺针，穿刺点用碘附消毒后，覆盖无菌纱布，稍用力压迫穿刺部位数分钟，用胶布固定，测量腹围、脉搏、血压、检查腹部体征。如无异常情况，送患者回病房，嘱患者卧床休息。观察术后反应。②书写穿刺记录。

（六）注意事项

1.在放液过程中和术毕，应密切观察患者的脉搏、心率、呼吸及血压变化，防止并发症的发生。

2.放大量腹水时速度宜慢，注意观察通畅度及体位调节，以每小时不超过1000mL，为宜，每次放液不超过3000～5000mL，以防腹压骤减，造成腹腔充血，全身有效循环量减少，导致患者虚脱。术毕应腹部置沙袋，用腹带束紧，增加腹腔压力。

3.术后注意穿刺点漏液情况，若敷料潮湿应及时更换。

4.穿刺液应按医嘱送检，各标本均需注明标签，做染色体核型分析及生化测定者，各取20mL，做病理检验者宜将余液全部送检，标本应立即送检，以免变质。脓性液体还应做细菌培养和药敏试验。

5.因气腹造影而做穿刺者，摄片完，须作穿刺将气体放出。

6.注意无菌操作，以免腹腔感染。

（七）术后护理

1.指导患者平卧休息8～12小时或卧向对侧，防止腹水外溢。

2.观察体温、脉搏呼吸、血压、神志变化，防止诱发肝性脑病。

3.防止伤口感染，穿刺点如有腹水外溢，可用火棉胶涂抹，用碘酒消毒针眼处，并及时更换敷料。

4.记录放液量、颜色、性状，测量腹围并与术前比较，记录于护理记录单上。

五、腰椎穿刺术

是指通过腰穿进行脑脊液（CSF）的采集和测定。它可以对中枢神经系统肿瘤、外伤、感染和血管性疾病进一步明确诊断，可以测定脊髓压迫症、颅内压增高的压力，以了解蛛网膜下腔梗阻情况。同时它可以进行治疗性穿刺，向蛛网膜下腔注入药物，对于颅脑、脊髓手术后或蛛网膜下腔出血，行腰椎穿刺放出适当脑脊液，减轻脊髓蛛网膜粘连，缓解病情。

（一）适应证

1.检查脑脊液的性质，协助诊断中枢神经系统的炎症或出血性疾病。

2.测定颅内压力、了解蛛网膜下腔有无阻塞。

3.作其他辅助检查，如气脑造影、脊髓空气造影、脑室脑池放射性核素扫描等。

4.对颅内出血、炎症或颅脑手术后，引流有刺激性脑脊液可减轻临床症状。

5.进行腰椎麻醉或鞘内注射药物治疗。

（二）禁忌证

1.有明显视盘水肿或有脑疝先兆者。

2.休克、衰竭或濒危状态的患者。

3.穿刺部位或附近有感染者。

（三）操作方法

1.向患者解释穿刺目的及注意事项，消除紧张、恐惧心理，取得配合，嘱排尿。

2.术前做普鲁卡因皮试，备齐用物，携至患者床前，以屏风遮挡。

3.患者侧卧硬板床上，取去枕头，背部齐床沿，铺好橡皮巾、治疗巾，头向胸前弯曲，双手抱膝，双膝向腹部弯曲，腰背尽量向后弓起，使椎间隙增宽，有利穿刺。

4.穿刺时协助患者固定姿势，避免移动以防针头折断，儿童尤为重要。

5.穿刺部位一般取3～4腰椎间隙，即两侧髂后上棘连线中点处。

6.穿刺部位严格消毒，术者戴无菌手套，铺洞巾，以2%普鲁卡因或利多卡因作局部浸润麻醉。

7.术者持腰椎穿刺针（套上针芯），沿腰椎间隙垂直进针，推进4～6cm（儿童2～3cm）深度时，如感到阻力突然消失，表明针头已进入脊膜腔。拔出针芯，脑脊液自动流出，此时让患者全身放松，平静呼吸，双下肢和头部略伸展，接上压力管，可见液面缓缓上升，到一定平面后可见液平面随呼吸而波动，此读数为脑脊液压力；如压力明显增高，针芯则不能完全拔出，使脑脊液缓慢滴出，以防脑疝形成。

8.穿刺过程中注意观察患者意识、瞳孔、脉搏、呼吸的改变，若病情突变，应立即停止操作，并进行抢救。

9.需要了解蛛网膜下腔有无阻塞，可作动力试验（亦称压颈试验）。即于测定初压后压迫患者一侧颈静脉10秒，进行观察判断：①若脑脊液压力于压颈后立即上升至原来水平2倍，解除压迫后，在20秒内迅速下降至原来水平，表明蛛网膜下腔无阻塞；②若脑脊液压力于压颈后不上升，表明蛛网膜下腔完全阻塞；③若脑脊液压力于压颈后缓慢上升，解除压迫后又缓慢下降或不下降，表明蛛网膜下腔有不完全阻塞。

10. 接取脑脊液 3～5mL 于无菌试管中送检。需作细菌培养，应将无菌试管口经过酒精火焰灭菌，接取脑脊液，然后管口及棉塞再通过酒精灯火焰灭菌后盖上棉塞。如需作鞘内注射时将药液缓慢注入。

11. 术毕套入针芯，拔出腰椎穿刺针，针孔以碘酒消毒，覆盖无菌纱布，以胶布固定，1周内勿沾湿穿刺处。

12. 清理床单及用物，记录脑脊液量、颜色、性质，将采集标本立即送化验。

（四）注意事项

1. 在完成全面体检尤其是神经检查，包括有无视神经盘水肿之前，决不能做腰穿。大多数情况下，除急性脑膜炎或蛛网膜下腔出血外，腰穿之前均需摄颅片，以示有无颅内压增高迹象或必要时做 CT 扫描检查。

2. 不安、躁动和不能合作的患者可在镇静剂或基础麻醉下进行，幼儿和精神紧张患者要妥为扶持。

3. 颅内压增高考虑由于炎性水肿所致者，可在腰穿前静脉快速滴注 20%甘露醇 250mL，以减轻水肿，降低颅内压，然后穿刺。

4. 颅内压增高疑为颅内占位病变者，腰椎穿刺时应用细针（20～22 号），使用细测压管（内径不超过 1mm），缓慢放液。并取少最（2～3mL）脑脊液，检查细胞计数和蛋白定量即可。

5. 穿刺过程中如出现脑疝症状（如瞳孔散大、意识不清、呼吸深慢或病理呼吸），应立即停止放液，并向椎管内注入空气或生理盐水 10 至 20mL，或静脉快速滴注 20%甘露醇 250mL，如脑痴不能复位，应迅速行脑室穿刺，并采取其他紧急措施。

6. 腰椎穿刺后，尤对颅内压增高者，术后 12～24h 内应注意观察意识情况、呼吸、脉搏、血压、瞳孔和肢体运动等变化。可能发生的并发症有：①脑疝（沟回疝和枕骨大孔疝）；②颅内或椎管内占位病变的压迫症状加重；③低颅压综合征等。应针对不同情况分别处理。

7. 术后平卧 4～6h，如坐起头昏仍需卧床数小时，严重颅内压增高者可卧床 1～2 天。

8. 对适应证和禁忌证应权衡得失，若疑为脑膜炎，即使有败血症也应做腰穿。

（五）正常值

水平侧卧位，正常人的脑脊液压力为 0.78～1.76kPa（80～180mmH$_2$O）。坐位时压力为 3.43～4.41kPa（350～450mmH$_2$O）。

正常脑脊液为无色的透明液体。细胞数为（0～10）×10^9/L。蛋白质定量 0.15～0.45g/L，糖 2.5～4.4mmol/L，氯化物 120～130mmol/L。

（六）临床意义

1. 水平侧卧位，压力超过 1.96kPa 提示颅内压增高，低于 0.785kPa 时为低颅压。

2. 细胞数十个/mm^3 以上为异常，提示脑脊髓膜或其实质的炎症。

3. 进行治疗性穿刺，向蛛网膜下腔注入药物，对于颅脑、脊髓手术后或蛛网膜下腔出血，行腰椎穿刺放出适当脑脊液，减轻脊、髓蛛网膜粘连，缓解病情。

第十章　妇产科疾病的护理

第一节　闭经

闭经是妇科常见的一种症状。通常将闭经分为原发性和继发性两类，前者系年满16周岁月经尚未来潮的，称原发性闭经；后者指既往曾有过正常月经，现因某种病理性原因停经6个月，或按自身月经周期计算停经3个周期以上者称继发性闭经。按其发生原因又分为生理性和病理性闭经，妊娠期、哺乳期、绝经后的闭经以及少女初潮后1年以内有闭经者均为生理性闭经。

一、病因和分类

(一)子宫性闭经

闭经的原因在子宫。先天性无阴道及(或)子宫缺如或发育不良，睾丸女性化(男性假两性畸形)，过度的刮宫或严重的感染如结核等造成子宫内膜损伤或粘连，哺乳时间过长使子宫内膜萎缩，子宫切除后或子宫腔内放射治疗后等。

(二)卵巢性闭经

闭经的原因在卵巢。先天性卵巢缺如或性腺发育不良(Turner氏综合征)，约占原发闭经者的12%～20%。继发闭经可因卵巢功能早衰、手术切除、放射治疗后以及卵巢男性化肿瘤等引起。

(三)垂体性闭经

主要病变在垂体。发生在青春期前的垂体肿瘤可导致原发闭经。继发闭经主要因垂体受损引起功能不全，较常见于产后大出血伴休克、严重的产后感染或弥散性血管内凝血(DIC)时，致垂体前叶缺血坏死，随之出现功能减退、闭经，亦称席汉氏综合征。垂体肿瘤可发生于蝶鞍内或蝶鞍外，可因机械性压迫或因肿瘤本身的异常功能导致闭经性机能减退及其他有关症状，如视野障碍、头痛、泌乳和肢端肥大症等。

(四)下丘脑性闭经

最常见的一类闭经。下丘脑受中枢神经系统控制，过度精神紧张、忧虑、恐惧、生活环境改变，均可引起中枢神经系统与丘脑下部功能失调，出现闭经。特别是年轻妇女，卵巢功能尚不健全，更易出现月经紊乱。

多囊卵巢综合征多引起月经稀发或继发闭经，由于月经失调，无排卵，体内雌激素分泌过多，可伴有不孕、多毛、肥胖等，双侧卵巢呈多囊性增大，可比正常大1～3倍，卵巢包膜肥厚，皮质下出现多数发育不同程度的滤泡。子宫内膜呈不同程度的增殖状态。其他如严重营养不良，特别是神经性厌食症、消耗性疾病、严重贫血等，都可影响下丘脑GnRH的合成分泌，从而引起闭经。

长期服用某些药物如利血平、氯丙嗪、眠尔通及避孕药等，也可引起闭经。垂体瘤患者除影响GnRH合成分泌外，还可使泌乳素抑制因子及多巴胺受抑制，出现闭经及泌乳，称闭经泌乳综合征。

(五)其他内分泌腺异常

肾上腺、甲状腺及胰腺等功能紊乱时也可影响月经。例如肾上腺皮质功能亢进或减退、甲状腺功能亢进或减退以及糖尿病等，都能通过丘脑下部影响垂体功能而引起闭经。

二、临床表现

年满 16 周岁月经尚未来潮；既往曾有过正常月经，现因某种病理性原因停经 6 个月，或按自身月经周期计算停经 3 个周期以上。

三、处理原则

(一)对症治疗

加强身体锻炼，合理安排生活、工作。避免精神紧张，消除不良刺激；增加营养，去除慢性病灶，消除患者顾虑，增强信心。哺乳期过长使子宫萎缩者，应立即停止哺乳。对引起闭经的器质性病变，应予治疗。

(二)激素治疗

1.调整月经周期

使用性激素促成撤药性出血，起到精神治疗的目的。

雌孕激素序贯疗法(人工周期)对体内雌激素水平不足、先天性性腺缺如、性腺发育不良或卵巢以上部位病变均适用。通过模拟生理周期使子宫内膜周期性剥脱，并刺激卵巢及垂体间的正常反馈机制。用法：妊马雌酮(倍美力)0.625mg 或戊酸雌二醇(补佳乐)1mg，每日一次，连续 21 天，后 5 天每日肌内注射黄体酮 20mg。停药 2～7 天内发生撤药性出血，从出血第 5 天起再开始第一个周期治疗，用药同上，重复 3～6 个周期。

2.诱发排卵

在调整月经周期后，采用诱发排卵。方法很多，大多数促排卵药物的效果与体内雌激素水平有关。

(1)克罗米芬：是一种非甾体制剂，其作用机理尚未明确，可能作用于下丘脑部位，与雌激素竞争受体，刺激内源性 LHRH 释放，促进垂体分泌 FSH 及 LH，诱发排卵，适用于体内有雌激素而无排卵者。其排卵率及受孕率与体内雌激素水平有关。对雌激素水平低落、子宫萎缩者，宜先用少量雌激素。用法：克罗米芬 50mg，每日一次，连服 5 天，从月经周期第 5 天或黄体酮引起的撤药性出血第 5 天开始服用，停药后 3～8 天排卵。若无排卵，可于用药第 20 天加用黄体酮 20mg，每天肌内注射一次，连续 5 天，使其发生撤药性出血。出血后第 5 天开始第二周期治疗，但克罗米芬可加大剂量至 100mg，连服 5 天，若仍无排卵，应改用其他药物或与其他药物合并使用。例如克罗米芬加绒毛膜促性腺激素(hCG)：用克罗米芬后第 3～4 天加用 hCG 5000IU，肌内注射一次，目的是人工造成或加强 LH 高峰。连续观察 5～6 个周期。治疗期间应测基础体温，观察有无排卵。

(2)促性腺激素：可刺激卵泡发育，使雌激素分泌明显增高，诱发 LH 分泌而排卵。适用于垂体功能不全，促性腺激素水平低落而卵巢反应功能正常者。人绝经期促性腺激素(HMG)每日肌内注射一支，连续 7～14 天。用药时观察宫颈黏液结晶，5 天内无羊齿状结晶出现，可酌情增加药量。同时测定尿雌激素及 B 超监测卵泡发育，若宫颈黏液出现典型羊齿状结晶，尿雌激素达 50～100mg/24 小时，卵泡直径达 20mm 时，肌内注射 hCG 3000～5000IU，连续 3～4 天。HMG 使用过量可产生卵巢过激综合征，出现腹痛、头痛及卵巢增大，甚至囊性变或破裂，需停药。

(3)黄体生成激素释放激素(LHRH)：适用于内源性 LHRH 不足所造成的闭经及垂体反应正常，滤泡发育良好者，排卵作用强。对垂体性、卵巢性闭经无效。用法：模拟 LHRH 的脉冲式释放生理现象，采用间歇性小剂量给药。静脉或皮下每 60～90 分钟注入 5～10μg LHRH，效果良好。

3.抑制垂体泌乳素分泌过多

适用于采用非手术治疗的高泌乳素血症患者，常用溴隐停，可直接抑制垂体分泌催乳素，降低循环中泌乳素水平，恢复排卵。还可抑制垂体肿瘤细胞生长和分泌泌乳素。一般从每日1.25mg开始，每3天增加1.25mg，逐渐加至治疗量。正常后逐渐减量。

4. 甲状腺素

适用于甲状腺功能低下引起的闭经。一般每日30～40mg。

四、护理评估

(一)健康史

回顾患者婴幼儿期生长发育过程，有无先天性缺陷或其他疾病。询问家族中有无相同疾病者。详细询问月经史，包括初潮年龄、第二性征发育情况、月经周期、经期、经量、有无痛经，了解闭经前月经情况。已婚妇女询问其生育史及产后并发症。此外特别注意询问闭经期限及伴随症状，发病前有无引起闭经的诱因如精神因素、环境改变、体重增减、剧烈运动、各种疾病及用药影响等。

(二)身体状况

注意观察患者精神状态、营养、全身发育状况，测量身高、体重、智力情况、躯干和四肢的比例，五官生长特征，检查有无多毛，患者第二性征发育情况，如音调、乳房发育、阴毛及腋毛情况、骨盆及是否具有女性体态，并挤双乳观察有无乳汁分泌。妇科检查观察第二性征发育程度，注意内外生殖器的发育，有无缺陷、畸形和肿瘤，腹股沟区有无肿块。

(三)心理社会状况

闭经是主要的症状，其对患者的自我概念有较大的影响，患者担心闭经对自己的健康、性生活和生育能力的影响。病程过长及反复治疗效果不佳时会加重患者和家属的心理压力，表现为情绪低落，对治疗和护理丧失信心，反过来又会加重闭经。

(四)辅助检查

1. 子宫功能检查

主要了解子宫、子宫内膜状态及功能。

(1)诊断性刮宫：适用于已婚妇女。用以了解宫腔深度和宽度，宫颈管或宫腔有无粘连。刮取子宫内膜做病理学检查，可了解子宫内膜对卵巢激素的反应，刮出物同时做结核菌培养，还可以确定子宫内膜结核的诊断。

(2)子宫输卵管碘油造影：了解宫腔形态、大小及输卵管情况，用以诊断生殖系统发育不良、畸形、结核及宫腔粘连等病变。

(3)子宫镜检查：在子宫镜直视下观察子宫腔及内膜有无宫腔粘连可疑结核病变，常规取材送病理学检查。

(4)药物撤退试验：常用孕激素试验和雌、孕激素序贯试验。①孕激素试验用以评估内源性雌激素水平。服用或肌内注射孕激素(黄体酮或安宫黄体酮)5日，停药3～7日后出现撤药性出血(阳性反应)，提示子宫内膜已受一定水平的雌激素影响；如孕激素试验无撤药性出血(阴性反应)，说明患者体内雌激素水平低下，对孕激素无反应，应进一步做雌、孕激素序贯试验。②雌激素试验目的是以雌激素刺激子宫内膜增生，停药后出现撤退性出血，可以了解子宫和下生殖道情况。服用雌激素20天，最后5天加用孕激素，停药后3～7日发生撤药性出血为阳性，提示子宫内膜功能正常，对甾体激素有反应，闭经是由于患者体内雌激素水平低落所致，应进一步寻找原因。若无撤药性出血为阴性，可再重复试验一次。若两次试验均为阴性，提示子宫内膜有缺陷或被破坏，可诊断为子宫性闭经。

2. 卵巢功能检查

(1)基础体温测定：基础体温在正常月经周期中显示双相型，即月经周期后半期的基础体温较前半期上升0.3～0.6℃，提示卵巢功能正常，有排卵或黄体形成。

(2)阴道脱落细胞检查：涂片见有正常周期性变化，提示闭经原因在子宫。涂片中见中、底层细胞，表层细胞极少或无，无周期性变化，若 FSH 升高，提示病变在卵巢。涂片表现不同程度雌激素低落，或持续轻度影响，若 FSH、LH 均低，提示为垂体或以上中枢功能低下引起的闭经。

(3)宫颈黏液结晶检查：羊齿状结晶越明显、越粗，提示雌激素作用越显著。若涂片上见成排的椭圆体，提示雌激素作用的基础上已受孕激素影响。

(4)血甾体激素测定：做雌二醇、孕酮及睾酮的放射免疫测定。若雌、孕激素浓度低，提示卵巢功能不正常或衰竭；若睾酮值高，提示有多囊卵巢综合征、卵巢男性化肿瘤或睾丸女性化等疾病的可能。

(5)B 型超声监测：从周期第 10 日开始用 B 型超声动态监测卵泡发育及排卵情况。卵泡直径达 18～20mm 时为成熟卵泡，估计约在 72 小时内排卵。

(6)卵巢兴奋试验：又称尿促性素(HMG)刺激试验。用 HMG 连续肌内注射 4 日，了解卵巢是否产生雌激素。若卵巢对垂体激素无反应，提示病变在卵巢；若卵巢有反应，则病变在垂体或垂体以上。

3. 垂体功能检查

雌激素试验阳性提示患者体内雌激素水平低落，为确定原发病因在卵巢、垂体或下丘脑，需做以下检查：

(1)血 PRL、FSH、LH 放射免疫测定：PRL＞25μg/L 时，称高催乳激素血症；PRL 升高时，应进一步做头颅 X 线摄片或 CT 检查，以排除垂体肿瘤；FSH＞40IU/L 升高，提示卵巢功能衰竭；LH＞25IU/L 升高高度，怀疑多囊卵巢；FSH、LH 均＜5IU/L，提示垂体功能减退，病变可能在垂体或下丘脑。

(2)垂体兴奋试验：又称 GnRH 刺激试验，用以了解垂体功能减退起因于垂体或下丘脑。静脉注射 LHRH 15～60 分钟后，LH 较注射前高 2～4 倍，说明垂体功能正常，病变在下丘脑；若经多次重复试验，LH 值仍无升高或增高不显著，提示引起闭经的病变在垂体。

(3)影像学检查：疑有垂体肿瘤时，应做蝶鞍 X 线摄片，阴性时需再做 CT 或 MRI 检查。疑有子宫畸形、多囊卵巢、肾上腺皮质增生或肿瘤时，可做 B 型超声检查。

(4)其他检查：疑有先天性畸形者，应做染色体核型分析及分带检查。考虑闭经与甲状腺功能异常有关者，应测定血 T_3、T_4、TSH；闭经与肾上腺功能有关时，可做尿 17-酮、17-羟类固醇或血皮质醇测定。

五、护理目标

1. 患者能够接受闭经的事实，客观地评价自己。
2. 患者能够主动诉说病情及担心。
3. 患者能够主动，积极地配合诊治方案。

六、护理措施

1. 加强心理护理，建立良好的护患关系，鼓励患者表达自己的感情，对健康问题、治疗和预后提出问题。向患者提供诊疗信息，帮助其澄清一些观念，解除患者担心疾病及其影响的心理压力。鼓励患者与同伴、亲人交往，参与力所能及的社会活动，保持心情舒畅，正确对待疾病。

2. 指导合理用药，说明性激素的作用，不良反应、剂量、具体用药方法、时间等问题。
3. 鼓励患者加强锻炼，供给足够的营养，保持标准体重，增强体质。

七、护理评价

1. 患者能主动配合治疗方案。

2.治疗期间，患者能与病友交流病情和治疗感受。

第二节　子宫内膜异位症

一、疾病概要

当具有生长功能的子宫内膜组织出现在子宫腔被覆黏膜以外的身体其他部位时，称为子宫内膜异位症。本病多发生于25～45岁妇女。异位的子宫内膜可出现在身体不同部位，但以侵犯卵巢最为多见(约占80%)，其次可在子宫骶韧带、直肠子宫陷凹及盆腔腹膜发病，也可累及宫颈、阴道、外阴，个别可在脐、膀胱、输尿管、肺、乳房及四肢等处发病。目前其发病原因尚未完全明了。

治疗原则是：去除病灶、减轻症状、促进妊娠、预防复发。在总的治疗原则下，还要强调治疗的个体化，需考虑到患者的年龄、症状、部位、浸润深度以及生育状况、需求。

二、护理评估

(一)健康史

详细询问患者的月经史，尤其要询问是否有痛经及痛经发生的时间、痛经的程度和特点，月经周期是否有改变，详细询问孕产史。

(二)身体状况

1.痛经

进行性加重的痛经是子宫内膜异位症的典型症状。疼痛常于月经前1～2天开始，表现为下腹部和腰骶部坠痛，常可放射至会阴、肛门或大腿部。经期第一天最重，以后逐渐减轻，至月经干净时消失。疼痛的程度与病变部位有关，一般在直肠子宫陷凹表面的病灶引起的痛经最严重。在晚期患者中，由于盆腔广泛粘连，疼痛可持续存在。

2.月经失调

表现月经过多、经期延长或月经前点滴出血。月经失调可能与卵巢实质被异位的内膜破坏或卵巢被粘连包裹，导致功能紊乱有关。

3.不孕

有30%～40%的不孕症患者患有不同程度的子宫内膜异位症。其原因主要与盆腔内广泛粘连、输卵管和卵巢功能异常等有关。

4.性交痛

当子宫直肠陷凹有异位病灶或因病变导致子宫后倾固定的患者常有性交不适、性交痛，尤以经前性交痛更为明显。

妇科检查发现子宫多为后倾固定，子宫后壁、直肠子宫陷凹、子宫骶骨韧带处可触及大小形态不规则的韧性结节，触痛明显。子宫一侧或双侧附件处扪及与子宫相连的不活动囊性包块，有压痛。有时在阴道后穹隆部有紫褐色结节。

(三)辅助检查

①B超检查：显示囊肿壁较厚，且粗糙不平，与周围脏器粘连较紧。囊内容物可分为囊性、混合性和实性3种，以囊性最为多见。②CA125值测定：CA125值可升高，它的变化还可用于监测该病的疗效。③腹腔镜检查：是目前诊断子宫内膜异位症的最佳方法。在腹腔镜下对病变组织活检，可达到确诊的目的。

(四)心理-社会因素

本病虽属良性病变，但因病程长，治疗效果不明显，患者多因长期忍受慢性病痛而产生恐惧和无助感，心理负担较重。尤其对尚未生育的患者精神压力更大，在自己和家庭、社会的期望中，更难接受根治性治疗。

三、护理问题

(一)性生活形态改变
与子宫内膜异位症病灶发生在直肠子宫凹有关。

(二)个人应对无效
与长期受疼痛折磨、身心脆弱有关。

(三)功能障碍性悲哀
与不孕有关。

四、护理目标

1.患者和家属能了解此病疼痛的特点，愿意试着改变性交方式以减轻痛苦。

2.患者能掌握综合止痛的手段，止痛效果有所改善，情绪好转。

3.患者和家属明白保守性手术与生育的关系，考虑接受手术治疗。

五、护理措施

(一)预防措施

1.对有严重子宫后倾、阴道闭锁、宫颈狭窄的患者应尽早治疗，以免经血逆流入盆腔引起子宫内膜的异位种植。

2.指导患者在行经期尽量避免过度或过强的活动，以防止剧烈的体位和腹压变化引起的经血倒流。

3.医护人员应避免在经期进行宫腔内操作，指导患者避免月经期及月经刚净时同房，以免将脱落的子宫内膜经输卵管送入盆腔，减少发病因素。

4.鼓励产后尽早做产后体操，以防子宫后倾。

(二)病情监测

1.观察痛经时有无肛门坠胀，有无进行性加重。

2.巧克力囊肿在剧烈运动或过度充盈时会发生扭转或破裂，因此要密切观察有无巧克力囊肿扭转或破裂的征象，做好急诊手术的准备。

3.观察药物疗效，月经紊乱情况。

4.对非手术治疗的患者，观察痛经有无减轻，有无药物不良反应出现。

5.对手术治疗患者，观察术后伤口是否愈合，症状是否减轻，是否怀孕。

(三)心理护理

子宫内膜异位症虽然是良性疾病，但患者身心痛苦，影响生活和工作，而且广泛转移，易复发，治疗比较复杂，每个患者都有不同的治疗方案，因此，护士要鼓励患者充分了解自己的疾病，对治疗充满信心，共同寻求最佳的治疗方案。

(四)治疗配合

1.非手术疗法

适用于症状轻，要求生育的年轻患者。①孕激素：常用药物有炔诺酮(妇康片)、甲羟孕酮(安宫黄体酮)、甲地孕酮(妇宁片)或异炔诺酮。自月经周期第6～25天服药，每日口服上述一种药5～10mg，可连续服用3～6个周期。有此法可抑制排卵，并使异位内膜退化。有人主张用大剂量合成孕激素3～10个月，辅以小剂量雌激素防止突破性出血，以造成类似妊娠的人工闭经，称为假孕疗法。②雄激素：常用甲睾酮5mg，每日2次，舌下含服，或丙酸睾酮25mg，每周2次，肌注，连用6～8周为一疗程，两疗程之间停药4周，可试用2个疗程观察效果。③丹那唑：常用量为每日400～800mg，分为2～4次口服。当出现闭经后，剂

152

量逐渐减少至每日 200mg，为维持量。一般从月经第 5 天开始服药，连续治疗 6 个月，在停药后 30～45 天即能恢复排卵，并可提高受孕率。此药具有轻度雄激素和类孕激素作用。它可通过丘脑下部抑制排卵前 LH 高峰的出现，并能直接作用于子宫内膜雌激素受体，以抑制内膜生长，使痛经症状迅速消失。目前普遍认为丹那唑是治疗子宫内膜异位症较为理想的激素类药物。由于其对肝肾功能有不良影响，用药期间应注意肝肾功能。④内美通(孕三烯酮)：是一种合成的类固醇激素，具有较强的抗雌激素、孕激素和抗促性腺激素作用，其治疗效果类似丹那唑。用法简单，从月经周期第 1 天开始服 2.5mg，每周 2 次，连服 6 个月。⑤三苯氧胺(TMX)：是一种非甾体抗雌激素药物，与雌激素竞争雌激素受体，具有雌激素和抗雌激素双重效应。用法：10mg，每日 2 次，连用 3～6 个月。⑥促性腺激素释放激素激动剂(GnRHa)：连续应用后消耗垂体的 GnRH，导致促性腺激素分泌减少，卵巢分泌的性激素下降，造成药物性卵巢切除。如戈舍瑞林(诺雷德)是一种长效制剂，月经第一天皮下注射 3.6mg，每隔 28 天注射一针，共 3～6 次。

2.手术治疗

适用于药物治疗后症状不缓解，局部病变加剧，生育功能仍未恢复者：或卵巢子宫内膜异位囊肿直径超过 5～6cm，特别是迫切希望生育者。可剖腹或在腹腔镜下行病灶切除。手术方式有 3 种：保留生育功能手术(仅将异位灶取净，保留子宫、双侧卵巢、一侧卵巢或部分卵巢)，适用于病情较轻、希望保留生育功能年轻妇女；保留卵巢功能手术(切除子宫及盆腔病灶，保留一侧或部分卵巢，以维持卵巢的内分泌功能)，适用于年龄在 35 岁以下但无生育要求的妇女；根治性手术(行全子宫、双附件及盆腔内病灶切除)，适用于近绝经期或病情严重的年轻妇女。

手术方式选用根据患者年龄、病情及有无生育要求选择。一般术后可给 3～6 个月孕激素治疗，从而提高手术疗效。

(五)一般护理

向患者解释痛经的原因，指导患者在月经期注意休息，保暖，保持心情愉快，疼痛时可用热水袋热敷下腹部。

(六)健康指导

①指导患者加强营养，注意劳逸结合，保持心情舒畅。②做好宣教工作，让患者了解疾病及手术的相关知识：对用药患者告知假绝经疗效原理，出现闭经是正常现象，可能疗效会更好，不能因此停药，否则可能出现子宫出血，造成月经紊乱，并影响疗效；对实施保留生育功能手术的患者，应指导其术后半年到一年内受孕；增强患者对病情及治疗的认识，指导其手术伤口的护理；进行性生活的指导，强调按时复诊的重要性。

第三节　分娩期并发症

一、产后出血

(一)概述

胎儿娩出后 24h 内出血量超过 500mL 者称产后出血。产后出血是分娩期严重并发症，至今仍是孕产妇死亡的首要原因。产后出血的预后随失血量、失血速度及产妇体质不同而异。急性大量失血可致失血性休克，危及产妇生命，有的患者虽经抢救存活，却继发严重的垂体功能减退—希恩综合征，给患者带来终身痛苦。所以，应积极预防和诊治。

(二)护理

1.产前干预

重视产前检查，对有难产史、剖宫产、双胎、巨大胎儿、产次过多、妊娠高血压疾病、合并贫血、前置胎盘等潜在危险因素的孕妇进行专案管理。加强孕期保健，指导孕妇自我监护，督促其定期到医院检查及提前入院分娩。

2.产时干预

第一产程密切观察产程进展，适时在宫缩时进行肛查，了解宫颈软硬度、厚薄、宫颈扩张程度、是否破膜、盆腔大小和胎头下降情况，及时发现产程延长和停滞。根据产妇具体情况选择合适的分娩方式，如需手术助产或剖宫产，做好术前准备工作和产后出血的防范措施，鼓励产妇进高热量、易消化、清淡食物，并特别注意水分的补充，以保证充沛的精力和体力。督促或协助产妇及时排便或排尿，以免影响宫缩。采用深呼吸、心理安慰、情感支持等措施缓解产妇的疼痛不适、紧张、恐惧心理，增强其分娩的信心；第二产程探索广泛皮肤剥脱伤患者负压封闭引流的护理改进，重点观察胎心变化，科学接生。做好会阴保护，防止软产道损伤，避免第二产程延长。如遇急产、巨大产儿、指导产妇正确使用腹，以避免胎头娩出过速。胎盘因素是产后出血的一个高危因素；第三产程应识别清楚胎盘剥离征象，不可过早牵拉脐带或粗暴按压子宫。若胎儿娩出30min后，胎盘尚未娩出，分析滞留原因，尽早采取使胎盘娩出的措施。如胎盘已剥离而未娩出时，在排空膀胱的基础上，牵拉脐带并按压宫底；胎盘剥离不全可在严格无菌操作下徒手取出胎盘，效果不佳进行清宫术，以免剥离血窦开放发生致命性大出血。产程中合理使用缩宫素，并有专人守护观察用药情况。产程过程中可适当使用催产素，缩短产程可使产后出血的发病率由10%下降至6%。

3.产后干预

了解产妇子宫收缩、阴道出血及会阴伤口情况的同时督促产妇及时排空膀胱，尽早哺乳，对可能发生产后出血的高危产妇应警惕。做好输血、保暖等护理工作，保证静脉滴入通畅。用容积法或称重法收集出血，若出血量超过200mL，应尽快查找出血原因，对症处理。宫缩乏力性产后出血为阵发性，色泽暗红，子宫大而软，轮廓不清，子宫按摩后收缩变硬，伴大量血块排出，停止按摩又变软。软产道损伤出血宫缩良好，阴道流血色泽鲜红。

4.急救干预

产后出血引起血容量迅速减少，产妇主诉口渴、心慌、头晕和(或)面色苍白、出冷汗、打哈欠、呼吸急促甚至烦躁不安为休克征象。护理人员应协助医生查找出血原因，迅速止血，纠正休克，积极预防感染，分秒必争地配合急救，对产妇的预后十分重要。

(1)保证有效血循：环选择粗而直的血管，迅速建立2条以上的静脉留置针(16～18号为宜)通路，若穿刺困难时考虑静脉切开，以保证快速输液、输血。宫缩乏力性出血在按摩子宫将宫腔内积血排出同时，直接在子宫肌层注射宫缩剂加强宫缩，必要时做好实施宫腔填塞或盆腔血管结扎术的准备；软产道损伤性出血应准确地修补缝合；胎盘因素导致的大出血，设法取出胎盘，并注意胎盘、胎膜的完整性及有无副胎盘的存在；凝血功能障碍性出血应根据病种类型选择合适血制品与抗凝药物。

(2)保证呼吸道通畅：吸氧可升高肺泡及血流的氧含量，改善机体缺氧状况。因此，及时、有效、持续地吸氧，密切观察吸氧效果，是抢救产后出血措施的关键之一。

(3)观察生命体征：密切注意产妇的神志、表情、体温、呼吸、尿量、皮肤颜色、四肢末梢微循环、血氧饱和度变化，维持血氧饱和度在90%以上，且要详尽记录。保持鼻导管的通畅，固定牢固，准确记录液体出入量，及时了解血容量及组织灌注量及肾功能情况，每小时，尿量应不低于30mL为宜。

(4)体位护理：保持平卧，必要时头低足高位，以利于下肢静脉回流。

(5)低体温防护：失血性休克复苏的同时切不可忽视低体温的防护。因为低体温影响血小板功能，降低凝血因子的活性，影响纤维蛋白的形成，从而诱发或加重出血和凝血障碍。调节室温至27～32℃，进行各项治疗和护理操作，应尽量减少对产妇的暴露。给予加温后的液体、血制品。

(6)心理护理：突如其来的阴道流血，产妇往往会表现出异常惊恐、恐惧、手足无措，因此，护理人员应重视心理护理，缓解产妇精神紧张程度。提供重型颅脑损伤的护理探讨舒适、安静环境；耐心地给产妇及家属讲解出血原因；热情、细心地给予生活关照；鼓励产妇说出心理感受，进行个性化心理疏导。整个抢救中医护人员应保持镇静，谨言慎行，避免或减少导致产妇精神紧张的不良刺激，使产妇有一个稳定的心态，积极配合救治。

二、胎膜早破

(一)概述

胎膜早破是指临产前胎膜自然破裂，是产科常见并发症之一，其发病率占分娩总数的2.7%～17%。胎膜早破可诱发早产，增加围生儿的死亡率，并可导致宫内感染，危及胎儿及产妇。双胎或多胎、羊水过多、宫颈功能不全、下生殖道感染等都易发生胎膜早破。

(二)护理评估

1.健康史

详细询问病史，了解诱发胎膜早破的原因，确定胎膜破裂的时间，妊娠周数，是否有宫缩及感染的征象。

2.身心状况

观察孕妇阴道液体流出的情况。是否有咳嗽、打喷嚏、负重等增加腹压的动作后，流出液体。

行肛诊检查，触不到羊膜囊，上推胎儿先露部可见到流液量增多。羊膜腔感染时母儿心率增快，子宫压痛。

由于孕妇突然发生不可自控的阴道流液，可能惊惶失措，担心会影响胎儿及自身的健康，有些孕妇可能开始设想胎膜早破会带来的种种后果，甚至会产生恐惧心理。

3.相关检查

(1)阴道液酸碱度检查：正常阴道液呈酸性，pH 为 4.5～5.5；羊水的 pH 为 7.0～7.5；尿液的 pH 为 5.5～6.5。用 pH 试纸检查，若流出液 pH>6.5 时，视为阳性，准确率可达 90%。要注意受血液、尿液、宫颈黏液、精液及细菌污染时出现的假阳性。

(2)阴道液涂片检查：阴道液干燥片检查有羊齿植物叶状结晶出现为羊水，准确率 95%。

(3)羊膜镜检查：可直视胎先露部，看不到前羊膜囊，即可确诊为胎膜早破。

(4)胎儿纤维结合蛋白(fFN)：测定 fFN 是胎膜分泌的细胞外基质蛋白。当宫颈及阴道分泌物内 fFN 含量>0.05mg/L 时，胎膜抗张能力下降，易发生胎膜早破。

(5)羊膜腔感染监测：①羊水细菌培养。②羊水涂片革兰染色检查细菌。③羊水白介素-6 的测定：IL-6≥7.9ng/mL，提示羊膜腔感染。④血 C-反应蛋白>8mg/L，提示羊膜腔感染。

(三)护理措施

1.脐带脱垂的预防及护理

嘱胎膜早破胎先露未衔接的住院待产妇应绝对卧床，采取左侧卧位，注意抬高臀部防止脐带脱垂造成胎儿缺氧或宫内窘迫。护理时注意监测胎心变化，进行阴道检查确定有无隐性脐带脱垂，如有脐带先露或脐带脱垂，应在数分钟内结束分娩。

2.严密观察胎儿情况

密切观察胎心率的变化，监测胎动及胎儿宫内安危。定时观察羊水性状、颜色、气味等。头先露者，如为混有胎粪的羊水流出，则是胎儿宫内缺氧的表现，应及时给予吸氧等处理。对于<35 孕周的胎膜早破者，应遵医嘱给地塞米松 10mg 静脉滴注，以促胎肺成熟。若孕龄<37 周，已临产，或孕龄达 37 周，破膜 12～18h 后尚未临产者，均可按医嘱采取措施，尽快结束分娩。

3.积极预防感染

嘱孕妇保持外阴清洁，每日用 1%苯扎溴铵(新洁尔灭)棉球擦洗会阴部两次；放置吸水性好的消毒会阴垫于外阴，勤换会阴垫，保持清洁干燥，防止上行性感染；严密观察产妇的生命体征，进行白细胞计数，了解是否存在感染；按医嘱一般于胎膜破裂后 12h 给抗生素预防感染。

4.健康教育

为孕妇讲解胎膜早破的影响，使孕妇重视妊娠期卫生保健并积极参与产前保健指导活动，嘱孕妇妊娠后期禁止性交；避免负重及腹部受碰撞，宫颈内口松弛者，应卧床休息，并遵医嘱于妊娠 14～16 周行宫颈环扎术。同时注意指导其补充足量的维生素及钙、锌、铜等元素。

三、子宫破裂

(一)概述

子宫破裂是指子宫体部或子宫下段于妊娠晚期或分娩期发生的破裂。随着医疗水平的提高及围生保健的逐步完善，现今子宫破裂的发病率已很低，然而一旦发生，将严重威胁母儿生命，因此，仍是重要的产科并发症之一。

子宫破裂绝大多数发生在分娩期，但子宫有先天发育不良或陈旧瘢痕破裂者也可发生在妊娠晚期。阻塞性难产时，随着子宫收缩的加强，子宫下段过分伸展变薄，如不及时处理，该处将破裂，这时临床上称为先兆子宫破裂。若子宫下段或体部已发生破裂，称子宫破裂。根据破裂程度，可分为完全性和不完全性子宫破裂两种。完全破裂是指子宫壁完全裂开，宫腔与腹腔相通，重者胎儿全部或部分进入腹腔；不完全破裂是指子宫肌层全部或仅部分裂开，但浆膜层保持完整，宫腔与腹腔不相通。

(二)护理评价

1.病史

主要收集与子宫破裂相关的既往史与现病史，如曾有子宫手术疤痕、剖宫产史此次妊娠胎位不正、头盆不称；滥用催产素引产或催产史；阴道助产手术操作史。

2.身心状况

主要评估产妇的临床表现及情绪变化。评估产妇宫缩的强度、间歇时间的长短，腹部疼痛的程度、性质，产妇有无排尿困难，有无出现病理缩复环，监测胎心及胎动情况，了解有无胎儿宫内窘迫表现。产妇的精神状态有无烦躁不安，疼痛难忍、恐惧、焦虑，担心母儿健康，盼望尽早结束分娩。

3.诊断检查

(1)腹部检查：可以发现子宫破裂不同阶段相应的临床症状和体征。

(2)实验室检查：血常规检查：血红蛋白值下降，白细胞计数增加。尿常规检查可有红细胞或肉眼血尿。

(3)其他：腹腔穿刺可证实血腹；行超声波检查可协助发现子宫破裂的部位及胎儿与子宫关系，仅适用于可疑子宫破裂病例。

(三)护理措施

1.预防子宫破裂

(1)建立健全三级保健网，宣传孕妇保健知识，加强产前检查。

(2)对有剖宫产史或有子宫手术史的患者，应在预产期前 2 周住院待产。

(3)对于催产素、前列腺素等子宫收缩剂的使用指征和方法应严格掌握，避免滥用。

2.先兆子宫破裂患者的护理

(1)密切观察产程进展，及时发现导致难产的诱因。注意胎儿心率的变化。

(2)在待产时，出现宫缩过强及下腹部压痛，或腹部出现病理性缩复环时，应立即报告医师并停止催产素引产和一切操作，同时测量产妇的生命体征，按医嘱给予抑制宫缩、吸氧及做好剖宫产的术前准备。

(3)协助医师向家属交代病情，并获得家属签字同意手术的协议书。

3.子宫破裂患者的护理

(1)迅速给予输液、输血，短时间内补足血容量；同时补充电解质及碱性药物，纠正酸中毒；积极进行抗休克处理。

(2)术中、术后按医嘱应用大剂量抗生素以防感染。

(3)严密观察并记录生命体征、出入量急查血红蛋白，评估失血量以指导治疗护理方案。

4.提供心理支持

(1)向产妇及家属解释子宫破裂的治疗计划和对再次妊娠的影响。

(2)对胎儿已死亡的产妇，要帮助其度过悲伤阶段，允许其表现悲伤情绪，甚至哭泣，倾听产妇诉说内心的感受。

(3)为产妇及其家属提供舒适的环境，给予生活上的护理，更多的陪伴，鼓励其进食，以更好地恢复体力。

(4)为产妇提供产褥期的休养计划，帮助产妇尽快调整情绪，接受现实，以适应现实生活。

(四)护理评价

1.产妇的血容量及时得到补充，手术经过顺利。

2.出院时产妇白细胞计数、血红蛋白正常，伤口愈合好且无并发症。

3.出院时产妇情绪较为稳定，饮食、睡眠基本恢复正常。

四、羊水栓塞

羊水栓塞指在分娩过程中羊水进入母体血液循环，引起肺栓塞、休克、弥散性血管内凝血(DIC)、肾功能衰竭等一系列严重症状的综合征。羊水栓塞是产科严重、危急、凶险的并发症，产妇死亡率达80%以上，也可发生于中期引产或钳刮术时，病情较缓和，极少造成孕妇死亡。多见于高龄产妇、多产妇、子宫收缩过强、急产等。

(一)病因

羊水栓塞是由于羊水中的有形物质(胎儿毳毛、角化上皮细胞、胎脂、胎粪等)进入母体血液循环引起。引起羊水栓塞的因素有以下几个方面：

1.子宫收缩过强或强直性收缩

宫缩剂应用不当、难产时子宫强烈收缩等。

2.子宫壁损伤

子宫颈裂伤、子宫破裂、剖宫产术、钳刮术、前置胎盘、胎盘早剥等子宫体或子宫颈有开放的静脉或血窦。

3.其他

死胎、滞产、过期妊娠、巨大胎儿、胎膜早破、多产妇等均可诱发羊水栓塞。

羊水进入母体血液循环有3条途径：①经子宫颈黏膜静脉，分娩时子宫颈黏膜静脉因胎膜与宫壁分离而发生断裂；②经胎盘附着处的静脉血窦，破膜后羊水由胎盘边缘血窦进入；③病理情况下经开放的静脉血窦进入母体血液循环。

(二)病理生理

羊水进入母体血液循环后，有形成分直接阻塞肺内小血管，引起肺动脉高压、过敏性休克、弥散性血管内凝血、急性肾功能衰竭而发生一系列的病理生理变化。

1.肺动脉高压

羊水中的有形成分形成的栓子进入肺循环，在肺部小血管内造成机械性栓塞，同时栓塞心、脑和其他脏器小血管。另外羊水中大量促凝物质，使血液凝固而形成纤维蛋白栓子，阻塞肺毛细血管，并反射性地兴奋迷走神经，产生血管活性物质，使肺血管痉挛，导致肺淤血；造成肺动脉高压、右心衰竭。

2.过敏性休克

羊水中的有形物质成为致敏原，进入母体血液循环引起Ⅰ型变态反应。多数患者首先表现为血压急剧下降，呈急性休克状态，此种病理变化可致产妇突然死亡。

3.弥散性血管内凝血(DIC)

羊水中的促凝物质(组织凝血活酶、凝血因子Ⅹ激活物质、胎粪中胰蛋白酶等)进入母体血液循环，可激活内源性凝血系统，使血管内产生广泛性微血栓，消耗大量的凝血因子及纤维蛋白原。同时羊水中又含活化因子激活纤溶系统，使母体血中的纤维蛋白代谢物增多，血液由高凝状态转变为低凝状态，严重者血液不凝，导致全身有广泛性出血倾向。

4.急性肾功能衰竭

由于休克和DIC的发生，导致肾脏急性缺血缺氧，引起急性肾功能衰竭。

(三)临床表现

羊水栓塞90%以上的病例发生于分娩过程，尤其是胎儿娩出的前后或滥用宫缩剂后，子宫收缩过强，子宫腔内压增高而致。也可发生于剖宫产术时、术后，或人工流产术、钳刮术、中期引产术及羊膜腔穿刺术时。典型的临床经过可分为休克期、出血期和急性肾功能衰竭期3个阶段。

1.休克期

出现呼吸、循环衰竭及过敏性休克的表现。胎膜破裂后，产妇突然出现烦躁不安、寒战、呛咳、恶心、呕吐、气急等前驱症状，随之出现呼吸困难、发绀、抽搐、昏迷；产妇面色苍白，脉搏细速，四肢厥冷，血压下降，肺底部湿啰音等；严重者发病急骤，甚至没有前驱症状，仅惊叫一声或打一个哈欠，血压迅速下降，于数分钟内迅速死亡。

2.出血期

DIC引起的出血。第1阶段过后，继之发生难以控制的全身广泛性出血，大量阴道流血、切口渗血、全身皮肤黏膜出血，甚至消化道大出血等。产妇可因出血性休克而死亡。

3.急性肾功能衰竭期

羊水栓塞后期，患者出现少尿、无尿和尿毒症的表现。

以上3个阶段又称羊水栓塞的3大症候群，临床表现基本按顺序出现。暴发型也可3大症状同时出现，有的缓发病例仅表现为某一主要症状，如仅有阴道流血和休克，无明显心肺功能衰竭，给诊断带来困难。钳刮术中出现羊水栓塞可仅表现为一过性呼吸急促、胸闷后出现阴道大量流血。

(四)治疗原则

关键在于早期发现，一旦出现羊水栓塞的临床表现，应迅速抢救。原则是及时纠正缺氧、解除肺动脉高压、抗过敏、抗休克、防止DIC与肾功能衰竭。

(五)护理评估

1.病史

了解有无发生羊水栓塞的各种诱因，如胎膜早破、人工破膜、前置胎盘、胎盘早剥、子宫收缩过强或强直性子宫收缩、中期引产或钳刮术、羊膜腔穿刺术、急产、子宫颈裂伤、子宫破裂及剖宫产术等。

2.身体评估

(1)症状评估有无出现呛咳、气急、烦躁不安等前驱症状，随即是否出现呼吸困难、发绀、抽搐、昏迷，甚至尖叫一声后呼吸、心搏骤停。

(2)体征检查有无肺底部湿哕音，心率加快，出血量与休克程度是否成正比，出血是否凝固，有无少尿或无尿等症状。

（3）辅助检查

1）下腔静脉血涂片检查：镜检出现羊水中的有形物质，如胎儿鳞状上皮细胞、毳毛等，是确诊羊水栓塞的依据。

2）床边胸部 X 线摄片：见弥散性点片状浸润阴影，沿肺门周围呈扇形分布，伴右心扩大。

3）床边心电图检查：示右心房、右心室扩大以及 ST 段下降。

4）凝血功能检查：DIC 各项检查指标异常。

3.心理-社会评估

羊水栓塞发病急骤，病情凶险，产妇感到恐惧和痛苦；因担心胎儿安危而焦虑不安；当产妇及胎儿的生命受到威胁时，家属会感到焦虑，一旦抢救无效，家属无法接受，对医护人员不满、抱怨，甚至愤怒。

（六）护理问题

1.气体交换受损

与肺动脉高压、肺水肿有关。

2.组织灌注量不足

与失血及 DIC 有关。

3.潜在并发症

如休克、DIC、急性肾功能衰竭。

4.恐惧

与病情危重有关。

（七）护理措施

1.预防措施

（1）加强计划生育，警惕前置胎盘、胎盘早剥等诱发因素。

（2）加强产前检查，有胎儿异常、胎位异常及产道异常的孕妇提前住院待产。

（3）严格掌握缩宫素引产的指征、使用方法，防止子宫收缩过强；人工破膜宜在子宫收缩间歇期进行，破口应小、位置低，同时抑制羊水流出的速度；中期引产者，羊膜腔穿刺针宜细，刺入与拔出穿刺针时应放好针芯，防止将羊水带入破裂的血管中，穿刺的次数不应超过 3 次；钳刮时先刺破胎膜，待羊水流出后再钳夹胎块。

（4）避免损伤性较大的阴道助产及操作手术，子宫口未开全时避免阴道助产术；忽略性横位禁忌内倒转术；人工剥离胎盘困难时，禁用手指强行挖取。

2.心理护理

医护人员应沉着冷静，陪伴、鼓励、支持产妇，使其增强信心；理解和安慰产妇家属，向家属介绍患者病情的严重性，以取得配合。产妇因病情严重抢救无效死亡时，医护人员应尽量给予解释、安慰，帮助产妇家属度过悲伤阶段。

3.急救护理

产妇取半卧位，加压给氧，必要时气管切开；立即停用缩宫素。

4.积极配合治疗

（1）抗过敏：遵医嘱立即静脉注射地塞米松 20～40mg，根据病情继续输液维持。

（2）解除肺动脉高压

1）罂粟碱：解除肺动脉高压首选药物，30～90mg 加入 10%葡萄糖注射液 20mL 缓慢静脉注射。

2）阿托品：心率慢时用阿托品 1mg 加入 5%葡萄糖注射液 10mL 中静脉注射，直至患者面色潮红缓解为止。

3）氨茶碱：氨茶碱 50mg 加入 25%葡萄糖注射液 20mL 缓慢静脉注射，松弛支气管及冠状动脉血管平滑肌。

（3）抗休克

1）补充血容量：首选右旋糖酐静脉滴注，24小时内输入500～1000mL；或输入平衡液、新鲜血液。

2）纠正酸中毒：5%碳酸氢钠溶液250mL静脉滴注。

3）抗心力衰竭：去乙酰毛花苷0.2～0.4mg加入10%葡萄糖注射液20mL缓慢静脉注射，必要时1～2小时后重复应用。

4）升压药物：多巴胺或间羟胺。

（4）防治DIC遵医嘱给予肝素、凝血因子、抗纤溶药物等。一旦确诊，尽早使用肝素，抑制DIC，发病10分钟内使用效果更佳。

（5）防治肾功能衰竭在血容量补足出现少尿时，用20%甘露醇250mL快速静脉滴注。

（6）预防感染应用对肾脏毒性小的广谱抗生素，剂量要足，以控制感染。

（7）产科处理原则上待病情好转后，去除病因，迅速结束分娩，以阻断羊水继续进入母体血液循环。第1产程发病者，考虑剖宫产术。第2产程发病者，抢救产妇的同时行阴道助产术，产后出现无法控制的大出血，在抢救休克的同时进行子宫全切术。钳刮术时发生羊水栓塞，应立即停止手术并积极进行抢救。

（八）健康教育

1.患者病情稳定后共同制订康复计划，讲授保健知识。

2.增强营养，加强锻炼，嘱产后42天按时检查。查尿常规，了解肾功能恢复情况。

3.有生育要求的患者，应指导其选择合适的避孕方法，1年后方可受孕。

五、胎儿窘迫

胎儿在子宫内有缺氧征象危及其健康和生命者称胎儿窘迫。多发生在临产过程中，少数发生在妊娠晚期。若发生在临产过程中，可能是妊娠后期发病的延续或加重。胎儿窘迫是一种综合症状，根据症状出现的时期、原因及程度，分为急性胎儿窘迫和慢性胎儿窘迫两种。

（一）病因

1.母体因素

（1）微小动脉供血不足：孕妇患高血压、慢性肾炎、妊娠期高血压病等。

（2）红细胞携氧量不足：孕妇患重度贫血、一氧化碳中毒等。

（3）急性失血：孕妇患前置胎盘、胎盘早剥等。

（4）子宫胎盘血运受阻急产、不协调性子宫收缩、子宫收缩剂使用不当等引起过强的子宫收缩；产程延长；子宫过度膨胀等。

（5）其他各种原因引起的休克、急性感染，镇痛与麻醉剂使用不当等。

2.胎盘、脐带因素

胎盘是母体与胎儿间进行气体和物质交换的重要器官，脐带是运输血液的唯一通道，胎盘和脐带的功能障碍会影响到胎儿的供氧、发育。

（1）胎盘功能低下：过期妊娠胎盘功能老化、胎盘发育异常（过小或过大）、胎盘形状异常（膜状胎盘、轮廓胎盘等）、胎盘感染等。

（2）脐带血运受阻：脐带脱垂、缠绕、过短、打结、扭转等。

3.胎儿因素

胎儿心血管系统功能障碍（如严重的先天性心血管疾病）、胎儿颅内出血、胎儿畸形、母儿血型不合、胎儿宫内感染等。

（二）临床表现

胎儿窘迫一般指急性胎儿窘迫，多见于分娩期。

1.胎心率异常

胎心率是了解胎儿宫内安危的一项重要指标,胎心率的改变是急性胎儿窘迫的主要征象。胎心率的正常范围是 120～160 次/分钟。缺氧初期,胎心率大于 160 次/分钟;缺氧时间长、缺氧严重时,胎心率小于 120 次/分钟,为胎儿危险的征象,如缺氧继续加重则出现胎心率不规则、胎心音低弱,最后胎心音消失而死亡。

2.胎动异常

胎动是胎儿安危的又一指标,是孕妇自我监护简便而可靠的方法。急性胎儿窘迫的初期表现为胎动频繁躁动,继而胎动减弱、次数减少甚至消失。

3.胎粪污染羊水

胎儿长时间缺氧引起迷走神经兴奋,出现肠蠕动亢进及肛门括约肌松弛,使胎粪排入羊水中,羊水呈浅绿色、黄绿色、棕黄色,即为羊水Ⅰ度污染、羊水Ⅱ度污染、羊水Ⅲ度污染。破膜后羊水流出可直接目测羊水的性状。若胎膜未破可通过羊膜镜观察羊水的性状。如臀先露,羊水Ⅰ度污染甚至羊水Ⅱ度污染,而胎心率正常,应继续监护,不一定是胎儿窘迫。

4.酸中毒

破膜后取胎儿头皮血进行血气分析。血 pH 值小于 7.20(正常值为 7.25～7.35),提示胎儿窘迫。

(三)治疗原则

急性胎儿窘迫应立即纠正缺氧,尽快终止妊娠;慢性胎儿窘迫应针对病因,根据孕龄、胎儿成熟度及缺氧程度综合考虑。

1.一般处理

产妇应立即左侧卧位,疑脐带受压时应嘱产妇向受压的对侧卧位休息;产妇面罩间歇性吸入高浓度氧 10L/分钟。纠正脱水,酸中毒,水、电解质紊乱。

2.病因处理

停用缩宫素;出现不协调性子宫收缩过强时,使用镇静剂;积极治疗各种妊娠并发症或并发症。

3.产科处理

尽快终止妊娠。子宫口开全、胎儿胎头双顶径在坐骨棘平面以下的产妇,应尽快行助产术;子宫口未开全的产妇,应立即行剖宫产术。

(四)护理评估

1.病史

了解孕妇孕前有无内科疾病史(如高血压、严重贫血、心脏病等)。评估本次妊娠有无妊娠期高血压病、胎膜早破、子宫过度膨胀(羊水过多或多胎妊娠)等;分娩经过有无产程延长(特别是第 2 产程延长)、缩宫素使用不当等;有无胎盘功能不全、胎儿畸形等。

2.身体评估

(1)主要评估是否出现以下症状和体征

1)胎心率异常:胎儿缺氧早期,胎心率加快,常大于 160 次/分钟,甚至大于 180 次/分钟;缺氧加重,则胎心率减慢而不规则,常小于 120 次/分钟,甚至小于 100 次/分钟。

2)胎动异常:缺氧初期,表现为胎动频繁。若缺氧未纠正或加重,则出现胎动减弱及胎动次数减少,进而胎动消失。

3)羊水胎粪污染:头先露、胎儿缺氧严重时,胎粪排入羊水中,羊水呈现浅绿色、黄绿色、棕黄色改变。

(2)辅助检查

1)胎儿电子监护:可协助诊断胎儿窘迫,若无激惹试验无反应型或缩宫素激惹试验阳性,提示胎儿缺氧。

2)羊膜镜检:头先露时见羊水呈浅绿色、黄绿色、棕黄色,提示胎儿宫内缺氧。

3)胎盘功能检查：胎盘功能低下提示胎儿缺氧。

4)胎儿头皮血血气分析：胎儿头皮血 pH 值小于 7.20，提示胎儿缺氧严重。

3.心理-社会评估

评估患者是否因胎儿有生命危险而出现焦虑情绪及焦虑程度，评估其情感需要。了解胎儿死亡后的产妇及其家属感情上的创伤程度。

（五）护理问题

1.气体交换受损

与子宫胎盘的血液改变、血流中断、血流减慢有关。

2.焦虑

与担心胎儿宫内安危有关。

3.预感性悲哀

与胎儿死亡或新生儿预后不良有关。

（六）护理措施

1.一般护理

孕妇左侧卧位，间断吸氧。严密观察胎儿生命体征及胎心率变化。

2.心理护理

向孕妇提供相关信息，包括医疗措施的目的、操作过程、配合措施及预期结果，将真实情况告知孕妇，以减轻其焦虑情绪。

3.术前准备

做好阴道助产、剖宫产术以及新生儿复苏的准备。

4.治疗配合

遵医嘱予以 50%葡萄糖注射液 80～100mL 加入维生素 C，0.5～1.0g 静脉滴注，以增强胎儿对缺氧的耐受力；5%碳酸氢钠溶液 100～200mL，以纠正酸中毒。

（七）健康教育

1.指导孕妇定期进行产前检查，发现异常时应增加产前检查的次数，必要时可提前住院待产。

2.指导孕妇左侧卧位休息，以改善胎盘血供；教会孕妇从孕 28 周开始进行胎动监测，发现异常应及时就诊。

3.指导产妇及其家属做好产褥期母婴保健工作。

第十一章 儿科疾病的护理

第一节 新生儿护理

一、新生儿窒息的护理

新生儿窒息是胎儿因缺氧发生宫内窘迫或娩出过程中引起的呼吸、循环障碍，以致生后1分钟内无自主呼吸或未能建立规律性呼吸，而导致低氧血症和混合性酸中毒，是一种紧急状态，需立即抢救。本病是新生儿伤残和死亡的重要原因之一。国内发病率5%~10%。

(一)病因

凡能造成胎儿或新生儿缺氧的因素均可引起窒息。

1. 孕母因素

孕母患有全身性疾病如糖尿病、心脏病、严重贫血及肺部疾患等；孕母妊娠期有妊高征；孕母吸毒、吸烟；孕母年龄大于35岁或小于16岁等。

2. 胎盘和脐带因素

前置胎盘、胎盘早剥、胎盘老化等，脐带受压、打结、绕颈等。

3. 分娩因素

难产、手术产如高位产钳、产程中药物(镇静剂、麻醉剂、催产药)使用不当等。

4. 胎儿因素

早产儿、小于胎龄儿、巨大儿；先天性畸形如呼吸道畸形；羊水或胎粪吸入气道；胎儿宫内感染所致神经系统受损等。

(二)病理生理

1. 呼吸改变

(1)原发性呼吸暂停：胎儿或新生儿窒息缺氧时，初起1~2分钟呼吸深快，如缺氧未及时纠正，随即转为呼吸抑制和反射性心率减慢，此为原发性呼吸暂停。此时患儿肌张力存在，血管轻微收缩，血压升高，循环尚好，但有发绀，如及时给氧或给予适当刺激，有时甚至在无外界帮助下仍能恢复呼吸。

(2)继发性呼吸暂停：如缺氧持续存在，则出现喘息样呼吸，心率继续减慢，血压开始下降，肌张力消失，面色苍白，呼吸运动减慢，最终出现一次深度喘息而进入继发性呼吸暂停，如无外界正压呼吸帮助则无法恢复而死亡。

2. 各器官缺血缺氧改变

窒息开始时，由于低氧血症和酸中毒，引起体内血液重新分布，即各器官间血液分流，肺、肠、肾、肌肉、皮肤等处血管收缩，血流量减少，从而保证生命器官如心、脑、肾上腺等处的供血。如缺氧继续，无氧代谢使酸性产物极度增加，导致重度代谢性酸中毒。此时体内储存糖原耗尽，血流代偿机制丧失，心脏功能受损，心率和动脉压下降，生命器官供血减少，脑损伤发生；身体其他已处于缺血情况下的器官，则因血内含氧量的进一步下降而更易受到缺氧缺血的伤害。

3. 血液生化和代谢改变

缺氧导致血升高，在窒息应激状态时，儿茶酚胺及胰高糖素释放增加，使早期血糖正常或增高；当缺氧情况持续，糖原消耗增加、贮存空虚，遂出现低血糖。应激情况下，血游离脂肪酸增加，促进了钙离子与蛋白结合而致低钙血症。此外，窒息酸中毒尚可抑制胆红素和白蛋白的结合，降低肝内酶的活力而致高胆红素血症；亦能引致左心房心钠素分泌增加，造成低钠血症。

（三）临床表现

1.胎儿缺氧（宫内窒息）

早期有胎动增加，胎儿心率增快，≥160 次/分；晚期胎动减少甚至消失，胎心率变慢或不规则，<100 次/分，羊水被胎粪污染呈黄绿或墨绿色。

2.Apgar 评分表（表 11-1）

是一种简易的临床上评价新生儿窒息程度的方法。内容包括心率、呼吸、对刺激的反应、肌张力和皮肤颜色等 5 项；每项 0～2 分，总共 10 分，8～10 分为正常，4～7 分为轻度窒息，0～3 分为重度窒息。生后 1 分钟评分可区分窒息程度，5 分钟及 10 分钟评分有助于判断复苏效果和预后。

表 11-1　新生儿 Apgar 评分表

体征	评分标准			生后评分	
	0	1	2	1 分钟	5 分钟
皮肤颜色	青紫或苍白	躯干红、四肢青紫	全身红	–	–
心率（次/分）	无	<100	>100	–	–
弹足底或插鼻管反应	无反应	有些动作，如皱眉	哭、喷嚏	–	–
肌肉张力	松弛	四肢略弯曲	四肢能活动	–	–
呼吸	无	慢、不规则	正常、哭声响	–	–

3.各器官受损表现

窒息、缺氧缺血造成多器官性损伤，但发生的频率和程度则常有差异。

（1）呼吸系统：可出现羊水吸入性肺炎或胎粪吸入综合征、肺透明膜病、呼吸暂停等。

（2）循环系统：轻度窒息可发生心脏传导系统和心肌受损；严重者出现心源性休克和心力衰竭。

（3）泌尿系统：可发生急性肾衰竭，表现为少尿、蛋白尿、血中尿素氮、肌酐增高，肾静脉栓塞可出现肉眼血尿。

（4）消化系统：应激性溃疡、坏死性小肠结肠炎、黄疸加重等。

（5）神经系统：缺氧缺血性脑病和颅内出血。意识障碍、肌张力改变及原始反射消失、惊厥、脑水肿颅内压增高等一系列表现。

（6）机体代谢方面：糖原消耗增加、无氧酵解加速，引起酸中毒、低血糖、低血钙症、低钠血症等一系列电解质及酸碱平衡紊乱。

（四）辅助检查

血气分析可显示呼吸性酸中毒或代谢性酸中毒。当胎儿头皮血 pH<7.25 时提示胎儿有严重缺氧，需准备各种抢救措施。出生后应多次监测 pH、$PaCO_2$ 和 PaO_2，作为应用碱性溶液和供氧的依据。根据病情需要还可选择性测血糖、血电解质、血尿素氮及肌酐等生化指标。

（五）治疗原则

1.预防及积极治疗孕母疾病。

2.早期预测

估计胎儿分娩后有窒息危险时，应充分做好准备工作，包括人员、仪器、物品等。

3.及时复苏

按 ABCDE 复苏方案。A（air way）：清理呼吸道。B（breathing）：建立呼吸，增加通气。C（circulation）：维持正常循环，保证足够心搏出量。D（drug）：药物治疗。E（evaluation and environment）：评价和环境（保温）。其中 ABC 三步最为重要，A 是根本，B 是关键，评价和保温贯穿于整个复苏过程。

4. 复苏后处理

评估和监测呼吸、心率、血压、尿量、肤色、经皮氧饱和度及窒息所致的神经系统症状等，注意维持内环境稳定，控制惊厥，治疗脑水肿。

（六）护理措施

1. 复苏

新生儿窒息的复苏应由产科及儿科医生、护士共同合作进行。

（1）复苏程序：严格按照下面五个步骤进行，顺序不能颠倒。复苏过程中严密心电监护。

1）通畅气道（要求在生后 15～20 秒内完成）：①新生儿娩出后即置于远红外或其他方法预热的保暖台上；②湿热干毛巾揩干头部及全身，减少散热；③摆好体位肩部以布卷垫高 2～2.5cm，使颈部轻微伸仰；④立即吸净口、咽、鼻黏液，吸引时间不超过 10 秒，先吸口腔，再吸鼻腔黏液。

2）建立呼吸：①触觉刺激：拍打足底和摩擦婴儿背来促使呼吸出现。婴儿经触觉刺激后，如出现正常呼吸，心率＞100 次/分，脸色红润或仅手足青紫可予观察；②正压通气：触觉刺激如无自主呼吸建立或心率＜100 次/分，应立即用复苏器加压给氧。面罩应密闭遮盖下巴尖端、口鼻，但不盖住眼睛；通气频率为 40～60 次/分，吸呼比 1∶2，压力以可见胸动和听诊呼吸音正常为宜。15～30 秒后再评估，如心率＞100 次/分，出现自主呼吸可予以观察；如无规律性呼吸，或心率＜100 次/分，须进行气管插管正压通气。

3）恢复循环：气管插管正压通气 30 秒后，心率＜60 次/分或心率在 60～80 次/分不再增加，应同时进行胸外心脏按压。可采用双拇指法：操作者双拇指并排或重叠于患儿胸骨体下 1/3 处，其他手指围绕胸廓托在后背；中、示指法：操作者一手的中、示指按压胸骨体下 1/3 处，另一只手或硬垫支撑患儿背部。按压频率为 100～120 次/分（每按压 3 次，正压通气 1 次），压下深度为 1.5～2cm 或胸廓前后径的 1/3，按压放松过程中，手指不离开胸壁，按压有效时可摸到股动脉搏动。胸外按压 30 秒后评估心率恢复情况。

4）药物治疗：建立有效的静脉通路，保证药物的应用。胸外心脏按压不能恢复正常循环时，遵医嘱给予 1∶10000 肾上腺素 0.1～0.3mL/kg，静脉或气管内注入；如心率仍＜100 次/分，可根据医嘱，及时正确输入纠酸、扩容剂，有休克症状者可给多巴胺或多巴酚丁胺；对其母在婴儿出生前等 6 小时内曾用过麻醉药者，可用纳洛酮静脉或气管内注入。

5）评价：复苏过程中，及时评价患儿情况并准确记录。

（2）复苏后监护：监护主要内容为体温、呼吸、心率、血压、尿量、肤色和窒息所导致的神经系统症状，注意酸碱失衡、电解质紊乱、大小便异常、感染或喂养等问题。认真观察并做好相关记录。

2. 保温整个治疗护理过程中应注意患儿的保温，可将患儿置于 30～32℃远红外保暖床上，病情稳定后置暖箱中保暖或热水袋保暖，维持患儿肛温 36.6～37℃.

3. 家庭支持耐心细致地解答病情，告诉家长患儿目前的情况和可能的预后，帮助家长树立信心，促进父母角色的转换。

二、新生儿缺氧缺血性脑病的护理

新生儿缺氧缺血性脑病（hypoxic-ischemic encephalopathy, HIE）是由于各种围生期因素，引起的缺氧和脑血流减少或暂停而导致胎儿和新生儿的脑损伤，是新生儿窒息后的严重并发症，病情重，病死率高，少数幸存者可产生永久性神经功能缺陷如智力障碍、癫痫、脑性瘫痪等。

（一）病因

1. 缺氧

①围产期窒息；②反复呼吸暂停；③严重的呼吸系统疾病；④右向左分流型先天性心脏病等。其中围产期窒息是引起新生儿缺氧缺血性脑病的主要原因。

2.缺血

①心脏停止或严重的心动过缓；②重度心力衰竭或周围循环衰竭。

（二）发病机制

所有引起新生儿窒息的原因都可导致本病。缺氧缺血性脑病的发病机制与下列因素有关。

1.脑血流改变

当窒息缺氧为不完全性时，体内出现器官间血液分流以保证脑组织血流量；如缺氧继续存在，出现第2次血流重新分布，大脑皮层矢状旁区和其下面的白质最易受损。如窒息缺氧为急性完全性，脑损伤则发生在丘脑及脑干核。缺氧及酸中毒还可导致脑血管自主调节功能障碍，形成压力被动性脑血流，当血压升高过大时，可造成脑室周围毛细血管破裂出血，低血压时脑血流量减少，又可引起缺血性损伤。

2.脑组织生化代谢改变

缺氧时脑组织 ATP 产生减少，细胞膜钠泵、钙泵功能不足，使钠、水进入细胞内而引起脑水肿；脑组织能量代谢障碍，无氧糖酵解增加、乳酸堆积，导致低血糖和代谢酸中毒。

3.神经病理学改变

缺氧缺血性脑病引起脑损伤的部位与胎龄有关。足月儿主要累及脑皮质、矢状窦旁区，早产儿则易发生脑室周围白质软化。

（三）临床表现

主要表现为意识改变及肌张力变化。根据病情不同可分为轻、中、重 3 度。见表 11-2。

表 11-2　HIE 临床分度

项目	轻度	中度	重度
意识	过度兴奋	嗜睡、迟钝	昏迷
肌张力	正常	减低	松软或间歇性伸肌张力增强
拥抱反射	稍活跃	减弱	消失
吸吮反射	正常	减弱	消失
惊厥	无	通常伴有	多见或持续
中枢性呼吸衰竭	无	无或轻微	常有
瞳孔改变	无	无或缩小	不对称扩大，对光反射消失
前囟张力	正常	正常或稍饱满	饱满、紧张
病程及预后	兴奋症状24小时最明显，3天内可逐渐消失，预后好	症状大多1周症状消失；10天后仍不消失者，可能有后遗症	病死率高，多在1周内死亡；存活者可持续数周，多有后遗症

1.轻度

机体主要表现为兴奋、激惹，肢体及下颌可出现颤动，拥抱反射活跃，肌张力正常，呼吸平稳，一般不出现惊厥。症状于 24 小时后逐渐减轻。

2.中度

机体主要表现为嗜睡、反应迟钝，肌张力降低，肢体自发动作减少，病情较重者可出现惊厥。前囟张力正常或稍高，拥抱、吸吮反射减弱，瞳孔缩小，对光反应迟钝等。足月儿出现上肢肌张力减退较下肢重，而早产儿则表现为下肢肌张力减退比上肢重。症状在生后 72 小时内明显，可留有后遗症。

3.重度

机体主要表现为意识不清，昏迷状态，肌张力低下，肢体自发动作消失，惊厥频繁发作，反复呼吸暂停，前囟张力明显增高，拥抱、吸吮反射消失，双侧瞳孔不等大、对光反射差，心率减慢等。此期死亡率高，存活者多数留有后遗症。

(四)辅助检查

1.血清肌酸磷酸激酶同工酶(CPK-BB)

正常值<10U/L，脑组织受损时升高。

2.神经元特异性烯醇化酶(NSE)

正常值<6μg/L，神经元受损时此酶活性升高。

3.脑电图

根据脑损害程度显示不同程度的改变。

4.头颅B超

对脑室及其周围出血具有较高的特异性。

5.CT扫描

有助于了解水肿范围、颅内出血类型，对预后的判断有一定的参考价值，最适合的检查时间为生后2～5天。

6.磁共振成像(MRI)

能清晰显示颅后窝及脑干等B超及CT不易探及的部位病变。

(五)治疗原则

做好围生期保健，减少致病因素。本病以支持疗法、控制惊厥和治疗脑水肿为主。

1.支持疗法

给氧、改善通气，纠正酸中毒、低血糖；维持血压稳定。

2.控制惊厥

首选苯巴比妥钠，20mg/kg，于15～30分钟静脉滴入；若不能控制惊厥，1小时后可加用10mg/kg，12～24小时后给维持量，每日3～5mg/kg。肝功能不全者改用苯妥英钠，顽固性抽搐者加用地西泮或水合氯醛。

3.治疗脑水肿

控制入量，可用呋塞米(速尿)静脉推注，严重者可用20%甘露醇。一般不主张使用肾上腺糖皮质激素。

(六)护理措施

1.一般护理

(1)保暖：给予良好外部热源，使患儿体温维持正常。

(2)给氧：维持良好的通气、换气功能，使血气和pH在正常范围。有代谢性酸中毒者给小剂量碳酸氢钠纠酸。

(3)维持周身和各脏器足够的血液灌流，使心率、血压保持在正常范围。

(4)维持血糖的正常高值以保证神经细胞代谢所需。

2.病情观察

应密切观察神志、肌张力、体温、床温、呼吸、心率、血氧饱和度、血压、尿量和窒息所致各系统症状。遵医嘱应用脱水药物，避免外渗，观察用药反应，认真填写护理记录。

3.合理喂养

保证足够的热量供给，不能经口喂养者，可鼻饲喂养，保证患儿的生理需要量。

4.早期康复干预

早期给予功能训练和感知刺激的干预，促进脑功能恢复。

5.心理护理及健康指导

耐心向患儿家长解释病情及疑问，指导家长进行恢复期功能训练，得到家长的配合并坚持随访。

167

三、 新生儿肺透明膜病的护理

新生儿肺透明膜病(hyaline membrane disease of the newborn，HMD)又称新生儿呼吸窘迫综合征(neonatai respiratory distress syndrome，NRDS)，多发于早产儿，是由于缺乏肺表面活性物质(pulmonary surfactant，PS)所引起。临床表现为出生后不久即出现进行性呼吸困难和呼吸衰竭。常见早产儿，是新生儿期重要的呼吸系统疾病。

(一)病因和发病机制

新生儿肺透明膜病是由于缺乏肺泡表面活性物质引起。Ⅱ型肺泡上皮细胞分泌的肺泡表面活性物质由多种脂类、蛋白质和糖类组成；在胎龄 20～24 周出现，35 周后迅速增加。肺泡表面活性物质具有降低肺泡表面张力，使肺泡张开的作用。缺乏时肺泡壁表面张力增高，肺泡逐渐萎陷，导致通气不良，出现缺氧、发绀，进而出现代谢性酸中毒，并使毛细血管通透性增高，液体漏出，肺间质水肿和纤维蛋白沉着在肺泡表面形成嗜伊红透明膜。

(二)临床表现

出生时可以正常，也可无窒息表现。在出生后 2～6 小时内出现呼吸困难，呈进行性加重，出现鼻翼扇动、发绀、呼吸浅表、节律不整，吸气时胸廓凹陷，伴呼气时呻吟。呼气时呻吟是机体保护性反应，呼气时声门不完全开放，使肺内气体潴留，防止肺泡萎陷。肌张力低下，呼吸暂停甚至出现呼吸衰竭。呼吸窘迫呈进行性加重为本病的特点。听诊两肺呼吸音降低，早期无啰音，以后可听到细小水泡音，心音减弱，胸骨左缘可闻及收缩期杂音。出生第 2、3 天病情加重，72 小时后明显好转。

(三)辅助检查

1.血气分析

示 PaO_2 下降，$PaCO_2$ 升高，pH 降低。

2.分娩前抽取羊水测磷脂和鞘磷脂的比值

如低于 2∶1，提示胎儿肺发育不成熟。

3.X 线检查

生后 24 小时 X 线检查有特征表现。①毛玻璃样改变：两肺呈普遍性透光度降低，可见弥漫性均匀网状颗粒阴影。②支气管充气征。③"白肺"：见于重症时。

4.胃液振荡试验

胃液 1mL 加 95%酒精 1mL，振荡 15 秒后静止 15 分钟，如果沿管壁有多层泡沫为阳性。阳性者可排除本病。

(四)治疗原则

1.纠正缺氧

根据患儿情况可给予头罩吸氧，鼻塞持续气道正压吸氧、气管插管、机械呼吸。

2.替代疗法

表面活性物质制剂有 3 种：天然制剂、人工制剂、混合制剂。将制剂先溶于生理盐水中，然后从气管中滴入(取仰卧、左侧、右侧和再仰卧位各 1/4 量缓慢注入)。

3.维持酸碱平衡

呼吸性酸中毒以改善通气为主；代谢性酸中毒用 5%碳酸氢钠治疗。剂量根据酸中毒情况而定。

4.支持治疗

保证液体和营养供给，但补液量不宜过多，以防止动脉导管开放。动脉导管开放发生心力衰竭时，可以应用地高辛、呋塞米或吲哚美辛(消炎痛)。

(五)护理措施

1.保持呼吸道通畅

体位正确，头稍后仰，使气道伸直。及时清除口、鼻、咽部分泌物，分泌物黏稠时可给予雾化吸入后吸痰。

2. 供氧

使 PaO_2 维持在 50～70mmHg，SaO_2 维持在 87%～95%。注意避免氧中毒。①头罩用氧应选择与患儿大小相适应的头罩型号。用氧流量不少于 5L/分，以防止 CO_2 积聚在头罩内。②气道内正压通气(CPAP)辅助呼吸，早期可用呼吸机 CPAP 吸氧(鼻塞接呼吸机行 CPAP 通气)或用简易鼻塞瓶装法，压力以 0.49～0.98kPa(5～10cmH_2O)，早产儿从 0.196～0.294kPa(2～3cmH_2O) 开始。操作时，水封瓶放在距患儿水平位下 30～50cm 处。③气管插管用氧，如用纯氧 CPAP 后，病情仍无好转者，采用间歇正压通气(IPPV，)加呼气末正压呼吸(PEEP)。

3. 保暖

环境温度维持在 22～24℃，肤温在 36～36.5℃，相对湿度在 55%～65%，减少水分损耗。

4. 喂养

保证营养供给，不能吸乳、吞咽者可用鼻饲或静脉补充营养。

5. 预防感染

做好各项消毒隔离工作至关重要。

6. 健康教育

让家属了解治疗过程和进展，取得最佳配合，教会父母居家照顾的相关知识，为患儿出院后得到良好的照顾打下基础。

四、新生儿黄疸的护理

新生儿黄疸(neonatal jaundice)是新生儿时期由于胆红素在体内积聚，而引起巩膜、皮肤、黏膜、体液和其他组织被染成黄色的现象，可分为生理性黄疸和病理性黄疸两种。引起黄疸的原因多而复杂，病情轻重不一，重者可导致胆红素脑病(核黄疸)，常引起严重后遗症。

(一)新生儿胆红素代谢的特点

1. 胆红素生成较多

每日新生儿胆红素生成 6～10mg/kg(平均 8.8mg/kg)，成人胆红素生成仅为 3.8mg/kg，每日生成的胆红素约为成人的 2 倍以上，其原因如下。①红细胞破坏多：由于胎儿血氧分压低，红细胞数量代偿性增加，新生儿初生时红细胞数目相对较多，出生后血氧分压升高，过多的红细胞破坏。②新生儿红细胞寿命比成人短；③其他来源胆红素生成多：肝脏和其他组织中的胆红素及骨髓红细胞前体较多。

2. 结合运送胆红素能力弱

新生儿出生后的短暂阶段有轻重不等的酸中毒，影响胆红素与白蛋白的结合。

3. 肝脏对胆红素摄取能力差

新生儿肝细胞内 Y、Z 蛋白含量低，出生后 5～10 天才可达到成人水平。早产儿血中白蛋白数量少，胆红素的联结运送延缓。

4. 肝脏酶系统功能不完善

肝细胞内尿苷二磷酸葡萄糖醛基转移酶的量少，且酶的活力不足，不能将未结合胆红素有效转变为结合胆红素，以至于未结合胆红素潴留在血液中。

5. 肠肝循环的特殊性

出生后，由于新生儿肠道内正常菌群尚未建立，不能将进入肠道的胆红素还原成尿胆原、粪胆原排出体外，加之新生儿肠道内 β-葡萄糖醛酸苷酶活性较高，将结合的胆红素水解成葡萄糖醛酸及未结合胆红素，再经肠壁吸收经门静脉到达肝脏，加重肝脏负担。

由于上述特点，新生儿摄取、结合、排泄胆红素的能力较低，仅为成人的 1%～2%，所以极易出现黄疸。当饥饿、缺氧、脱水、酸中毒、头颅血肿或颅内出血时，更易出现黄疸或使原有黄疸加重。

(二)新生儿黄疸的分类

1.生理性黄疸

由于胆红素代谢特点，60%足月儿和80%以上早产儿在生后2～3天即出现黄疸，4～5天最重，足月儿一般10～14天消退，未成熟儿可延迟至3～4周，血清胆红素足月儿<221μmol/L(12.9mg/dL)，早产儿<257μmol/L(15mg/dL)，但患儿一般情况良好，食欲正常。

2.病理性黄疸(高胆红素血症)

高胆红素血症可分为高未结合胆红素血症与高结合胆红素血症，新生儿黄疸以前者多见。

(1)特点具备下列任何一项即可视为病理性黄疸。

1)黄疸出现过早(出生后24小时内)。

2)黄疸程度重：血清胆红素迅速增高，足月儿血清胆红素>221μmol/L(12.9mg/dL)，早产儿>257μmol/L(15mg/dL)。

3)黄疸进展快：每日上升>85μmol/L(5mg/dL)。

4)黄疸持续时间过长或黄疸退而复现：足月儿>2周，早产儿>4周。

5)血清结合胆红素>34μmol/L(2mg/dL)。

具备其中任何一项者可诊断为病理性黄疸。

病理性黄疸症状常发生于生后第一天，皮肤发亮发黄、昏睡、棕色尿液、食欲差、暗色大便。

(2)病因

1)感染性：①新生儿肝炎。大多数病毒可通过胎盘传给胎儿或出生时通过产道被感染，以巨细胞病毒、乙型肝炎病毒为常见。②新生儿败血症、尿路感染。由于细菌的毒素作用于红细胞，加速红细胞破坏、损伤肝脏细胞，使肝脏结合胆红素的能力下降，导致黄疸加重。

2)非感染性：①新生儿溶血，ABO系统和Rh系统血型不合最为常见。②胆道闭锁。肝肠循环受阻，胆红素排泄不畅，血清含量增高。③胎粪延迟排出。④母乳性黄疸，发生率0.5%～2%。⑤遗传性疾病，如红细胞6-磷酸葡萄糖脱氢酶缺陷等。⑥药物性黄疸，如维生素K_3、K_4、樟脑丸等。⑦其他，如低血糖、酸中毒、缺氧、体内出血和失水等原因可加重黄疸。

(三)治疗要点

1.找出引起病理性黄疸的原因，采取相应的措施，治疗基础疾病。

2.降低血清胆红素，给予蓝光疗法；提早喂养诱导正常菌群的建立，减少肠肝循环；保持大便通畅，减少肠壁对胆红素的再吸收。

3.保护肝脏，不用对肝脏有损害及可能引起溶血、黄疸的药物。

4.控制感染、注意保暖、供给营养、及时纠正酸中毒和缺氧。

5.适当用酶诱导剂、输血浆和白蛋白，降低游离胆红素。

(四)新生儿溶血病

新生儿溶血病(hemolytic disease of newborn, HDN)是指母婴血型不合，母血中血型抗体通过胎盘进入胎儿循环，发生同种免疫反应导致胎儿，新生儿红细胞破坏而引起的溶血。

1.病因和发病机制

目前已知血型抗原有160多种，但新生儿溶血以ABO血型系统不合最为多见，其次是Rh血型系统不合。主要是由于母体存在着与胎儿血型不相容的血型抗体(IgG)，这种IgG血型抗体可经胎盘进入胎儿循环后，引起胎儿红细胞破坏，出现溶血。

(1)ABO血型不合：多为母亲O型，婴儿A型或B型。如母为AB型或婴儿为O型则均不会发生溶血。由于自然界中广泛存在A、B血型物质，因此，O型血妇女通常在孕前已接触

A、B 血型物质的抗原物质刺激，其血清中产生了相应的 IgG，妊娠时经胎盘进入胎儿血循环引起溶血，故 ABO 血型不合者约 50% 在第一胎即可发病。

（2）Rh 血型不合：Rh 血型不合溶血病主要发生在 Rh 阴性孕妇和 Rh 阳性胎儿，但也可发生在母婴均为阳性时，这主要是由抗 E，抗 C 或抗 e、c 等引起。其中以抗 E 较多见。

2.临床表现

症状的轻重和母亲产生的 IgG 抗体量、抗体与胎儿红细胞结合程度及胎儿代偿能力有关。Rh 溶血症常比 ABO 溶血者严重。

（1）黄疸：Rh 溶血者大多在 24 小时内出现黄疸并迅速加重，而 ABO 溶血大多在出生后 2～3 天出现，血清胆红素以未结合型为主。

（2）贫血：Rh 溶血者一般贫血出现早而重；ABO 溶血者贫血少，一般到新生儿后期才出现。重症贫血者出生时全身水肿，皮肤苍白，常有胸、腹腔积液，肝脾肿大及贫血性心衰。

（3）肝脾肿大：Rh 溶血病患儿多有不同程度的肝脾肿大，由于髓外造血活跃所致。ABO 溶血病患儿则不明显。

（4）胆红素脑病（核黄疸）：当血清总胆红素浓度＞342μmol/L（20mg/dL），可引起胆红素脑病。一般发生在出生后 2～7 天，早产儿尤易发生。典型临床表现包括警告期、痉挛期、恢复期及后遗症期（表 11-3）。

表 11-3　胆红素脑病典型表现

分期	表现	持续时间
警告期	反应低下，肌张力下降，吸吮力弱	0.5～1.5 天
痉挛期	肌张力增高，发热、抽搐，呼吸不规则	0.5—1.5 天
恢复期	肌张力恢复，体温正常，抽搐减少	2 周
后遗症期	听力下降，眼球运动障碍，手足徐动，牙釉质发育不良，智力落后	终生

3.辅助检查

血型检测可见母子血型不合；红细胞、血红蛋白降低及网织红细胞、有核红细胞增多；血清胆红素增高，三项试验阳性。

4.治疗原则

（1）产前治疗

可采用孕妇血浆置换术、宫内输血。

（2）新生儿治疗

1）降低血清胆红素，给予蓝光疗法；提早喂养，诱导正常菌群的建立，减少肠肝循环；保持大便通畅，减少肠壁对胆红素的再吸收。

2）换血疗法。

3）保护肝脏，不用对肝脏有损害及可能引起溶血、黄疸的药物。

4）控制感染、注意保暖、供给营养、及时纠正酸中毒和缺氧。

5）适当用酶诱导剂、输血浆和白蛋白，降低游离胆红素。

（五）新生儿黄疸的护理

1.护理评估

（1）健康史：了解患儿胎龄、分娩方式、Apgar 评分、母婴血型、体重、喂养及保暖情况；询问患儿体温变化及大便颜色、药物服用情况、有无诱发物接触等。

（2）身体状况：观察患儿的反应、精神状态、吸吮力、肌张力等情况，监测体温、呼吸、患儿皮肤黄染的部位和范围，注意有无感染灶，有无抽搐等。了解胆红素变化。

（3）心理社会状况：了解患儿家长心理状况，对本病病因、性质、护理、预后的认识程度，尤其是胆红素脑病患儿家长的心理状况和有无焦虑。

2. 预期目标

(1)患儿胆红素脑病的早期征象得到及时发现、及时处理。

(2)患儿家长能根据黄疸的原因，出院后给予正确的护理。

3. 护理措施

(1)观察病情，做好相关护理

1)密切观察病情：注意皮肤黏膜、巩膜的色泽，根据患儿皮肤黄染的部位和范围，估计血清胆红素的近似值，评价紧张情况。注意神经系统的表现，如患儿出现拒食嗜睡、肌张力减退等胆红素脑病的早期表现，立即通知医生，做好抢救准备。观察大小便次数、量及性质，如存在胎粪延迟排出，应予灌肠处理，促进粪便及胆红素排出。

2)喂养：黄疸期间常表现为吸吮无力、食欲缺乏，应耐心喂养，按需调整喂养方式如少量多次、间歇喂养等，保证奶量摄入。

(2)针对病因的护理，预防核黄疸的发生

1)实施光照疗法和换血疗法，并做好相应的护理。

2)遵医嘱给予白蛋白和酶诱导剂。纠正酸中毒，以利于胆红素和白蛋白的结合，减少胆红素脑病的发生。

3)合理安排补液计划，根据不同补液内容调节相应的速度，切忌快速输入高渗性药物，以免血脑屏障暂时开放，使已与白蛋白联结的胆红素也进入脑组织。

(3)健康教育：使家长了解病情，取得家长的配合；若为母乳性黄疸，嘱可继续母乳喂养，如吃母乳后仍出现黄疸，可改为隔次母乳喂养逐步过渡到正常母乳喂养。若黄疸严重，患儿一般情况差，可考虑暂停母乳喂养，黄疸消退后再恢复母乳喂养。若为红细胞 G6PD 缺陷者，需忌食蚕豆及其制品，患儿衣物保管时勿放樟脑丸，并注意药物的选用，以免诱发溶血。发生胆红素脑病者，注意后遗症的出现，给予康复治疗和护理。

5. 护理评价

评价患儿黄疸是否消退；患儿家长能否给予患儿正确的照护。

五、新生儿脐炎的护理

新生儿脐炎(omphalitis)是指脐部残端被细菌入侵、繁殖所引起的急性炎症。

(一)病因及发病机制

在断脐时，或断脐后，消毒处理不严，护理不当就很容易造成细菌污染，引起脐部发炎。常见的病原菌：金黄色葡萄球菌，大肠杆菌，其次为溶血性链球菌，或混合细菌感染等。

(二)临床表现

脐带根部发红，或脱落后伤口不愈合，脐窝湿润、流水，这是脐带发炎的最早表现。继之脐周皮肤红肿，深及皮下。

轻者脐残端及周围皮肤红肿，伴少许脓性分泌物，体温及食欲均正常。

严重者脐周皮肤红肿明显、脓液增多，脐窝内组织腐烂、有臭味，可形成局部脓肿。病情危重会向周围皮肤或组织扩散引起腹壁蜂窝织炎、腹膜炎、败血症等。可有拒奶、少哭、发热、烦躁不安等全身中毒症状。

慢性脐炎时形成脐部肉芽肿，为一小樱红色肿物突出、常常流黏性分泌物，经久不愈。

(三)辅助检查

脐部脓汁涂片可见细菌及中性粒细胞增多。脓性培养阳性率很高。如怀疑发生败血症，则做血培养。

(四)治疗原则

1. 脐渗液、渗血者用 0.5%碘附及 75%酒精，每日 2～3 次。

2. 有脓性分泌物用 3%过氧化氢液清洗脐部，再涂以 75%酒精，每日 3 次。

3. 抗生素治疗

一般新生儿时期首选青霉素，加氨苄西林效佳。对已形成脓肿者，及时切开引流换药。

4. 肉芽肿形成者可用 10%硝酸银溶液烧灼后，敷以油膏，每日更换敷料，直到愈合为止。如肉芽肿较大，可作手术切除。

(五)护理措施

1. 彻底清除感染伤口，从脐的根部由内向外环形彻底清洗消毒。轻者可用安尔碘或 0.5%碘附及 75%酒精，每日 2～3 次；重度感染者，遵医嘱应用抗生素。

2. 勤换尿布，并要避免尿布直接覆盖在脐部的敷料上，若尿湿了脐带包皮，需及时重新消毒脐部后更换敷料。

3. 给婴儿洗澡时要做到尽量不打湿敷料，更不能将婴儿全身浸在澡盆内，以防脐部被水浸湿糜烂处而引起感染。

4. 脐带脱落后，脐窝稍潮湿，每天要用 2%的碘酒擦洗，再用 75%的酒精擦洗，然后涂 1%～2%的龙胆紫(甲紫)，每日 2～3 次，直到局部红肿消退、干燥。

2. 健康教育

(1)普及新法接生，新生儿出生时脐部应采取无菌处理，不可用不洁物品覆盖脐部，并要保持脐部干燥。如脐部潮湿、渗液或脐带脱落后伤口延迟不愈，则应作脐局部消炎处理，必要时静脉使用抗生素，以防败血症的发生。

(2)教会家长新生儿脐部护理方法，强调接触新生儿要洗手，教会家长观察脐炎的表现，如发现炎症及时就医。

六、新生儿寒冷损伤综合征的护理

新生儿寒冷损伤综合征(neonatal cold injure syndrome)简称新生儿冷伤，主要由受寒引起，其临床特征是低体温和多器官功能损伤，严重者出现皮肤和皮下脂肪变硬和水肿，此时又称新生儿硬肿症(sclerema neonatorum, SN)。

(一)病因和发病机制

病因尚未完全清楚，但寒冷、早产、低体重、感染和窒息可能是其致病因素。

1. 新生儿体温调节与皮下脂肪组成特点

新生儿体温调节功能不足：①体温调节中枢发育不成熟。②皮肤表面积相对较大，血流丰富，易于失热。③能量储备少。产热不足，尤以早产儿，低出生体重儿和小于胎龄儿为明显。④以棕色脂肪组织的化学产热方式为主，缺乏寒战等物理产热方式。因此，新生儿期易发生低体温。⑤新生儿皮下脂肪组织的饱和脂肪酸比未饱和脂肪酸多，前者熔点高，当受寒或其他原因引起体温降低时，皮脂容易发生硬化，出现硬肿症。

2. 寒冷损伤

寒冷环境或保温不当可使新生儿失热增加，当产热不抵失热时，体温随即下降，继而引起外周小血管收缩，皮肤血流量减少，出现肢端发冷和微循环障碍，更进一步引起心功能低下表现。低体温和低环境温度导致缺氧，各种能量代谢紊乱和代谢性酸中毒，严重时发生多器官功能损坏。

3. 其他

新生儿严重感染、早产、颅内出血和红细胞增多症等时也易发生体温调节和能量代谢紊乱，出现低体温和硬肿。

(二)临床表现

一般以生后 1 周内新生儿和未成熟儿多见。本病多发生在冬、春寒冷季节，夏季发病者，大多是严重感染、重度窒息引起。发病初期表现体温降低、食欲不振或拒乳、哭声弱等症状；病情加重时发生硬肿和多器官损害体征。

1.低体温

体核温度(肛门内5cm处温度)常降至35℃以下,重症<30℃。新生儿由于腋窝下含有较多棕色脂肪,寒冷时氧化产热,使局部温度升高,此时腋温高于或等于肛温(核心温度)。因此,腋温-肛温差值(腋-肛温差,T_{A-R})可作为判断棕色脂肪产热状态的指标。正常状态下,棕色脂肪不产热,$T_{A-R}<0℃$;重症硬肿症,因棕色脂肪耗尽,故T_{A-R}也<0℃;新生儿硬肿症初期,棕色脂肪代偿产热增加,则$T_{A-R}\geq0℃$。

2.硬肿

皮肤发凉、硬肿,颜色暗红,不易捏起,按之如硬橡皮,有水肿者呈凹陷性,患处皮肤呈暗红或青紫色。硬肿发生顺序为:小腿→大腿外侧→整个下肢→臀部→面颊→上肢→全身。硬肿范围可按:头颈部20%,双上肢18%,前胸及腹部14%,背及腰骶部14%,臀部8%,双下肢26%计算。

3.多器官功能损害

早期有心音低钝、心率减慢、尿少,严重者可导致肺出血、循环和呼吸衰竭及肾脏等多脏器损害,合并弥散性血管内凝血而危及生命。

4.病情分度

根据临床表现,病情可分为轻、中和重3度(表11-4)。

表11-4 新生儿寒冷损伤综合征的病情分度

分度	肛温	腋-肛温差	硬肿范围	全身情况及器官功能改变
轻度	≥35℃	>0	<20%	无明显改变
中度	<35℃	≤0	25%~50%	反应差、功能明显低下
重度	<30℃	<0	>50%	休克、DIC、肺出血、急性肾衰竭

(三)治疗原则

1.复温

是低体温患儿治疗的关键。复温原则是逐步复温,循序渐进。

2.支持疗法

供给能量和液体,足够的热量有利于体温的恢复,根据患儿情况选择经口喂养或静脉营养。但应注意严格控制输液量及速度。

3.合理用药

有感染者根据血培养及药敏试验结果选择抗生素。有出血倾向者用止血药,高凝状态时考虑用肝素,但有DIC时慎用肝素。休克时扩容、纠酸治疗。

(四)护理措施

1.复温

是治疗护理的关键措施,目的是在体内产热不足的情况下,通过提高环境稳定,以恢复和保持正常体温。见表11-5。

表11-5 肛温患儿箱温设定值、复温时间

肛温	暖箱温度	复温时间
>30℃	30℃	6~12小时
<30℃	比肛温高1~2℃	12~24小时

(1)若肛温>30℃,$T_{A-R}\geq0$,提示体温虽低,但棕色脂肪产热较好,此时可通过减少散热使体温回升。将患儿置于30℃暖箱中,根据体温恢复的情况逐渐调整到30~34℃的范围内,6~12小时恢复正常体温。

(2)当肛温<30℃时,多数患儿$T_{A-R}<0$,提示体温很低,棕色脂肪被耗尽,虽少数患儿

$T_{A-R} \geqslant 0$，但体温过低，靠棕色脂肪自身产热难以恢复正常体温，且易造成多器官损害，所以只要肛温＜30℃，一般均应将患儿置于箱温比肛温高1～2℃的暖箱中进行加热。每小时提高箱温1～1.5℃，箱温不超过34℃，在12～24小时内恢复正常体温。然后根据患儿体温调整暖箱温度。在肛温＞30℃，$T_{A-R} < 0$时，仍提示棕色脂肪不产热，故此时也应采用外加温使体温回升。

（3）无条件者可用温暖的襁褓包裹、置于25～26℃室温环境中，并用热水袋保暖（水温从40℃逐渐升至60℃）；也可用热炕、母亲怀抱保暖。

2.合理喂养

轻者能吸吮者可经口喂养；吸吮无力者用滴管、鼻饲或静脉营养保证能量供给。

3.保证液体供给，严格控制补液速度

应用输液泵控制，无条件者应加强手控滴数。建立输液巡视卡，每小时记录输入量及速度，根据病情加以调节，以防止输液速度过快引起心衰和肺出血。

4.预防感染

做好消毒隔离，加强皮肤护理，经常更换体位，防止体位性水肿和坠积性肺炎，尽量减少肌肉注射，防止皮肤破损引起感染。

5.观察病情

注意体温、脉搏、呼吸、硬肿范围及程度、尿量、有无出血症状等，详细记录护理单，备好抢救药物和设备，一旦发生病情突变，能争分夺秒组织有效地抢救。

6.健康教育

介绍有关硬肿症的疾病知识，指导患儿家长加强护理，注意保暖，保持适宜的环境温度和湿度，鼓励母乳喂养，保证足够的热量。

七、新生儿低血糖的护理

糖代谢紊乱在新生儿期极常见。目前认为凡全血血糖＜2.2mmol/L(40mg/dL)可诊断为新生儿低血糖(neonatal hypoglycemia)，不考虑出生体重、胎龄和日龄。

（一）病因及发病机制

1.暂时性低血糖

指低血糖持续时间较短，不超过新生儿期。

（1）糖摄入减少：多见于早产儿、患病新生儿喂养困难。

（2）糖消耗过多：患病的新生儿糖消耗量增加，如新生儿窒息、低体温、败血症、先心病等。

（3）糖原储存不足：主要见于早产儿，胎龄越小，糖原储存越少。

（4）糖尿病母亲婴儿：宫内高胰岛素血症，出生后母亲血糖供给突然中断。

2.持续性低血糖

指低血糖持续至婴儿或儿童期。见于高胰岛血症、内分泌缺陷：如先天性垂体功能不全、遗传代谢性疾病。

（二）临床表现

无症状或无特异性症状，低血糖患儿依据低血糖的程度不同临床表现不同，同一低血糖水平临床表现的差异也较大。有症状者表现为反应差或烦躁、喂养困难、哭声异常、肌张力低、易激惹、惊厥、呼吸暂停等。经补充葡萄糖后症状消失、血糖恢复正常，称"症状性低血糖"。低血糖多为暂时的，如反复发作需考虑糖原积累症、先天性垂体功能不全、胰高血糖素缺乏和皮质激素缺乏等。

（三）辅助检查

1.血糖测定

高危儿应在生后 4 小时内监测血糖，以后每隔 4 小时复查，直至血糖浓度稳定。

2.持续性低血糖者，应酌情选测血胰岛素、胰高糖素、生长激素等。

（四）治疗原则

1.早期喂养

无症状性低血糖，可口服 10%葡萄糖 5～10mL/kg，每 2～3 小时一次。

2.静脉滴注葡萄糖

血糖＜2.2mmol/L（40mg/dL），不论有无症状，应静脉注射 10%葡萄糖，速率为 6～8mg/（kg·min）。如血糖＜1.6mmol/L，用 10%葡萄糖 8～10mg（kg·min）静脉滴注。极低体重早产儿对糖耐受性差，输糖速率＞6～8mg/（kg·min）易致高血糖症。如发生惊厥，立即静脉注射 25%葡萄糖 2～4mL/kg，以 1mL/分速率注入。

3.激素

持续或反复严重低血糖，如治疗 3 天后血糖仍不能维持，可加用氢化可的松 5～10mg（kg·d），或泼尼松 1mg/（kg·d），至症状消失、血糖恢复后 24～48 小时停止，一般用数日至一周。

4.病因治疗

胰高血糖素缺乏者静脉注射胰高血糖素；高胰岛素血症可用二氮嗪；胰岛素细胞增生症则须作胰腺次全切除；先天性代谢缺陷患儿给予特殊饮食疗法。

（五）护理措施

1.定期监测患儿血糖，防止低血糖发生。

2.无症状并能进食者，可先进食，并密切监测血糖。如口服不能纠正者，可静脉输注葡萄糖，根据血糖测定结果调节输糖速率。

3.静脉输注葡萄糖时，需定期监测血糖变化，及时调节输糖速率，保证血糖浓度稳定。

4.密切观察病情变化，发现问题及时处理。

5.健康教育

向家长解释病因与预后，让家长了解低血糖发生时的表现，定期门诊复查。提倡母乳喂养，在生后半小时内尽早开奶。不能哺母乳者，应予母乳化配方奶喂养。

第二节　传染性疾病护理

一、水痘

水痘（varicella, chickenpox）是由水痘-带状疱疹病毒引起的急性传染病。原发感染为水痘，潜伏再发则表现为带状疱疹。水痘的临床特征是全身症状轻微和分批出现的皮肤黏膜斑疹、丘疹、疱疹和结痂并存。

（一）护理评估

1.病史

（1）现病史询问是否有发热、食欲减退，询问皮疹出现时间、开始的形态与变化、是否瘙痒、是否分批出现。询问是否有并发症表现为咳嗽、持续呕吐、意识改变、颤抖等。

（2）过去史：询问过去是否有出疹性疾病史，是否有慢性疾病并应用免疫抑制剂的病史，是否有反复感染史。

（3）个人史：询问发病前 3 周内在幼儿园或学校是否有儿童患出疹性疾病。询问是否接种过水痘疫苗。

（4）家族史：询问家庭成员是否曾患出疹性疾病如带状疱疹。

2.临床特点

潜伏期 14～16 日，有时达 3 周。

(1)前驱期：婴幼儿常无症状或症状轻微。年长儿可有低热、头痛、乏力、食欲不振、咽痛等上呼吸道感染症状。本期持续 1～2 日。

(2)出疹期：皮疹以红斑疹、丘疹、疱疹、脓疱、结痂顺序演变。疱疹椭圆形，3～5mm 大小，周围有红晕，无脐眼，经 24 小时，水疱内容物变混浊，壁薄易破，常伴痛痒，愈后多不留瘢痕。皮疹连续分批出现，每批历时 1～6 日，同一时间可见不同性状的皮疹。皮疹呈向心形分布，首发于躯干，后至脸、肩、四肢。部分患儿疱疹亦可发生于口腔、咽喉、结膜和阴道黏膜，破溃后形成溃疡。

3.辅助检查

(1)血常规：白细胞计数正常或稍低，淋巴细胞相对增高。有继发感染时白细胞数可增高。

(2)病毒分离：出疹后 3～4 日从疱疹液中可分离出病毒。

(3)清学检查：补体结合抗体可在出疹后 1～4 日内出现，取急性期和 2 周以后的血清检测结果对比，如 4 倍以上增高有回顾性诊断意义。

(二)护理措施

1.皮肤的护理

室内温度适宜，衣服宽大柔软、被褥整洁不宜过厚、勤换洗，以免造成患儿不适增加痒感。保持手的清洁，剪短指甲，婴幼儿可戴并指手套，以免抓伤皮肤，继发感染或留下疤痕。一般无并发症的水痘皮疹，不需做特殊处理，仅对症治疗。皮肤瘙痒吵闹时，设法分散其注意力，或用温水洗浴、局部涂 0.25%冰片炉甘石洗剂或 5%碳酸氢钠溶液，或口服抗组胺药物。疱疹破溃时涂 1%甲紫，继发感染者局部用抗生素软膏，或口服抗生素控制感染。有报道用麻疹减毒活疫苗 0.3～1mL 皮下注射 1 次，48 小时内疱疹全部结痂，不再出现新疹，疗效明显。皮疹处用治疗仪照射有止痒、防止继发感染、加速疱疹干涸及结痂脱落的效果。

2.降低体温

患儿多仅有中、低度发热，不必用降温药物，可控制室温、多饮水、卧床休息至体温正常止。同时给予易消化的饮食，做好口腔护理。

3.病情观察

水痘临床过程一般顺利，偶可发生播散性水痘、并发肺炎及脑炎，应注意观察及早发现，并予以相应的治疗及护理。

4.避免使用肾上腺皮质激素类药物(包括激素类软膏)

因可使病毒在体内增殖和扩散，使病情恶化。应用激素治疗其他疾病的患儿一旦接触了水痘病人，应立即肌注较大剂量的丙种球蛋白 0.4～0.6mL/kg 或带状疱疹免疫球蛋白 0.1m/kg，以期减轻病情。如已发生水痘，应争取在短期内递减，逐渐停药。

5.预防感染的传播

采取呼吸道隔离至疱疹全部结痂或出疹后 7 日止。保持室内空气新鲜，托幼机构一直采用紫外线消毒。避免与易感儿接触。对高危人群的接触者可用丙种球蛋白或带状疱疹免疫球蛋白肌注。近年来国外试用水痘-带状疱疹病毒减毒活疫苗来免疫易感者。

6.家庭护理

一般无并发症者可在家治疗护理。护士应上门做好隔离消毒、皮肤护理、防止继发感染以及病情观察的指导，并提醒家属，病程中禁用肾上腺皮质激素。

二、麻疹

麻疹是由麻疹病毒引起的急性出疹性传染病。具有高度的传染性，以 6 个月以上 5 岁以下儿童发病率最高，临床以发热、上呼吸道发炎、麻疹黏膜斑及全身皮疹为其特征，冬春季多见，其传播途径为呼吸道飞沫传染。

（一）护理评估

1.病史

（1）现病史：询问早期是否有发热、打喷嚏、流涕、咳嗽、流泪、眼红、畏光、食欲减退、呕吐、腹泻等。如患儿就诊时已有皮疹，询问开始出现皮疹的部位与出疹先后顺序，询问发热多少天后出皮疹。

（2）过去史：询问发病前3周内是否与患麻疹的患者接触，或询问幼儿园、学校、邻居中是否有出皮疹的患儿。询问有无结核接触史，有无营养不良、反复呼吸道感染、腹泻。

（3）个人史：询问是否接种过麻疹疫苗，何时接种。

（4）家族史：询问母亲是否曾患麻疹，患麻疹的时间。

2.临床特点

分典型、轻型、重型、无皮疹型四种。

（1）典型麻疹：潜伏期6～18日，接受被动免疫者可延至21～28日。临床分以下三期。

1）前驱期：指从发热开始至出疹，一般为3～4日，症见发热、流涕、结膜炎、流泪、轻咳等。于发热的第2～3日，颊内黏膜上相当于下部磨牙的外侧，见到0.5～1mm大小的白色斑点，周缘红晕，此即麻疹黏膜斑（科氏斑）。数量由少到多，可融合成较大白斑，类似鹅口疮，于皮疹大量透出时逐渐消失。

2）出疹期：2～5日不等。发热3～4日后，皮疹自耳后发际及颈部开始，渐及额面部，再自上而下，波及全身，最后达手掌及足底。开始为玫瑰色斑丘疹，大小不等，稀疏分明；其后皮疹增多，可有融合，颜色暗红，疹间可见正常皮肤。同时全身症状加重，咳嗽加剧，咽红肿痛，高热不退。

3）恢复期：出疹3～5日后，如无并发症，皮疹依出疹顺序逐渐消退，疹退处有麦妖样脱屑，留存棕色瘢痕，2周左右消退。同时体温下降，全身症状减轻、消失。

（2）轻型麻疹：潜伏期长达3～4周，前驱期短且症状轻微，体温多在39℃以下，常无麻疹黏膜斑，皮疹稀疏色淡，很快消失，可无脱屑及色素斑，病程1周左右。多见于对麻疹病毒有部分免疫力的患者。

（3）重型麻疹高热持续在40～41℃，皮疹密集融合成片，遍布全身，疹色暗红，或出疹不透，或出而骤退。常并发肺炎、喉炎、中耳炎等，预后不良，病死率高。

（4）无皮疹型：整个病程不见皮疹，仅有麻疹黏膜斑。诊断主要根据鼻咽分泌物中找到多核巨细胞及血清学检查。

（5）并发症：肺炎是最常见的并发症，约占10%或稍多，分为原发性间质性肺炎或继发性细菌性肺炎；其他如喉炎、脑炎、心肌炎等也可发生，根据其并发症的出现而表现相应的临床症状及体征。

3.辅助检查

（1）血常规：白细胞减少，淋巴细胞分类相对增多。

（2）多核巨细胞检查：取患者鼻咽拭子涂片，直接镜检多核巨细胞有早期诊断价值。

（3）病毒抗原检查：用免疫荧光法检测麻疹病毒特异性抗原有早期诊断意义。

（4）疑有肺炎者，应做X线检查，疑并发脑炎者，应做脑脊液检查，脑脊液所见与一般病毒性脑炎相似，也可为正常。

（二）护理措施

1.高热的护理

绝对卧床休息至皮疹消退、体温正常。室内宜空气新鲜，每日通风2次（避免患儿直接吹风以防受凉），保持室温于18～22℃，湿度50%～60%。衣被穿盖适宜，忌捂汗，出汗后及时擦干更换衣被。监测体温，观察热型。高热患儿可用小量退热剂，忌用醇浴、冷敷，以免影响透疹，导致并发症。

2.皮肤黏膜的护理

及时评估透疹情况。保持床单整洁干燥与皮肤清洁，在保温情况下，每日用温水擦浴更衣 1 次(忌用肥皂)，腹泻儿注意臀部清洁，勤剪指甲防抓伤皮肤继发感染。如透疹不畅，可用鲜芫荽煎水服用并抹身，以促进血循环和透疹，并防止烫伤。

加强五官的护理。室内光线宜柔和，常用生理盐水清洗双眼，再滴入抗生素眼液或眼膏，可加服维生素 A 预防眼干燥症。防止呕吐物或泪水流入外耳道发生中耳炎。及时清除鼻痂、翻身拍背助痰排出，保持呼吸道通畅。加强口腔护理，多喂水，可用生理盐水或朵贝液含漱。

3.饮食护理

发热期间给予清淡易消化的流质饮食，如牛奶、豆浆、蒸蛋等，常更换食物品种并做到少量多餐，以增加食欲利于消化。多喂开水及热汤，利于排毒、退热、透疹。恢复期应添加高蛋白、高维生素的食物。指导家长做好饮食护理，无需忌口。

4.病情观察

麻疹并发症多且重，为及早发现，应密切观察病情。出疹期如透疹不畅、疹色暗紫、持续高热、咳嗽加剧、鼻扇喘憋、发绀、肺部啰音增多，为并发肺炎的表现，重症肺炎尚可致心力衰竭。患儿出现频咳、声嘶，甚至哮吼样咳嗽、吸气性呼吸困难。三凹征，为并发喉炎表现。患儿出现嗜睡、惊厥、昏迷为脑炎表现。出现并发症时可导致原有结核病的恶化。应予以相应护理。

5.预防感染的传播

对病人采取呼吸道隔离至出疹后 5 天，有并发症者延至疹后 10 天。接触的易感儿隔离观察 21 天。病室通风换气进行空气消毒，患儿衣被及玩具曝晒 2 小时，减少不必要的探视预防继发感染。流行期间不带易感儿童去公共场所，托幼机构暂不接纳新生。为提高易感者免疫力，对 8 个月以上未患过麻疹的小儿可接种麻疹疫苗。

接种后 12 日血中出现抗体，1 个月达高峰，故易感儿接触病人后 2 日内接种有预防效果。对年幼、体弱的易感儿肌注入血丙种球蛋白或胎盘球蛋白，接触后 5 日内注射可免于发病，6 日后注射可减轻症状，有效免疫期 3～8 周。

6.家庭护理

指导麻疹患儿无并发症时可在家治疗护理。医务人员每日家庭访视 1～2 次，并进行上述护理指导。

三、流行性腮腺炎

流行性腮腺炎是由腮腺炎病毒引起的急性呼吸道传染病，其临床特征为腮腺非化脓性肿痛、发热、咀嚼受限，亦可累及其他腺体组织或脏器。主要发生于儿童及青少年

(一)护理评估

1.病史

(1)现病史：询问是否有发热、食欲减退、乏力等，询问耳下方(腮腺)和(或)颌下方(颌下腺)肿痛的时间、张口与咀嚼或进食酸性食物时是否疼痛。询问是否有并发症表现如头痛、呕吐、下腹痛或下腹疼痛、睾丸肿痛、心慌、心前区疼痛等。

(2)过去史：询问过去是否曾有腮腺肿痛病史。

(3)个人史：询问发病前 3 周内在幼儿园或学校中是否有腮腺肿大的儿童。询问是否接种过流行性腮腺炎疫苗或麻风腮三联疫苗(MMR)。

(4)家族史：询问家庭中近期是否有流行性感冒或腮腺肿大的患者。

2.临床特点

(1)多数患儿无前驱症状，以腮腺肿大、疼痛为首发症状。腮腺肿胀常为双侧性，以耳

垂为中心向周边蔓延，表面不红，局部微热，坚韧有弹性，明显疼痛及触痛，张口及咀嚼加重。发病早期颊黏膜腮腺管口红肿。伴发热、头痛、乏力、食欲减退等。经过8～10日，肿胀消退，一般体温下降先于腺肿消退。

(2)少数患儿可有下列任何一种并发症：①无菌性脑膜炎综合征：多为学龄儿童，常发生在腮腺肿胀后3～10日。主要表现为发热、头痛、呕吐、嗜睡或谵妄，颈有抵抗感，甚少惊厥。预后良好，绝大多数于起病后10日左右痊愈。②睾丸炎、附睾炎：多见于青春期，常在腮腺炎起病1～2周内发生。多为单侧受累，睾丸肿胀、变硬、疼痛和触痛，伴发热、头痛。1～2周痊愈。很少引起不育。③胰腺炎：多在腮腺肿后3～7R内发生。体温骤升，寒战，反复呕吐，左上腹压痛及局部肌肉强直，1周后多能恢复。

3.辅助检查

(1)血常规：白细胞计数正常或稍低，淋巴细胞相对增高。有并发症时白细胞可增高。

(2)病毒分离：急性期患者涎液、咽拭子及尿液中可分离出病毒。

(3)血清学检测：补体结合试验、血凝抑制试验及病毒中和试验均可阳性。恢复期血清抗体效价升高4倍以上有诊断意义。

(4)血清淀粉酶：多数患儿有轻至中度升高，并发胰腺炎时明显增高。

(5)脑脊液：并发无菌性脑膜炎时脑脊液变化几乎与流行性乙型脑炎完全相同。早期自脑脊液中可分离出腮腺炎病毒。

(二)护理措施

1.减轻疼痛

(1)保持口腔清洁：鼓励饮水，勤漱口，防止继发感染。

(2)局部冷敷：青黛散调醋或如意金黄散调茶水或食醋外敷患处，每天1～2次，药物要保持湿润。

(3)忌酸、辣、冷、硬食物：进食清淡、易消化的流质或半流质，能减轻患儿因张口和咀嚼而引起的疼痛。

2.体温过高的护理

保持室内空气流通，监测体温变化。发热时卧床休息，多饮水，以利于降温。

3.密切观察病情变化

注意有无高热、头痛、呕吐、脑膜刺激征，如有变化立即通知医生，给予相应的治疗与护理观察男孩阴囊皮肤有无水肿，有无睾丸肿大及疼痛、触痛，发现异常及时采取措施。

4.健康指导

单纯腮腺炎不需住院治疗，预后良好，可在家进行隔离护理，消除家长和患儿的思想顾虑。向患儿及家长讲解有关腮腺炎的隔离知识，腮腺炎患儿要隔离至腮腺肿大消退后3天，有接触史的易感儿检疫3周。易感儿预防接种麻疹、风疹、腮腺炎三联疫苗，起到了良好的保护作用。

四、猩红热

猩红热是由A组β型溶血性链球菌引起的急性呼吸道传染病，临床特征是突发高热、咽峡炎、杨梅舌、全身弥漫性充血性皮疹和退疹后片状脱皮。多见于3～7岁儿童。

(一)病因与发病机制

病原体是A组β型溶血性链球菌。该菌外界存活力较强，在痰液和脓液中可存活数周，对热及干燥的抵抗力不强，加热55℃ 30min即可灭活，对一般消毒剂敏感。溶血性链球菌从呼吸道侵入咽、扁桃体，可引起局部炎症，表现为充血、水肿，可呈卡他性、脓性或膜性，可向周围扩散也可经血行播散。细菌产生的红疹毒素可致皮肤黏膜血管充血、水肿、炎性细胞浸润，形成典型的猩红热皮疹。恢复期表皮细胞角化过度脱落造成脱皮。少数患儿起病2～

3 周后可发生变态反应性风湿热或急性肾小球肾炎。

(二) 流行病学

传染源为患者和带菌者。自发病前 1 天至疾病高峰时期的传染性最强，脱皮时期的皮屑无传染性。主要经空气、飞沫传播。人群普遍易感，多见于 3～7 岁儿童，以冬春季多见。

(三) 临床表现

1.潜伏期

2～3 天，也可少至 1 天，多至 5～6 天。

2.前驱期

一般不超 24h。起病急，以畏寒、高热、咽部红肿、扁桃体化脓为主，伴头痛，全身不适，恶心呕吐，颈部及颌下淋巴结肿大、压痛。婴儿可有烦躁和惊厥。

3.出疹期

皮疹为猩红热最重要的体征之一。①出疹顺序：多于起病后 1～2 天出疹。皮疹从耳后、颈部及上胸部迅速蔓延至躯干、上肢，最后到下肢，24h 内可波及全身。②典型的皮疹特点：在全身皮肤弥漫性发红的基础上散布针尖大小、密集而均匀的点状红色丘疹，高出皮肤，压之退色，伴瘙痒，疹间无正常皮肤。③特殊体征：用手按压疹间皮肤，红色暂时消退，出现白色手印，数秒后恢复，称为贫血性皮肤划痕；在皮肤皱褶处可见皮疹密集呈线状，压之不退，称为帕氏线；病初起时，舌面被覆白苔，舌刺突起，2～3 天后白苔开始脱落，舌面光滑呈肉红色，舌刺红肿明显，称为杨梅舌；面部充血潮红，口鼻周围苍白，称为口周苍白圈。

4.恢复期

皮疹于 3～5 天后颜色转暗并逐渐消退，按出疹先后顺序开始脱皮，躯干多为糠皮状脱皮，手掌、足底多见大片膜状脱皮，无色素沉着。全身中毒症状和局部炎症也很快消退。脱皮可持续 1～2 周。

5.并发症

化脓性感染，中耳炎、肺炎、心肌炎、急性肾小球肾炎、风湿性关节炎等。

(四) 辅助检查

1.血常规

白细胞数增高达 $(10～20)×10^9/L$，中性粒细胞占 80% 以上，核左移。

2.血清学检查

可用免疫荧光法检测咽拭子涂片以进行快速诊断。

3.细菌培养

咽拭子或其他病灶内取标本可培养出 A 组溶血性链球菌。

(五) 治疗要点

主要是抗菌治疗和对症治疗。抗菌治疗首选青霉素每日 5 万 U/kg，分 2 次肌内注射；严重感染者 10 万～20 万 U/kg，静脉滴注，疗程 5～7 天。对青霉素过敏者可用红霉素等。咽痛者给予流质或半流质饮食，保持口腔清洁；高热者给予物理或药物降温。

(六) 护理措施

1.一般护理

保持室内空气流通，温、湿度适宜。急性期应卧床休息。给予营养丰富、高维生素、清淡易消化流质或半流质饮食。保持口腔清洁，鼓励患儿多饮水或用温盐水漱口。

2.高热护理

监测体温变化，高热时给予物理降温，忌用冷水和乙醇擦浴，必要时给予药物降温，及时更换汗湿的衣物。

3.皮肤护理

及时评估患儿出疹情况，保持皮肤清洁，及时更换衣服。修剪患儿指甲，告知患儿尽量避免搔抓皮肤，以免引起感染。沐浴时避免水温过高，避免使用刺激性强的肥皂或沐浴液，以免加重皮肤瘙痒感。告知患儿及家长恢复期脱皮时，应待皮屑自然脱落，不宜人为剥离，可以用消毒后的剪刀剪掉，以防感染或损伤皮肤。

4.预防感染传播

(1)控制传染源：明确诊断后及时隔离，呼吸道隔离至症状消失后1周，连续3次咽拭子培养阴性后可解除隔离。对密切接触者应严密观察7天。

(2)切断传播途径：加强空气消毒，用紫外线消毒，衣服、被褥置于阳光下暴晒2～4h，桌子、家具外用消毒液擦拭。病室通风换气，患儿外出戴口罩。

(3)保护易感人群：流行期间避免去公共场所，加强营养，锻炼身体，体质较弱的可以注射丙种球蛋白以增强免疫力。

5.健康教育

向患儿及家长介绍本病的相关知识，如疾病的传播方式、隔离时间、饮食和皮肤护理方法；指导家长注意观察患儿的尿量及颜色，定期复查尿常规，及时发现并发症；流行期间避免去公共场所，增强体质，提高抗病能力。

六、中毒型细菌性痢疾

中毒型细菌性痢疾(bacillary dysetery, toxic type 简称毒痢)是急性细菌性痢疾的暴发型，临床特征为急起高热、反复惊厥、嗜睡、昏迷，迅速发生循环衰竭或(和)呼吸衰竭，而早期肠道症状可很轻或缺如。以2～7岁体质较好的儿童多见。

(一)护理评估

1.病史

患儿年龄、发病季节、平时健康状况、有无不洁饮食史、痢疾病人接触史腹泻史。询问大便的性质、次数、是否排黏液脓血便。有无高热、惊厥表现。

2.身心状况

重点检查小儿神志、肤色、皮肤温度及弹性、瞳孔、呼吸节律、血压。了解家属对住院有无顾虑、对现实的态度及对患儿健康的需要。

3.辅助检查

了解大便常规检查结果是否有大量脓细胞、红细胞及巨噬细胞。

(二)护理措施

1.高热的护理

绝对卧床休息、监测体温、综合使用物理降温、药物降温甚至亚冬眠疗法，争取在短时间内将体温维持在36～37℃，防高热惊厥致脑缺氧、脑水肿加重。

①物理降温可用醇浴或温水擦浴(低于皮温2～3℃)；回流灌肠(需作大便培养者，在灌肠前取大便培养)，取生理盐水2000～5000mL，用较粗的肛管插入肠道内，彻底清除肠道内容物，直至肠道洗出液清洁为止，既能降温又能清除毒素；②药物降温可用柴胡注射液或25%安乃近滴鼻；③对持续高热不退甚至惊厥不止者可采用亚冬眠疗法，用冬眠灵、异丙嗪每次各1mg/kg，肌内注射或静脉给药，每4～6/小时1次，并于头额部放置冰袋，争取在2～3小时内将体温降至38℃左右；④加强皮肤护理。防冻伤。

2.惊厥、呼吸衰竭的护理

反复惊厥，能加重脑缺氧和脑水肿，易致呼吸衰竭，持续颅高压，又能加重惊厥，甚至形成脑疝。此时除阳密监测患儿生命体征、降温、保持呼吸道通畅、充分给吸氧、加强五官护理、防坠床外，及时静脉注射20%甘露醇，配合使用呋塞米及肾上腺皮质激素降低颅内压。记录好出入水量。使用地西泮、苯巴比安钠镇静止惊、必要时行亚冬眠疗法。用大剂量东莨菪碱，加用尼可刹米或洛贝林治疗呼吸衰竭，必要时行气管插管或气管切开，使用人工呼吸机维持呼吸。

3.休克的护理

患儿取平卧位、注意保温、密切监测病情。使用氨苄青霉素、头孢哌酮等，应大剂量联合静脉给药，对明显尿少者，不宜立即使用肾毒性药物，注意观察药物的副作用。用2：1溶液或低分子右旋糖酐扩容并疏通微循环，待血压回升后继续输液以维持水、电解质平衡，用5%碳酸氢钠溶液纠正酸中毒。注意调节好输液速度，速度过慢则休克难纠正，过快导致心衰、肺水肿。可加用西地兰以维持正常心功能，记录好出入水量。用山莨菪碱(对呼吸衰竭伴微循环障碍者可选用东莨菪碱)解除微血管痉挛，必要时可用多巴胺或间羟胺。有DIC者，用肝素抗凝治疗。

4.腹泻的护理

评估并记录大便次数、性状及量，正确估计水分丢失量作为补液参考。供给易消化流质饮食、多饮水，不能进食者静脉补充营养。勤换尿布，便后及时清洗，防臀红发生。及时采集大便标本送检，常规检查标本应取脓血部分，细菌培养标本应取黏液微带血部分(应在使用抗生素前、不可与尿混合)，必要时用取便器或肛门拭子采取标本。

5.隔离消毒措施

采取肠道隔离至临床症状消失后1周或2次粪培养阴性止。尤其要加强患儿粪便、便器及尿布的消毒处理。向家属解释隔离消毒的重要性，具体指导消毒方法，使其自觉遵守，配合好医院的各项隔离消毒制度。

6.心理护理

保持环境安静，护理病人时冷静、耐心。主动向病人和家属解释病情，消除心理紧张和顾虑，使之配合治疗并得到充分的休息。经常巡视病房，及时解决病人的问题。

7.健康教育

对家长及患儿进行卫生教育，讲究饮食卫生，养成良好的洗手习惯，提高保健意识。

8.护理评价

评价患儿体温、血压是否在预期时间内恢复正常并维持稳定；神志何时转清醒；病人何时腹泻停止；家属及患儿能否明白隔离消毒的重要性，并能说出饮食卫生和养成良好的个人卫生习惯的必要性及其具体做法。家长情绪稳定。

参考文献

[1]耿雪峰.新编临床护理技术[M].长春：吉林大学出版社，2019.

[2]韩中华.临床护理实践与规范[M].天津：天津科学技术出版社，2019.

[3]裴坤一.急诊急救护理技术与应用[M].长沙：湖南科学技术出版社，2019.

[4]周立兰，黄贵芝，肖琼.现代临床护理理论与实践[M].郑州：河南大学出版社，2019.

[5]林静.新编临床护理技术与操作实践[M].哈尔滨：黑龙江科学技术出版社，2019.

[6]亓娟秀.外科常见疾病的护理[M].昆明：云南科技出版社.2016.

[7]陈营，等.全科临床护理实践技术[M].长沙：湖南科学技术出版社，2019.

[8]赵珊.现代实用护理技术与临床实践[M].长春：吉林科学技术出版社，2019.

[9]张文燕，冯英，柳国芳，等.护理临床实践[M].青岛：中国海洋大学出版社，2019.

[10]张秋平，等.现代临床护理实践[M].上海：上海交通大学出版社，2018.

[11]刘丹，等.护理基础与临床实践[M].天津：天津科学技术出版社，2019.

[12]王丽萍.现代护理实践与护理技能[M].天津：天津科学技术出版社，2019.

[13]李建萍.精编护理学理论与实践[M].长春：吉林科学技术出版社，2019.

[14]赵风琴.现代临床内科护理与实践[M].汕头：汕头大学出版社，2019.

[15]周春美，陈焕芬.基础护理技术[M].北京：人民卫生出版社，2016.

[16]刘洪艳.临床疾病护理要点与规范[M].长春：吉林科学技术出版社.2016.

[17]张莉.新编护理临床实践[M].长春：吉林大学出版社，2019.

[18]翟恩玉.现代临床护理实践[M].天津：天津科学技术出版社，2019.

[19]李冉，等.实用临床护理理论与实践[M].北京：中国纺织出版社有限公司，2019.

[20]黄菊艳，齐晓霞.临床护理常规[M].北京：中国医药科技出版社，2016.

[21]王洪飞.内科护理[M].北京：科学出版社，2017.

[22]张晓兵.临床常见疾病的诊疗与护理[M].昆明：云南科技出版社，2016.